Fuhr und Reiber · Kronenprothetik

K. Fuhr und Th. Reiber

Kronenprothetik

Mit 43 Zeichnungen
und
148 Fotos

Urban & Schwarzenberg · München – Wien – Baltimore

Anschrift der Verfasser:

Prof. Dr. Klaus Fuhr
Klinik für Zahn-, Mund- und Kieferkrankheiten
Poliklinik für Prothetik
Langenbeckstraße 1, 55131 Mainz

Prof. Dr. Thomas Reiber
Poliklinik für Zahnärztliche Prothetik
und Werkstoffkunde
Nürnberger Straße 57, 04103 Leipzig

Die Deutsche Bibliothek – CIP-Einheitsaufnahme

Fuhr, Klaus:
Kronenprothetik / K. Fuhr und Th. Reiber. – München ; Wien ;
Baltimore : Urban und Schwarzenberg, 1996
ISBN 3-541-12131-9
NE: Reiber, Thomas:

Lektorat und Planung: Ursula Illig, München
Redaktion: Ulrike Kriegel, München
Herstellung: Peter Sutterlitte, München
Zeichnungen: Henriette Rintelen, Velbert
Einbandgestaltung: Dieter Vollendorf, München

Satz: DTP im Verlag
Reproduktionen: Typodata GmbH, München
Druck: Appl, Wemding. Bindung: Großbuchbinderei Monheim

ISBN 3-541-12131-9

Inhalt

Klinisches Vorgehen bei der Versorgung mit Kronen

Vorwort

Die Kronenprothetik hat zum Ziel, alle Strukturen im orofazialen System funktionstüchtig zu erhalten. Ihr kommt damit eine hohe prophylaktische Bedeutung zu. Fortschritte in der zahnärztlichen Versorgung und die damit frühzeitig einsetzenden prophylaktischen Maßnahmen haben die Verweildauer des festsitzenden Zahnersatzes erhöht. Zusätzlich erweitern die verbesserten parodontalhygienischen Maßnahmen sowie die verstärkt funktionsorientierte Betrachtungsweise die Indikation für das Einfügen von Kronen. Dabei führen Anatomie und Physiologie des orofazialen Systems, die Untersuchung des Patienten, die Vorbehandlung, die Präparation und das Abformen ebenso wie die okklusale Gestaltung der künstlichen Kronen zu Fragen, denen der Student wie der Zahnarzt täglich gegenüberstehen. Der Wunsch nach einer knappen, zusammenfassenden Darstellung anatomischer und biologischer sowie methodischer, klinischer und technischer Parameter zum Erlernen der Therapie durch Kronen leitet deshalb das Buch.

Die Ätiopathogenese der Zahndefekte sowie die funktionelle Anatomie der Zähne spielen dabei eine große Rolle, wobei immer die klinischen Aspekte im Vordergrund zu stehen haben. Gleiches gilt für das Kapitel über die therapierelevanten Bezirke der Zähne, deren Kenntnis für den Erfolg der Versorgung ebenso unerläßlich ist wie die Kenntnis der Kronenarten und der Zahnpräparation. Nach der Besprechung der Indikation und der differentialtherapeutischen Möglichkeiten sollen klinische Überlegungen zur häufig unerläßlichen Vorbehandlung und zu den vorbereitenden Maßnahmen den Studenten bei der erfolgreichen Therapie unterstützen. Der klinische Aspekt steht auch bei den zur Zeit stark diskutierten Werkstoffen für Kronen, Abformmaterialien, Modellmaterialien und Befestigungszementen im Vordergrund. Die Beschreibung eines Artikulators, der den theoretischen Überlegungen und den klinischen Beobachtungen einer funktionsgerechten Prothetik entspricht, sowie dessen Aufgaben bei der Versorgung mit festsitzendem Zahnersatz ergänzt die Überlegungen zu den Grundlagen der Versorgung mit Kronen.

Das klinische Vorgehen wird exemplarisch durch Behandlungsgänge geschildert, die sich aufgrund langjähriger Beobachtungen in den klinischen Kursen bewährt haben. Erklärtes Ziel dabei ist es, für die Versorgung mit Kronenersatz ein Konzept anzubieten, das den Studenten über die grundsätzlichen Fragen zur Diagnostik und Therapie des festsitzenden Zahnersatzes unterrichtet. Damit sind sicher nicht alle biologischen und funktionellen Fragen des Kronenersatzes gelöst. Die kritische Analyse in vielen praktischen Kursen zeigt jedoch, daß die möglichst vereinheitlichende Darstellung eines komplexen Gebietes den Studenten in die Lage versetzt, auch in seinem weiteren beruflichen Handeln die komplizierten Beziehungen diagnostischer und therapeutischer Parameter der Funktionen im orofazialen System zu erkennen. So wird in diesem Buch versucht, durch die Berücksichtigung der Theorie die Basis für die klinischen Schritte in der funktionellen Wiederherstellung des orofazialen Systems durch das Therapeutikum Krone zu finden.

Die korrekte Manuskriptbearbeitung verdanken wir Frau Schwarzkopf, Frau Heinze und Frau Metzger, der wir auch für ihre redaktionelle Mithilfe herzlich danken. Durch Fotographien und kritische Durchsicht des Manuskripts haben uns Herr Riemer, Frau Dr. A. Reiber und Frau Dr. B. Wiethoff unterstützt, wofür wir unseren herzlichen Dank aussprechen.

Dankend hervorgehoben sei die gewohnt reibungslose Zusammenarbeit mit dem Verlag Urban & Schwarzenberg, die zu der ausgezeichneten Ausstattung des Buches führte. Frau U. Illig und Frau U. Kriegel schulden wir ebenso wie Herrn P. Sutterlitte Dank für die umsichtige redaktionelle und technische Bearbeitung, Frau H. Rintelen für die kompetente Ausführung der Illustrationen. Die Mitarbeiter und die Studenten haben durch kritische Anmerkungen und Diskussionen zur Entstehung des vorliegenden Konzeptes beigetragen, wofür wir dankbar sind.

Wir hoffen, durch unsere Überlegungen das vorgegebene Ziel zu erreichen. Wir sehen dieses darin, dem Studenten eine Kompetenz zu vermitteln, die theoretisches Wissen und Problemerkennung mit praktischer Problemlösung vereint. Hierdurch soll die wissenschaftliche Basis das praktische Handeln begründen. Dabei müssen Theorie und Praxis mit ethischem zahnärztlichen Bewußtsein verbunden werden.

K. Fuhr
Th. Reiber

Einführung

Die künstliche Krone stellt die festsitzende prothetische Versorgung dar, die der funktionellen Wiederherstellung von Einzelzähnen im orofazialen System dient. Die Kronenprothetik unterscheidet sich von der Füllungstherapie durch das Ausmaß der zu rehabilitierenden Zahnflächen. Beim Seitenzahn überschreitet die Krone als prothetische Restaurationsform den Teil der Okklusalfläche des Zahns, der in der Statik erfaßt wird. Morphologisch bedeutet dies den Ersatz über die gesamte transversale Breite zwischen vestibulären und oralen Höckerspitzen (sog. okklusaler Tisch) hinaus. Ersetzt die künstliche Krone alle Flächen (okklusal, vestibulär, oral und approximal) der klinischen Krone, wird sie als Vollkrone bezeichnet. Als Teilkrone ist der Kronenersatz definiert, bei dem natürliche Zahnsubstanz vestibulär, oral oder approximal insgesamt oder teilweise ohne Versorgung bleibt. Daraus ergibt sich die Zuordnung des Inlays und des Onlays zur Gruppe der Füllungen, die des Overlays zur Gruppe der Kronen (Reiber, 1995). Eine Sonderform der Krone stellt die auf einer künstlichen Wurzel (Implantat) befestigte Einzelkrone dar. Diese Krone unterscheidet sich im Behandlungsgang und in der Konstruktion grundsätzlich von der in diesem Buch geschilderten Kronenart, die auf natürlicher Zahnsubstanz verankert wird.

Die Einzelkrone zur Wiederherstellung eines natürlichen Zahns ist eine in der zahnärztlichen Praxis häufig angewandte Versorgungsart (Belser, 1978; Käyser et al., 1985; Körber, 1985; Gernet, 1987; Staegemann, 1991; Fuhr und Reiber, 1993; Marxkors und Figgener, 1993; Jüde et al., 1995). So wurden z.B. in den Jahren 1984 bis 1994 in der Poliklinik für Zahnärztliche Prothetik der Johannes-Gutenberg-Universität Mainz jährlich durchschnittlich 952 Einzelkronen eingefügt. Der Versorgung mit Einzelkronen kommt daneben ein hoher Stellenwert in der Rehabilitation der Funktionen des orofazialen Systems zu. Ihre funktionelle Wertigkeit wird von allen Ersatzformen am höchsten eingestuft, weil sie dem Wunsch des Patienten nach einer „natürlichen" Versorgung am nächsten kommt.

Durch die ausschließlich parodontale Verankerung werden die orale Taktilität und die mastikatorische Leistung nur unwesentlich beeinträchtigt. Dadurch bestehen bei der Einzelkrone für den Patienten gegenüber den abnehmbaren Prothesen in aller Regel keine Adaptationseinschränkungen. Die klinische Funktionsperiode der Einzelkrone wird mit 15–20 Jahren angegeben, weswegen die Bedeutung der Einzelkrone im Rahmen der Tertiärprophylaxe als außerordentlich hoch einzustufen ist (Fuhr et al., 1979; Kerschbaum und Henrich, 1979; Staegemann, 1980; Farrel und Dyer, 1989; Größner et al., 1989; Kerschbaum und Leempoel, 1989).

Diese positiven Ergebnisse sind nur zu erzielen, wenn die Rehabilitation auch nur eines Zahns die funktionellen Zusammenhänge im orofazialen System berücksichtigt. Ein fehlerhafter okklusaler Kontakt kann das harmonische Wirkungsgefüge des gesamten Systems aufheben. Gleichermaßen gilt dies für die Berücksichtigung der parodontalen Strukturen. Fehler in der Randgestaltung der Kronen oder im Bereich der Kontaktzone können direkt und indirekt zu pathologischen Veränderungen parodontaler Gewebe führen und die Erhaltung des Zahns in Frage stellen. Ebenso sind fehlerhafte Präparationen oder mangelnde Paßgenauigkeit der Kronenwandungen oft der Grund für die Entstehung von Sekundärkaries, die eine Zahnerhaltung gefährdet.

Die Rehabilitation mit Einzelkronen stellt hohe Anforderungen an das biologische und funktionelle Verständnis sowie an die methodische Präzision. Daneben setzt sie Kenntnisse der Werkstoffe sowie deren adäquate Verarbeitung voraus. Eine möglichst dem individuellen natürlichen Vorbild gleichende Versorgung zu erreichen, wird durch die prinzipielle biotechnische Begrenzung und oft auch durch die subjektiven Vorstellungen des Patienten erschwert. Verstärkt gilt dies dann, wenn das natürliche Vorbild zu verändern ist: Um die physiologischen Funktionen wiederherzustellen, ist z.B. bei Dysgnathien oder Fehlstellungen einzelner Zähne deren ursprüngliche Form wesentlich zu ändern.

Die Problematik der iatrogenen Schädigungen des orofazialen Systems durch Einzelkronen gewinnt hohen Stellenwert und zwingt in jedem Einzelfall zur Abwägung der Schaden-Nutzen-Relation. Epidemiologische Studien zeigen, daß die Überkronung selbst eine iatrogene Ursache von Zahnverlust darstellen kann. Der Nutzen einer Überkronung ist daher nur dann gegeben, wenn schon bei der Versorgung mit Einzelkronen jeder Behandlungsabschnitt unter präziser Beachtung kariesprophylaktischer, parodontalprophylaktischer und okklusionsprophylaktischer Kriterien vorgenommen wird. Diese Prävention gilt für die Überkronung eines einzelnen Zahns ebenso wie für die Versorgung mehrerer Zähne mit Einzelkronen, um alle Funktionen des orofazialen Systems dauerhaft aufrechtzuerhalten.

Grundlagen der Versorgung mit Kronen

1 Ätiologie und Pathogenese der Zahndefekte

Die Defekte des Einzelzahns lassen sich auf angeborene Fehler und auf erworbene Schäden der klinischen Krone zurückführen. Die angeborenen Fehler bestehen in Dysplasien, mikrostrukturellen Veränderungen der Zahnsubstanzen und in Fehlstellungen. Die erworbenen Schäden umfassen Substanzverluste, Substanzveränderungen und in deren Gefolge Verfärbungen sowie Fehlstellungen, die auch iatrogen sein können (Tab. 1).

Tabelle 1 Defekte der klinischen Krone. Angeborene Fehler und erworbene Schäden.

Angeborene Fehler durch
Erbkrankheit (z.B. Amelogenesis imperfecta hereditaria)
Infektion (z.B. Syphilis, Röteln)
Medikament (z.B. Tetrazyklin)
Erworbene Schäden durch
Karies
Parodontopathie
Trauma (Fraktur)
Okklusion (Abrasion, keilförmiger Defekt)
Parafunktion (Pfeifenrauchen, Lutschen)
Röntgenstrahlen
Säure (Bulimie)
fehlerhafte Putztechnik (Putzdefekt)
zahnärztliche Behandlung
Makrostrukturelle Veränderungen
Dysplasie
Substanzverlust
Mikrostrukturelle Veränderungen
Mineralisationsstörung
Verfärbung
Fehlstellungen
Drehung, Kippung
komplexe Dysgnathie

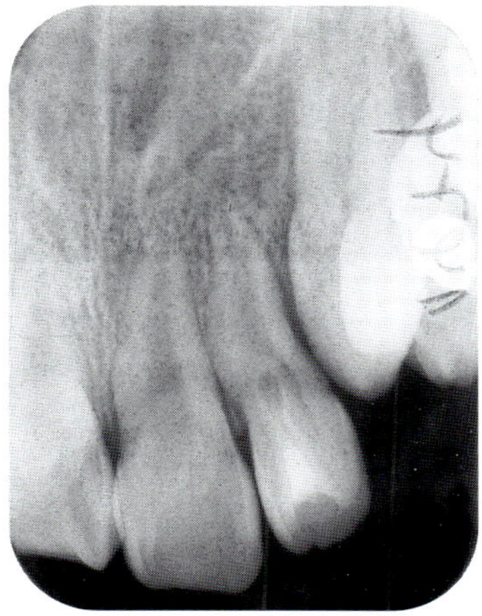

Abb. 1 Röntgenbild eines Dens in dente (hier: seitlicher oberer Schneidezahn). Die bis in das Dentin reichende Einstülpung des Schmelzes (Dens invaginatus) ist mit einem tiefen Foramen caecum vergleichbar.

Angeborene Veränderungen der *Makrostruktur* wie z.B. Überschußbildungen (Tuberculum Carabelli, Schmelzperlen, Dens in dente), Mehrfachbildungen (Dens concretus, Dens confusus, Dens geminatus), Zapfenzahn (Dens emboliformis) und die Amelogenesis imperfecta hereditaria (Abb. 1) stellen in erster Linie hereditär bedingte Dysplasien dar. Sie sind des weiteren bedingt durch Infektionskrankheiten wie Syphilis (Hutchinson-Zähne) und Röteln (Sabouraud-Zähne).

Die *mikrostrukturellen Veränderungen* sind ebenfalls auf hereditär bedingte Erkrankungen (Amelogenesis imperfecta hereditaria) und Infektionen (Syphilis, Röteln) sowie auf Medikamenteneinlagerungen (z.B. Tetrazykline) zurückzuführen (Abb. 2).

Die makro- und mikrostrukturellen Veränderungen führen zu einer Verringerung der mechanischen Widerstandskraft der

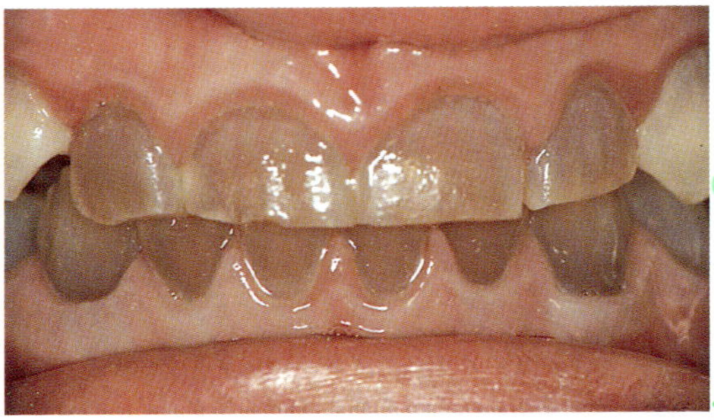

Abb. 2 Gelblich-braune Verfärbung der Zähne aufgrund der Einwirkung eines Breitspektrum-Antibiotikums während der Odontogenese. Infolge der Komplexbildung mit Kalzium lagern sich z.B. Tetrazykline in die Hartsubstanzen irreversibel ein.

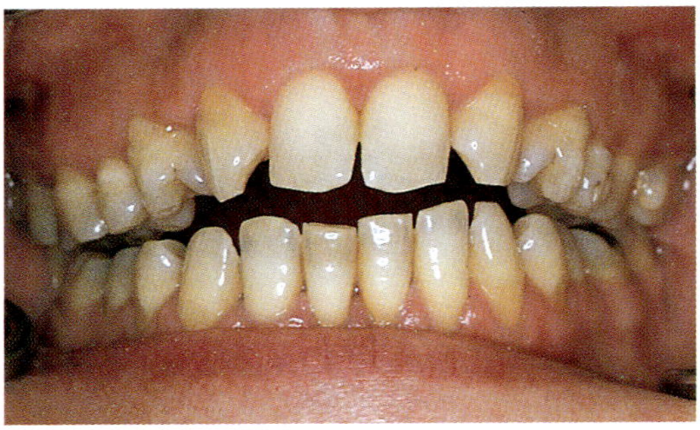

Abb. 3 Klinisches Bild einer angeborenen Zahnfehlstellung. Der „offene Biß" führt als komplexe Dysgnathie zu Störungen der Mastikation, der Okklusion, der Phonation sowie der Ästhetik und der Physiognomie.

Zahnhartsubstanzen, zu einer Verringerung der Kariesresistenz und durch Form- und Farbveränderungen zu Einbußen in der Ästhetik (Wallmann, 1962).

Als angeborene *Fehlstellungen* der natürlichen Zähne sind Drehungen von Einzelzähnen, Infraokklusionen (Hochstand) und Kippungen ebenso anzusprechen wie die komplexen Zahnfehlstellungen bei den Dysgnathien (z.B. sog. offener Biß, Abb. 3).

Die **erworbenen Schäden** beruhen auf Substanzverlusten der *Makrostrukturen* (Abb. 4) durch:

- ▷ Kariöse Zerstörungen
- ▷ Traumen (Fraktur)
- ▷ Okklusale Kräfte (Abrasionen, keilförmige Defekte)
- ▷ Fehlerhafte Putztechnik
- ▷ Parafunktionen (z.B. Pfeifenraucher)
- ▷ Bestrahlungen (z.B. Röntgentherapie)
- ▷ Chemische Einwirkungen (z.B. Säure, Abb. 5)
- ▷ Zahnärztliche Maßnahmen (z.B. Wurzelspitzenresektion)

Die Substanzverluste der Makrostrukturen können zu *Veränderungen der Mikrostrukturen* führen (Schmelzrisse, Dentininfraktionen), wodurch die mechanische Widerstandsfähigkeit reduziert wird (Abb. 6). Diese wird ebenfalls verringert durch den Ver-

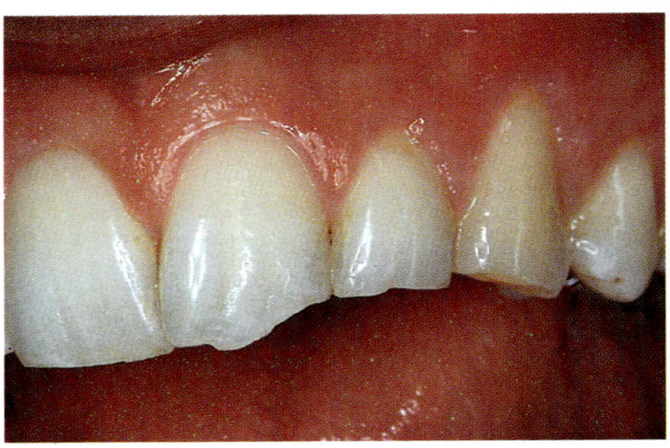

Abb. 4 Klinisches Bild pathologischer Abrasionen aufgrund parafunktioneller Okklusionsaktivität. Die Erhaltung der Zähne gelingt auf Dauer nur durch die Therapie mit künstlichen Kronen, da extreme Abrasionen zur Eröffnung der Pulpa führen können. Daneben sind Kronen vor allem zur Wiederherstellung der ästhetischen und der okklusalen Funktion indiziert.

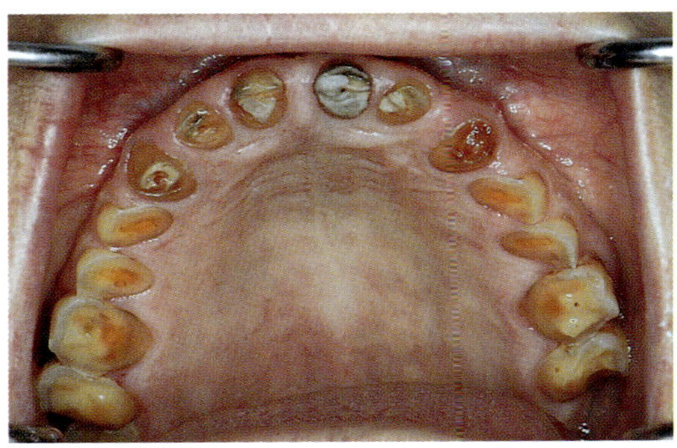

Abb. 5 Substanzverlust aufgrund chronischer Einwirkung von Magensäure bei einer 58jährigen Patientin. Die Erhaltung der Zähne ist nur durch die Versorgung mit künstlichen Kronen möglich. Zusätzlich zwingen Störungen der Okklusion (instabile Interkuspidation) und der Kieferrelation (Verringerung in der Vertikalen) zur Überkronung.

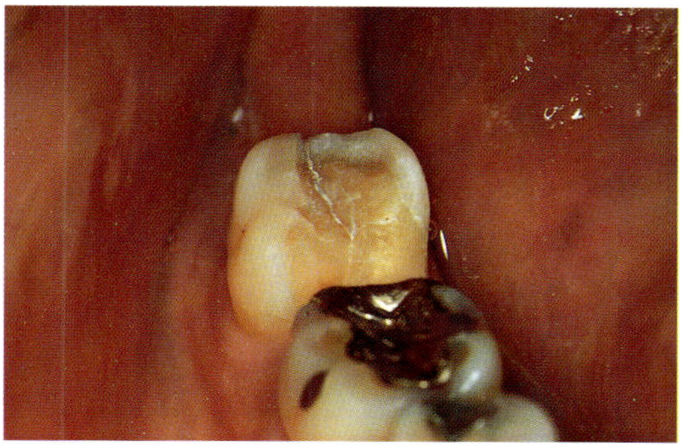

Abb. 6 Infraktion eines pulpavitalen unteren zweiten Molaren. Die ausgedehnte zentrale Kavität hat bei okklusaler Belastung zur unvollständigen Fraktur geführt. Die Infraktionslinie verläuft in mesio-distaler Richtung im Kavitätenboden. Als Therapie ist die Schienung des Zahns durch eine höckerschützende Teil- oder Vollkrone indiziert.

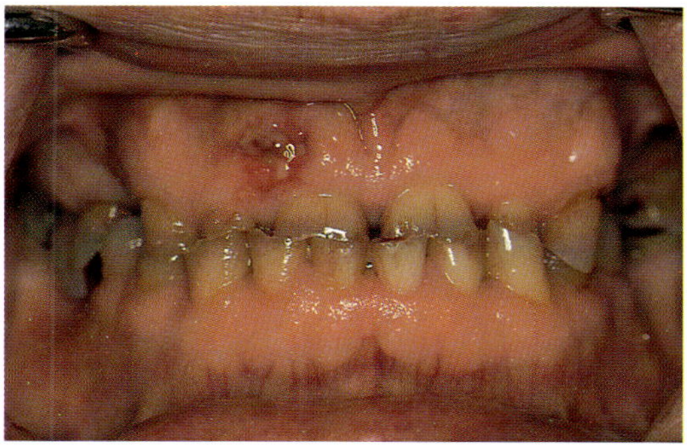

Abb. 7 Weitgehende Zerstörung natürlicher Zahnkronen durch Attrition und durch Karies. Aufgrund der kariösen Prozesse können apikale Ostitiden entstehen, so daß auch nach endodontischer Behandlung der Erhalt der Zähne durch künstliche Kronen in Frage gestellt ist. Die Fistel in der Schneidezahnregion geht von Zahn 11 aus.

lust der vitalen Pulpa und die nachfolgende Wurzelbehandlung. In diesem Zusammenhang werden marktote Zähne durch die „Versprödung" auch als weniger widerstandsfähig gegenüber einwirkendem Kaudruck bezeichnet (Helfer et al., 1972). Daneben trägt der durch die endodontische Behandlung bedingte Substanzabtrag ebenfalls zur Verringerung der mechanischen Stabilität bei. Makrostrukturelle wie mikrostrukturelle Veränderungen des Zahns können auch zu Farbveränderungen der klinischen Krone führen.

Erworbene *Zahnfehlstellungen* beruhen auf Parafunktionen (Habits wie Lutschen), zahnärztlichen Behandlungen (fehlerhafte konservierende, prothetische und kieferorthopädische Maßnahmen), auf dem Verlust der Kontaktzonen (Wirkungslinie) durch nichtbehandelte kariöse Zerstörungen (Abb. 7) sowie auf parodontalen Erkrankungen (Mobilitätssteigerungen).

- ▷ Einzelzahndefekte sind angeboren oder erworben. Sie beziehen sich auf Veränderungen der Makrostruktur und der Mikrostruktur des Zahns sowie auf Zahnfehlstellungen. Sie schwächen die mechanische Widerstandsfähigkeit der Zahnhartsubstanzen und erhöhen die Kariesanfälligkeit
- ▷ Diese Veränderungen führen letztlich zu Einbußen aller Funktionen des orofazialen Systems (z.B. Mastikation, Ästhetik)

SCHMELZ

Brinellhärte
300-350 (x10) ≙ 3000-3500 N/mm²

Dichte
v. a → i ↓
3,0-2,84 g/cm²
a → i

E-Modul
50000-80000 N/mm²

Dentin

Brinellhärte
60-70

600-700 N/mm²
↓
weichere od. weiche da

Zahnzement

Brinellhärte
45-50
450-550 N/mm²

E-modul ←
15000-20000 N/mm²

Abrieb, Abrasio → Aussehen? → kleinflächige, matte Stelle

erhöhte Muscheldetritat → hochglänzende Schliffacetten

2 Funktionelle Anatomie der Zähne unter klinischen Aspekten

Die Kenntnisse über die Anatomie, Physiologie und Pathologie des Einzelzahns im orofazialen System stellen die Voraussetzungen zur Überkronung dar. Im folgenden seien deshalb die makrostrukturellen sowie physiologischen Charakteristika unter den wesentlichen klinischen Aspekten für die Überkronung geschildert. Im Vordergrund der klinischen Versorgung stehen morphologische Überlegungen. Die Form des Zahns bestimmt seine Funktion, die durch die künstliche Krone wiederherzustellen ist (Schumacher et al., 1990; Schroeder, 1992).

2.1 Struktur

Die Zähne bestehen aus einer **Zahnkrone (Corona)** sowie aus einer bis drei **Wurzeln (Radices),** die durch den **Zahnhals (Cervix)** mit der Krone verbunden sind (Abb. 8). Als klinische Krone wird der in die Mundhöhle ragende Anteil bezeichnet. Die Höhe der klinischen Krone ist abhängig von ihrer wachstumsbedingten Durchtrittshöhe und von dem Verlauf des Gingivalsaums. Der im Kiefer verankerte Teil des Zahns wird klinische Wurzel genannt. Die Wurzel endet in einer Spitze (Apex radicis). Als Bifurkation der Wurzel (Bifurcatio radicis) wird die Aufzweigung zweiwurzeliger, als Trifurkation (Trifurcatio radicis) die dreiwurzeliger Zähne definiert.

Die Pulpa füllt einen Hohlraum, die **Pulpakammer (Cavitas dentis),** aus. Im Bereich der Wurzel nimmt der Wurzelkanal (Canalis radicis) die Pulpa auf. Die zum Apex ziehenden deltaförmigen Aufzweigungen des Wurzelkanals werden apikale Ramifikationen genannt. Neben ihnen sind Verbindungen zwischen der Pulpakammer und den parodontalen Geweben bekannt (Seitenkanäle). Divertikel sind Seitenkanäle, die blind enden.

Die Zahnkrone wird vom *Zahnschmelz (Enamelum)* ummantelt. Der Schmelz besteht aus den Schmelzprismen. Der gesamte Schmelzmantel wird von den radiär angeordneten Prismen durchzogen. Schmelz stellt die härteste Substanz des Organismus dar (Brinellhärte 300–350; entspricht 3000–3500 N/mm^2), seine Dichte nimmt von außen nach innen ab (3,0–2,84 g/cm^3). Der Schmelz ist an der Kronenoberfläche

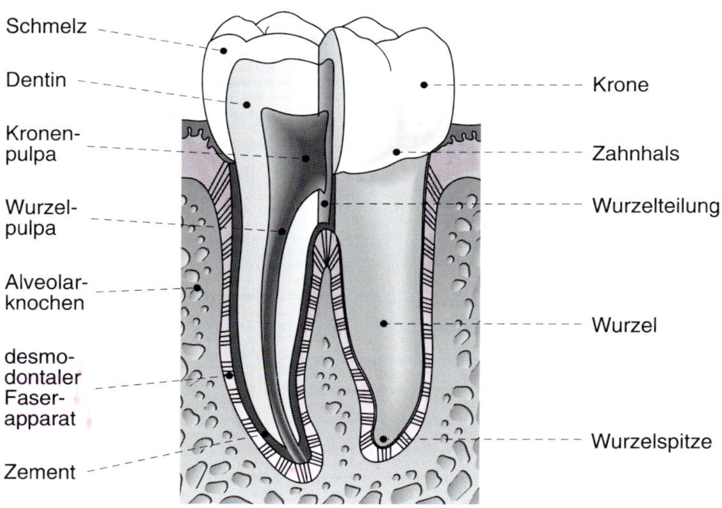

Abb. 8 Schema der makroskopischen Strukturen eines unteren Molaren und seines Zahnhalteapparates (nach Schumacher et al., 1990).

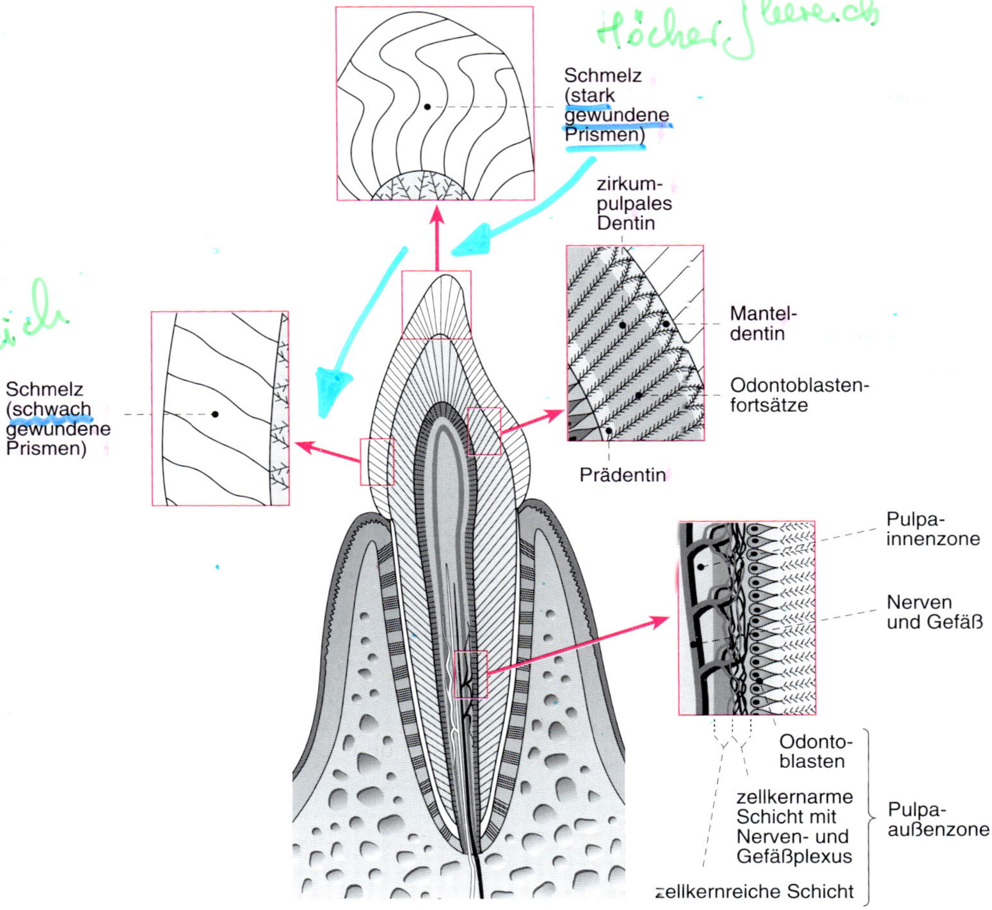

Abb. 9 Schema der mikroskopischen Strukturen eines unteren Schneidezahns.

härter als an der Schmelz-Dentingrenze. An den Schneidekanten bzw. Höckerspitzen ist der Schmelzmantel am stärksten, am Zahnhals läuft er dünn aus. Der Grund liegt darin, daß die radiär angeordneten Schmelzprismen, deren Durchmesser konstant ist, im Höcker- bzw. Kantenbereich länger sowie stark gewunden und im Zahnhalsbereich kürzer sowie schwach gewunden verlaufen. Häufiger liegt auch zervikal prismenfreier Schmelz vor. Diese Besonderheit erfordert bei der Präparation im Zahnhalsbereich besondere Aufmerksamkeit. Wird nämlich ein dünner Schmelzmantel im Zahnhalsbereich belassen, kann es bei der Einprobe der künstlichen Krone zu unbemerkten Abplatzungen dieses dann weniger widerstandsfähigen Bezirks kommen, woraus Paßungenauigkeiten im Randbereich der definitiv befestigten Krone folgen (Abb. 9).

Der hohe Elastizitätsmodul des Schmelzmantels von 50 000–80 000 N/mm² unterliegt einer ebenso großen intraindividuellen und interindividuellen Variationsbreite wie seine geringe Zugfestigkeit, die für die hohe Sprödigkeit und Bruchgefahr verantwortlich ist. Im Lauf der Funktionsperiode des Gebisses entsteht ein Abrieb, der altersentsprechend physiologisch (klinischer Befund: kleinflächige, matte Abrasion) oder aufgrund von erhöhter Muskelaktivität pathologisch (klinischer Befund: hochglänzende Schliffacette) sein kann.

Das *Zahnzement (Cementum)* umgibt mantelförmig die Zahnwurzel. Die Fasern des am Alveolarknochen verankerten Zahnhalteapparates sind an ihm befestigt. Die Brinellhärte des Zements beträgt 45–55 (entspricht 450–550 N/mm²).

Das *Zahnbein (Dentinum)* wird vom Schmelz bzw. Zement überzogen (Abb. 9). Gegenüber dem Schmelz ist der Elastizitätsmodul mit 15 000–20 000 N/mm² ebenso wesentlich geringer wie die Brinellhärte (HB 60–70, entspricht 600–700 N/mm²). Das Dentin kann dadurch vom Schmelzmantel weitergeleitete okklusale Kräfte abpuffern. Andererseits kann bei größerem Substanzverlust (umfangreiche Präparation) die erhöhte elastische Verformbarkeit an die Pulpawände weitergegeben werden und zu mechanischen Irritationen der Pulpa führen. Eine zu starke Verringerung des mechanischen Widerstands, d.h. eine zu starke Präparation, ist daher auch aus diesem Grunde zu vermeiden.

Das *Zahnmark (Pulpa)* füllt die Pulpakammer aus. Die Kronenpulpa besitzt okklusal bzw. inzisal Hörner, bei denen die Gefahr einer artifiziellen Freilegung durch die Präparation besonders hoch ist (Abb. 9). Histologisch besteht die Pulpa aus wenig differenziertem Bindegewebe, das Nerven sowie Blutgefäße enthält. Die Dentinbildner (Odontoblasten) durchziehen mit Fortsätzen die Dentintubuli. Diese funktionelle Einheit von Pulpa und Dentin besitzt eine hohe klinische Relevanz, da bei der Präparation eine „Dentinwunde" entsteht, die in Abhängigkeit vom altersbedingten Durchmesser der Dentintubuli im pulpanahen Bereich bis zu 80% der Stumpfoberfläche beträgt.

2.2 Morphologie

Die Form der natürlichen Zähne ist auf die spezifischen Funktionen des orofazialen Systems ausgerichtet. Für jeden Zahn in der Zahnreihe ist eine spezielle Form charakteristisch (Abb. 10), die den unterschiedlichen Aufgaben entspricht. Vereinfachend dargestellt dient die klinische Krone dem Erfassen und dem Zerkleinern der Nahrung. Die

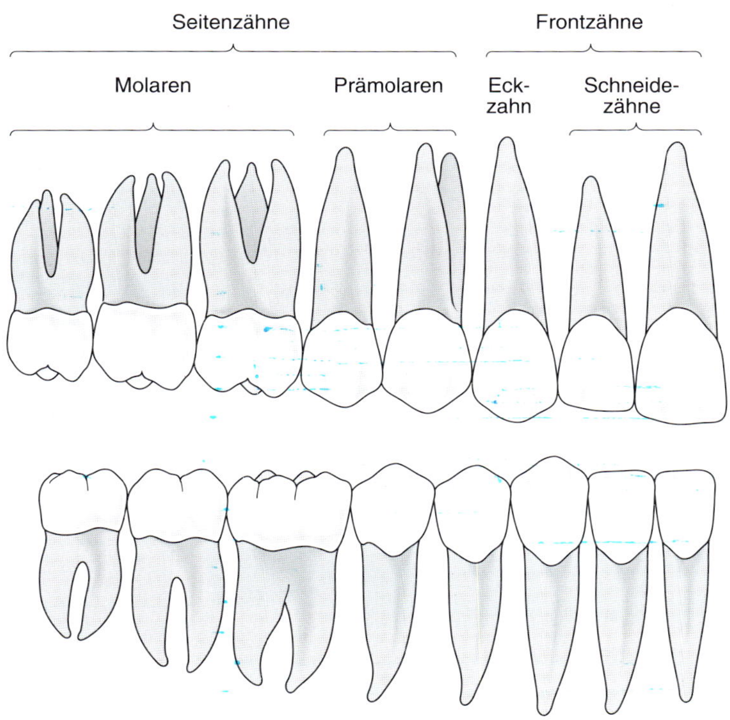

Abb. 10 Vollständige Zahnreihe des menschlichen Gebisses. Für jeden Zahn ist eine spezielle Form charakteristisch, aus der sich seine Funktionen ergeben.

Überlastung der Krone wird dabei durch Weiterleitung des Drucks auf die Wurzel und über die parodontalen Strukturen auf das knöcherne Fundament verhindert. Dasselbe gilt auch für den Zusammenhang von Form und okklusaler Funktion. Die **morphofunktionelle Harmonie** ist dabei eine wesentliche gebißphysiologische Voraussetzung für die Aufrechterhaltung des biostatischen Gleichgewichts im gesamten System.

Schneidezähne

Die Schneidezähne (Dentes incisivi) sind meißel- bis schaufelförmig gestaltet und besitzen eine Wurzel. Das Verhältnis zwischen anatomischer Wurzellänge und anatomischer Kronenhöhe beträgt etwa 7:4. Die Vestibularfläche bildet mit der Wurzelachse einen Winkel von ca. 20°. Sie zeigt eine rechteckige Form bei horizontalem Verlauf der Schneidekante. Die mesiale Ecke der Schneidekante ist spitzer ausgebildet als die distale, die meist abgerundet ist, was als Winkelmerkmal bezeichnet wird (Kraus et al., 1969; Wheeler, 1974).

Die *Vestibularfläche* weist in horizontaler und vertikaler Richtung eine konvexe Wölbung auf, wobei die Querwölbung stärker ausgeprägt ist als die Längswölbung.

Die *Oralfläche* besitzt eine große Formenvariabilität, sie wird durch die Randleisten und das Tuberkulum strukturiert.

Der *anatomische Äquator* aller Schneidezähne verläuft im zervikalen Drittel und überragt den Wurzelquerschnitt im Bereich der Schmelz-Zementgrenze um 0,5 mm (Kraus et al., 1969).

Im *approximalen Bereich* verjüngen sich die Schneidezähne zur Schmelz-Zementgrenze hin stark, woraus sich eine Kontraindikation für die Stufenpräparation ergeben kann. Diese liegt gerade bei einem großen Mesio-Distal-Index (Le Huche, 1971) vor, d.h. wenn der maximale mesio-distale Durchmesser der Krone erheblich größer als derjenige im Zahnhalsbereich ist.

Bei Schneidezähnen mit einer vestibulo-oral extrem gering dimensionierten, schaufelförmigen Krone ist eine Präparation, die alle biologischen, geometrischen und werkstoffkundlichen Erfordernisse berücksichtigt, in der Regel nicht möglich. Ist aus Gründen der Zahnerhaltung die Überkronung nicht zu vermeiden, so stellt sich in diesem Fall die Indikation für eine Devitalisation der Pulpa und die nachfolgende Wurzelbehandlung.

Die *Wurzel* der Schneidezähne ist annähernd kegelförmig (geometrisch gesehen eher rotationsparaboloid) gestaltet. Die Wurzelspitze ist meist nach distal abgebogen. Die Wurzelquerschnitte sind rund bis oval, bei den unteren seitlichen Schneidezähnen etwas abgeplattet. Die kräftigste Wurzel zeigt der obere mittlere Schneidezahn.

Der obere seitliche Schneidezahn stellt das verkleinerte Abbild des oberen mittleren dar. Die unteren seitlichen Schneidezähne sind größer als die mittleren unteren.

Gebißphysiologisch liegen die **Aufgaben der Schneidezähne** in der *okklusalen Führung*, mastikatorisch im *Erfassen* und *Zerteilen der Nahrung*. Gleichzeitig erfüllen sie *ästhetische*, *physiognomische* und *phonetische Funktionen*. Das ästhetische Moment ist beim Patienten dabei meist so stark ausgeprägt, daß die prothetische Versorgung weniger wegen mangelnder mastikatorischer Funktionstüchtigkeit, sondern gerade wegen der Störungen im Aussehen und in der Sprache gewünscht wird. Die Ansprüche des Patienten an einen ästhetisch hochwertigen Kronenersatz im Schneidezahnbereich können durch biologische und funktionelle Gegebenheiten ebenso häufig wie durch werkstoffbedingte biotechnische Begrenzungen nicht erfüllt werden.

Die Schneidezähne wirken als die bestimmenden Parameter in der Okklusion bei Vorschubbewegungen. Die Bewegungen der Unterkiefer-Inzisalkanten werden durch die palatinalen Konkavitäten der Oberkiefer-Schneidezähne gesteuert. Eine fehlerhafte Rekonstruktion im anterioren Bereich zerstört die exakte Führung genauso wie Abrasionen oder fehlerhafte Einschleifmaßnahmen. Ein Ziel der Rehabilitation durch eine festsitzende Krone im Schneidezahnbereich ist daher die Wiederherstellung einer individuellen, harmonischen Schneidezahnführung (Slavicek, 1984; Reiber, 1992).

Die *mechanische Stabilität* und die *Belastbarkeit* der Schneidezähne sind geringer als die der Seitenzähne. Im Oberkiefer sind die mittleren Schneidezähne durch ihre Form und Stellung widerstandsfähiger als die lateralen, im Unterkiefer die lateralen widerstandsfähiger als die mittleren.

Die *Form* der Schneidezähne und die Ausdehnung der Pulpa stellen bei der Präparation einen *Risikofaktor* dar. Bei den meist in vestibulo-oraler Richtung flachen Zähnen ist eine Gefährdung der Pulpa leicht möglich (Hugel, 1970; Schaaf, 1971).

Günstige Friktionsformen ohne Gefährdung der Pulpa entstehen eher bei langen klinischen Kronen, deren Wurzelquerschnitt nicht sehr stark von der Breite der Schneidekante differiert (kleiner Mesio-Distal-Index). Diese Zähne bieten die Möglichkeit, auch Teilkronen ausreichend fest zu verankern, wenn die funktionellen Gegebenheiten bei der Gestaltung der okkludierenden Flächen berücksichtigt werden. Gerade bei den unteren Schneidezähnen sind die Forderungen an den Substanzabtrag, der technologiebedingt notwendig ist, und an denjenigen, der aus biologischen Gründen nicht überschritten werden sollte, häufig nicht vereinbar.

Eckzähne

Unter den Frontzähnen ist der Eckzahn (Dens caninus) am kräftigsten ausgebildet. Er steht als Eckpfeiler am Übergang vom sagittalen zum transversalen Abschnitt der Zahnreihe. Der Eckzahn hat eine sehr kräftig ausgebildete Wurzel, das Verhältnis zwischen anatomischer Wurzel und anatomischer Krone beträgt bei den oberen Eckzähnen 8,5:4 und bei den unteren Eckzähnen 7,5:4 (Kraus et al., 1969; Wheeler, 1974).

Die Krone imponiert durch ihre von zwei schrägen Schneidekanten gebildete Spitze, die leicht mesial liegt.

Die *Vestibularfläche* ist vertikal schwächer und horizontal stärker als die der Schneidezähne gekrümmt. Sie wird durch eine flache Leiste in zwei Facetten unterteilt, wobei die mesiale schmaler ist als die distale.

Die *Oralfläche* des Eckzahns läßt zwei Randleisten und eine Mittelleiste erkennen, das Tuberkulum variiert in der Form nur gering.

Der *Äquator* überragt bei den oberen sowie bei den unteren Eckzähnen als größte Konvexität im zervikalen Drittel den Querschnitt in Höhe der Schmelz-Zementgrenze um 0,5 mm.

Die *Approximalfläche* entspricht in ihrer Form der der Schneidezähne.

Die für die Schneidezähne geschilderte Problematik im Hinblick auf die Präparation bei großem Mesio-Distal-Index ist auf die Eckzähne zu übertragen. Dies gilt nicht für den vestibulo-oralen Durchmesser, der bei den Eckzähnen größer ist. Der Eckzahn hat eine Wurzel, die länger und kräftiger als die der Schneidezähne ist. Im Unterkiefer werden selten auch zweiwurzelige Eckzähne beobachtet.

Die Eckzähne sind *für eine Überkronung besser geeignet* als die Schneidezähne. Kronenachse und Wurzelachse divergieren kaum, die *statische* und *dynamische Belastungsfähigkeit* werden durch eine feste alveoläre Verbindung *erhöht.*

Seine **Bedeutung** gewinnt der Eckzahn durch seine Stellung im Zahnbogen und seine besondere qualitative sowie quantitative Ausstattung mit parodontalen Rezeptoren. Durch seine Wurzellänge und knöcherne Verankerung ist er sehr gut geeignet, den *vertikalen, sagittalen* und *transversalen Kräften zu widerstehen*. Ebenso ist er in der dynamischen Okklusion für die Disklusion der Seitenzähne, vor allem in der lateralen Bewegungsphase, verantwortlich und trägt dadurch zu einer *Minimierung der adduktorischen Muskelaktivität* bei. Bei der Rekonstruktion sind die Neigungswinkel im labialen Bereich der unteren Eckzähne und im palatinalen der oberen Eckzähne korrekt wiederzugeben, da diese für die Disklusionsbahnen verantwortlich sind.

Im Oberkiefer ist der Eckzahn besonders widerstandsfähig durch die Statik des Fundaments (Trajektorienverlauf) ebenso wie durch die in der Regel längste Wurzel aller

Zähne. Diesen Vorteilen stehen **morphologische** und **topographische Besonderheiten** gegenüber. So sind bisweilen die prominente Stellung des oberen Eckzahns im Kiefer und die starke Wölbung der vestibulären Fläche bei Präparation und Modellierung der Krone problematisch. Die Belastung des oberen Eckzahns nach der Überkronung bleibt im wesentlichen physiologisch. Dies bedeutet, daß der obere Eckzahn nach der Überkronung auch bei horizontalen Krafteinwirkungen keine verstärkten, vestibulär gerichteten Auslenkungen zeigt und durch die Interkuspidation *achsengerecht stabilisiert* wird. Dabei ist besonders auf die Bedeutung im *Konzept der anterioren Führung des Unterkiefers* hinzuweisen. Dies bedingt, daß die durch Fehlfunktionen exzessiv abradierten palatinalen und inzisalen Flächen der oberen Eckzähne bei der Rekonstruktion wiederaufgebaut werden müssen.

Aufgrund der herausragenden okklusalen Funktion des Eckzahns ergeben sich **besondere Forderungen an die Stabilität** einer künstlichen Krone. Aus der nötigen Wandstärke der Krone, auch im Hinblick auf die ästhetische Wirkung, resultiert die Forderung nach einem *erhöhten Substanzabtrag*. Dem stehen nicht selten biologische Gesichtspunkte entgegen, die eine umfangreiche Präparation der relativ stark gekrümmten Labialfläche nicht zulassen. Differentialtherapeutisch kann in diesem Fall durch eine *Devitalisation der Pulpa* und nachfolgende *Wurzelbehandlung* prothetisch gesehen die Voraussetzung für eine stabile und ästhetisch einwandfreie Krone geschaffen werden. Die Indikation für eine derartige Maßnahme ist dennoch besonders verantwortungsvoll zu stellen, da der marktote Zahn prognostisch immer einen erhöhten Unsicherheitsfaktor darstellt.

Prämolaren

Die Form der Prämolaren (Dentes praemolares, Dentes bicuspidati) ist durch zwei Höcker geprägt. Die Vestibularfläche läßt Ähnlichkeiten mit der des Eckzahns erkennen, indem die Höckerspitze und die Approximalzonen markant hervortreten. Sie ist durch eine schwach ausgebildete Vertikalleiste geteilt. Beim ersten Prämolaren ist der mesiale Anteil, beim zweiten Prämolaren der distale Anteil größer. Das Krümmungsmerkmal liegt bei den ersten Prämolaren häufig reziprok vor. Der oral gelegene Höcker ist meist nach mesial verschoben, die Approximalfläche ist einem Trapez ähnlich (Kraus et al., 1969; Wheeler, 1974).

Bei den Prämolaren bestehen unter den oberen und den unteren ebenso viele **Formvarianten** wie zwischen den ersten und zweiten. So zeigen die unteren Prämolaren in aller Regel flachere Höcker. Der erste Prämolar im Unterkiefer besitzt lingual nur einen rudimentär angelegten Höcker, der zweite Prämolar dagegen in der Mehrzahl der Fälle sogar zwei linguale Höcker. Zusammen mit der starken Längskrümmung der Vestibularfläche lassen die flachen bukkalen Höcker eine *deutliche Kronenflucht* entstehen. Die Lingualfläche ist bei den unteren Prämolaren graziler, die Höckerspitze ist in der Regel nach lingual versetzt.

Die einzeln angelegten Wurzeln der Prämolaren variieren in ihrer Form kaum, nur der obere erste Prämolar besitzt in der Regel zwei Wurzeln. Die Wurzel erscheint im Querschnitt durch Einziehungen nierenförmig oder bikonkav. Diese Einziehungen erschweren die Überkronung der Prämolaren, da bei einer dem Wurzelquerschnitt entsprechenden Präparation des approximalen Zahnhalsbereichs die *Pulpa erhöht gefährdet* ist.

Die **klinische Bedeutung** der Prämolaren ist durch ihre unterschiedliche Morphologie geprägt. So leisten die Prämolaren im Unterkiefer vertikalen Belastungen gegenüber ausreichend Widerstand, sind aber gegenüber *horizontal angreifenden Kräften weniger belastungsfähig*. In der Mehrzahl der Fälle sind die Prämolaren im Unterkiefer fester als im Oberkiefer verankert. Die meisten Prämolaren zeigen eine *stark bauchige Krone*. Dadurch besteht beim Eliminieren von Infrawölbungen während der Präparation eher als bei anderen Seitenzähnen die Gefahr einer artifiziellen Pulpaeröffnung. Die vestibuläre Kronenkrümmung überragt bei allen Prämolaren am Äquator die Wurzelkontur in Höhe der Schmelz-Zementgrenze um 0,5 mm. Lingual beträgt der Wert ebenfalls 0,5 mm. Als Ausnahme wird beim unteren zweiten Prämolaren dieser Betrag mit 0,75 mm angegeben.

Die **unteren Prämolaren** besitzen flache, massige bukkale Höcker. Daraus resultiert weniger eine Verschlüsselung in der Interkuspidation als eine *okklusale Führungsfunktion* am Übergang der Frontzähne zu den Seitenzähnen. Diese ist so lange günstig, wie bei Laterotrusions- und Mediotrusionsbewegungen eine dominante Disklusion über den Eckzahn erfolgt. Führen jedoch die Prämolaren bei den Bewegungen des Unterkiefers alleinig, müssen horizontal einwirkende Kräfte durch ein Abflachen der bukkalen Höckerneigung reduziert werden.

Der **obere zweite Prämolar** zeigt eine meist gerade verlaufende Wurzel (Pfahlwurzel), deren Apex oft in enger topographischer Beziehung zum Boden der Kieferhöhle steht. Die Wurzelform sichert diesen Zahn nicht ausreichend gegen Drehmomente, weswegen *tordierende okklusale Kräfte vermieden* werden müssen. Dieser Zahn verfügt über einen ausgeprägten bukkalen sowie palatinalen Höcker, die durch eine tiefe Längsfissur getrennt sind. Hierdurch ergeben sich sehr *steile Höckerabhänge*. Die Sicherung der Interkuspidation ist damit gewährleistet, dies ist bei der Rekonstruktion zu berücksichtigen. Allerdings können sich gerade bei singulärem Antagonismus (z.B. Distalverzahnung von 0,5 Prämolarenbreite) so steile okklusale Führungen ergeben, daß die resultierenden Horizontalkräfte keilförmige Defekte induzieren. In diesem Fall sind die Höckerabhänge bei der Rekonstruktion flacher zu gestalten.

Der **obere erste Prämolar** weist in aller Regel nur zwei schlanke Wurzeln auf, die eine ebenso geringe Knochenverankerung gewährleisten wie beim zweiten oberen Prämolaren. Die Wurzeln zeigen darüber hinaus einen oft *unregelmäßigen Verlauf* mit relativ schmalen Kanälen, wodurch eine Wurzelbehandlung erschwert wird. Sein meist in vestibulo-oraler Richtung *weites Pulpakavum* und seine *starken bukkalen* und *palatinalen Infrawölbungen* stellen bei der Präparation besondere Anforderungen. Der obere erste Prämolar besitzt einen steilen und *kräftigen bukkalen Höcker*, eine tiefe Längsfissur und einen *grazileren palatinalen Höcker*. Seine Verschlüsselungsfunktion in der Interkuspidation entspricht der des zweiten Prämolaren. Die klinische Beobachtung, wonach gerade der palatinale Höcker des oberen ersten Prämolaren sehr oft als okklusale Interferenz bei Mediotrusions- und Retrusionsbewegungen wirkt, zwingt bei der Rekonstruktion zu *exakter Gestaltung*. Wenn dieser Zahn auch gegenüber vertikal gerichteten Kräften als ausreichend widerstandsfähig bezeichnet werden kann, so ist er gegenüber den horizontal einwirkenden Kraftkomponenten, vor allem bei alleiniger Lateralführung, ebensowenig belastungsfähig wie der zweite Prämolar.

Molaren

Die ersten Molaren (Dentes molares) sind die größten Zähne des menschlichen Gebisses. Im **Oberkiefer** weist die rautenförmige Okklusalfläche vier Höcker und nicht selten zusätzlich ein Tuberculum Carabelli auf. Sie zeigen ein *deutliches Krümmungsmerkmal*, ihre trapezförmige Approximalfläche entspricht derjenigen der Prämolaren. Die Mittelleiste des disto-bukkalen Höckers kann mit einer zusätzlichen Leiste des mesio-palatinalen Höckers zu einer *großen Querleiste* (Crista transversa) verschmelzen. Der obere zweite Molar stellt die verkleinerte Form des ersten dar. Die Okklusalfläche besitzt bisweilen nur drei Höcker. Der obere dritte Molar zeigt in seiner Form viele Variationen. So entsteht eine Vielzahl individueller Formen durch fehlende oder zusätzliche Tuberkel oder Furchen (Kraus et al., 1969; Wheeler, 1974).

Die oberen Molaren besitzen in der Regel drei Wurzeln, wobei die Größe und die Verlaufsrichtung aus der Zahndurchbruchsrichtung und den funktionellen Beanspruchungen resultieren. So ist die *palatinale Wurzel,* die den Stützhöcker trägt, die *stärkste und längste.* Entsprechend zeigen vor allem die Spitzen der bukkalen Wurzeln nach distal *(Wurzelmerkmal).* Abweichungen davon sind beim dritten Molaren nachzuweisen. Häufig sind dessen Wurzeln teilweise verschmolzen oder gar nur als einzelne Pfahlwurzel ausgeprägt. Das Verhältnis zwischen der Länge der anatomischen Wurzel und der anatomischen Krone beträgt durchschnittlich 8:4, wobei beim zweiten Molaren die Tendenz zu einem Verhältnis zugunsten der Krone vorliegt. Der *Äquator* liegt vestibulär und oral im zervikalen Drittel und wölbt sich um 0,5 mm über den Querschnitt in Höhe der Schmelz-Zementgrenze vor.

Die **Molaren des Unterkiefers** sind insgesamt morphologisch einheitlicher als die des Oberkiefers. Der untere erste Molar weist drei bukkale und zwei linguale Höcker auf. Die Vestibularfläche zeigt die Form eines Rechtecks, die runden bukkalen Höcker tragen ebenso wie bei den Prämolaren zur *Kronenflucht* bei. Die Lingualfläche ist weniger gekrümmt, so daß der anatomische Äquator weit okklusalwärts liegt. Der untere zweite Molar stellt die verkleinerte vierhöckrige Form des ersten dar. Der dritte Molar zeigt wie im Oberkiefer viele Variationen, die sich durch Verschmelzungen bzw. Überschußbildungen in einem unregelmäßigen Relief äußern.

Die unteren Molaren verfügen über eine mesiale, abgeplattete und eine distale, rundliche Wurzel. Das *Wurzelmerkmal* ist *deutlich* ausgeprägt, wobei die distale weniger gekrümmt als die mesiale verläuft. Mesial sind in der Regel zwei relativ enge Kanäle, distal ein runder und relativ weiter Kanal vorhanden. Die Wurzeln des dritten Molaren sind stärker und unregelmäßig gekrümmt, Spaltungen sowie Verschmelzungen erhöhen die Formenvielfalt. Das Verhältnis der Länge der anatomischen Wurzel zur anatomischen Krone beträgt 8:4, beim dritten Molaren ist der Quotient leicht zugunsten der Krone verändert.

Die herausragende **klinische Bedeutung** der Molaren ergibt sich aus ihrer *hohen Widerstandsfähigkeit* gegenüber Kräften.

Durch die Form ihrer Krone, durch ihre Wurzelzahl und Wurzelspreizung sowie durch das Verhältnis zwischen anatomischer Wurzel und anatomischer Krone sind die Molaren vor allem zur *Aufnahme von vertikalen* und *von anterior nach posterior gerichteten Belastungen geeignet.* Bei der Topographie der Wurzelkanäle aller Molaren bleibt eine exakte und auf Dauer biologisch einwandfreie Wurzelfüllung problematisch, weswegen ihre Vitalerhaltung unter allen Umständen anzustreben ist.

Bei der Wiedergabe der axialen Konturen ist eine zu starke Betonung der bukkalen und oralen Ausbuchtungen (Zahnäquator) zu vermeiden. So sollte bei allen Molaren im Unterkiefer die Axialwandung bukkal um 0,5 mm und lingual um 1,0 mm die Wurzelkonturen an der Schmelz-Zementgrenze überragen. Stärkere Wölbungen führen zu Entzündungen der parodontalen Gewebe aufgrund einer erhöhten Plaqueakkumulation, Unterkonturierungen begünstigen die primäre Traumatisierung des marginalen Parodontiums bei der Mastikation (Reinhardt, 1979; Waller, 1979; Block, 1987; Wagner, 1987).

Die **funktionelle Bedeutung** der ersten Molaren ist bekannt: Der erste Molar bestimmt als erster permanenter Zahn die *vertikale Kieferrelation.* Der mesiopalatinale Höcker und die Crista transversa des oberen ersten Molaren übernehmen darüber hinaus eine wichtige Aufgabe bei der *Verschlüsselung der Okklusion* auch in sagittaler Richtung. Ebenso besitzt die disto-bukkale Querfissur des unteren ersten Molaren eine wesentliche *gebißphysiologische Funktion:* Sie verhindert bei Mediotrusionsbewegungen des Unterkiefers okklusale Interferenzen am mesio-palatinalen Höcker des oberen Molaren (Fuhr und Reiber, 1993). Der Verlust des ersten Molaren führt zu entscheidenden Veränderungen, weswegen auch im Zusammenhang mit der prognostisch problematischen Wurzelbehandlung eine iatrogene Eröffnung der Pulpa bei der Präparation unter allen Umständen vermieden werden muß.

Der **dritte Molar** im Unterkiefer ist aufgrund seiner Formenvariabilität hinsichtlich seiner funktionellen Bedeutung unterschiedlich zu sehen. Stark gespreizte Wurzeln garantieren eher eine hohe Belastbarkeit, während Pfahlwurzeln auf Dauer eine ausreichende Tragfähigkeit in Frage stellen.

Die Vitalität der Pulpa des Weisheitszahns ist als wesentliche Bedingung für die Überkronung zu fordern. Wurzelbehandlungen am dritten Molaren sind im Hinblick auf eine lege artis durchzuführende Therapie problematisch. Im Unterkiefer ist das Knochenbett des dritten Molaren kompakt, im Kieferwinkel überschneiden sich zahlreiche Trajektorien. Eine feste Verankerung des dritten Molaren ist daher eher im Unterkiefer als im Oberkiefer, in dem meist eine ausreichende distale Knochenverstärkung fehlt, gegeben.

Bedeutungsvoll für die Überkronung des Weisheitszahns ist auch seine Stellung in der Transversalen und Sagittalen. Hier sind im Unterkiefer bei stark ausgeprägten Kompensationskurven oft *Lingual-* oder *Mesialneigungen* zu beobachten. Diese erschweren bei der Überkronung des ersten oder zweiten Molaren häufig das Einfügen der künstlichen Kronen (Abb. 11).

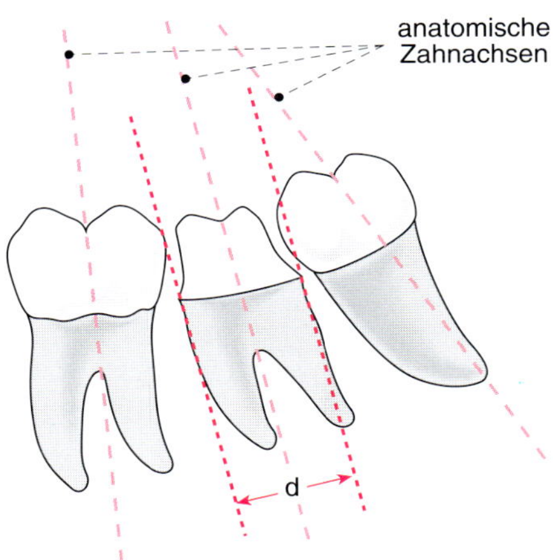

Abb. 11 Bei ausgeprägter Spee-Kurve und stark konvergenten Zahnachsen ist das Einfügen einer künstlichen Krone am ersten oder am zweiten unteren Molaren häufig problematisch. Es ist unmöglich, wenn die Distanz zwischen mesialem und distalem Kontaktpunkt kleiner als der mesio-distale Durchmesser des Zahns in Höhe der Präparationsgrenze (d) ist. Das gleiche gilt, wenn ein gekippter Zahn nicht entsprechend seiner anatomischen Achse präpariert wird. Infolge einer großen Divergenz zwischen dieser und der Einschubrichtung kann die künstliche Krone durch den Kontaktpunkt des Nachbarzahns nicht in situ gebracht werden.

Ist der Weisheitszahn für die Überkronung geeignet, so bedingt seine gelenknahe Positionierung im Kiefer klinisch-methodische Überlegungen. Um Interferenzen zu vermeiden, muß die Okklusalfläche einen *harmonischen Abschluß der Kompensationskurve* darstellen. So ist die Neigung der Okklusalfläche, die Höhe der Höcker und ihre Facettenneigung ebenso wie bei den anderen Molaren entsprechend den Kriterien der individuellen Okklusion zu gestalten. Mit seiner endständigen Krone ist der Weisheitszahn für das *exakte Beibehalten der vertikalen und horizontalen Kieferrelation besonders verantwortlich*. Minimale Erhöhungen führen schon bei der provisorischen wie auch bei der definitiven Versorgung zu Kippungen und Schwenkungen des Unterkiefers (Scherenprinzip). Die von einer künstlichen Krone des Weisheitszahns ausgehende okklusale Traumatisierung ist häufig zu beobachten.

2.3 Farben

Für die Wiederherstellung eines Zahns durch eine künstliche Krone gewinnt die richtige Farbauswahl aus ästhetischen Gründen hohe Bedeutung. Kenntnisse über die Grundfarben und Schattierungen der natürlichen Zähne können diese diffizile klinische Aufgabe erleichtern. Andererseits erlauben Farbveränderungen der natürlichen Zähne Erkenntnisse über krankhafte Veränderungen. Die Zahnfarbe zeigt innerhalb der Zahnkrone viele *individuelle Abstufungen* (Burckett und Christensen, 1988).

Die *Grundfarbe* der bleibenden Zähne wird *vom Dentin bestimmt* und ist der des Elfenbeins ähnlich. Letztlich entscheiden individuelle Nuancen und die Transparenz des Schmelzes über den Gesamteindruck. So resultieren aus unterschiedlichen Schmelzstärken auch unterschiedliche Farben. Als Beispiel sind die nicht von Dentin unterlegten Höckerspitzen und Schneidekanten anzuführen, die eine transparentere bis bläulich schimmernde Zone erkennen lassen. Im zervikalen Bereich imponiert dagegen Gelb als Grundfarbe.

Die Zähne erscheinen mit zunehmendem Alter dunkler, da die Dentintubuli sich durch Verkalkungen verkleinern. Die Zahnfarbe verändert sich so im Lauf des Lebens ins Graue oder Braune. Dabei resultieren aus Unregelmäßigkeiten der Dentinstruktur an der Schmelzoberfläche weißlich erscheinende Zonen. Abrasionen führen teilweise zum Freiliegen des Dentinkerns sowie zur verstärkten Sekundärdentinbildung mit der dann ausschließlich vom Dentin bestimmten Farbe. Freiliegendes Wurzelzement läßt den Gesamteindruck dunkler erscheinen.

Neben diesen *involutiv und funktionell bedingten Farbveränderungen* führen *Krankheitsprozesse* ebenfalls zu vielfältigen Verfärbungen der Zähne. Ursachen hierfür stellen Karies und eine mortale Pulpa dar. Die Einwirkung von *Säure* und *Medikamenten* sowie *Störungen des Vitaminhaushalts* und des *Bilirubinstoffwechsels* führen gleichfalls zu charakteristischen Farbveränderungen. *Plaqueakkumulation* auf den Zahnoberflächen wandelt die Farben ebenso nachhaltig ab wie *Pigmente* aus Nahrungs- und Genußmitteln (Tee, Tabak). Vor dem klinischen Arbeitsgang der Farbbestimmung müssen daher die Zähne gründlich gereinigt werden.

Intra- und interindividuelle Variationen erschweren eine Systematisierung und erfordern in jedem Einzelfall die Auswahl der für den jeweiligen Zahn charakteristischen Farbe. Ringe oder Paletten mit verschiedenfarbigen Zähnen werden von den Herstellern der Keramik- bzw. Kunststoffmaterialien angeboten. Diese gestatten durch den Vergleich mit den natürlichen Zähnen eine entsprechende Farbauswahl. Es ist empfehlenswert, wenn der Patient an der Entscheidung mitwirkt und seine Wünsche äußert. Dabei sollte die Farbbestimmung nicht nur im Vergleich mit den Antagonisten oder Nachbarzähnen erfolgen, sondern an dem betreffenden Zahn schon vor der Präparation.

Der Farbeindruck eines Zahns wird durch die Umgebung und das einfallende Licht beeinflußt (Bergen und McCasland, 1977). *Physikalische Eigenschaften* wie Lichtbrechung, Reflexion, Durchlässigkeit, Dimension und Topographie der Pulpa, des Dentins sowie des Schmelzes sind neben Pigmenten aus der Mundhöhle, Füllungen, Substanzverlusten und Pigmenten aus dem Pulpakavum (Wurzelfüllung) die bestimmenden Faktoren für die jeweilige Farbe. In der Regel erscheinen Eckzähne und Molaren gelblicher als Prämolaren und Schneidezähne. Für die charakteristische Transluzenz im inzisalen Bereich ist, wie beschrieben, die lichtdurchlässige Schmelzsubstanz verantwortlich.

Von hoher Bedeutung ist die *Wirkung des einfallenden Lichts.* Je nach Wellenlänge, Einfallswinkel und Intensität des Lichts entstehen unterschiedliche Farbeindrücke. Als Normlicht gilt diffuses und helles Tageslicht. Dies bedeutet, daß die Farben am günstigsten bei leicht bedecktem Himmel und am späten Vormittag ausgewählt werden.

Kann die Zahnfarbe nicht bei natürlichem Licht ausgewählt werden, können Speziallampen eine hilfreiche Ergänzung darstellen (Rosenstiel et al., 1989). Ihr Wert ist allerdings nach der klinischen Erfahrung nicht zu überschätzen. Bedeutsamer scheint in diesem Zusammenhang der *Vergleich der ausgewählten Farbe im künstlichen Licht,* da durch die metameren Phänomene die Farbwirkungen sich in verschiedenen Lichtarten sehr stark unterscheiden. Aus diesem Grund sollte die Zahnfarbe immer im natürlichen sowie im künstlichen Licht verglichen und ausgewählt werden. Dabei ist es sinnvoll, die Farben eher mit der dunklen Mundhöhle als mit den verbliebenen natürlichen Zähnen als Hintergrund zu vergleichen. Farbnuancen sind durch *Adaptationsphänomene* bei längerer Betrachtung nicht mehr wahrnehmbar, weshalb bei der Farbbestimmung kürzere Unterbrechungen anzuraten sind.

Dem Zahntechniker können durch *individuelle Zahnskizzen* (Abb. 12) Hinweise für die Grundfarbe, die Farbe und den Verlauf des Zahnhalses sowie die Schneidekan-

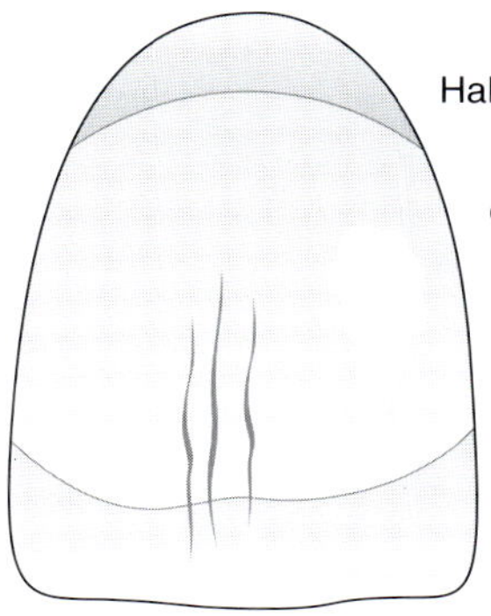

Abb. 12 Zahnskizzen geben dem Zahntechniker Hinweise für individuelle Charakteristika der künstlichen Krone.

tentransluzenz gegeben werden. In besonders schwierigen Fällen wird empfohlen, den Zahntechniker bei der Farbauswahl hinzuzuziehen, damit er sich von Farbe, Form und Aussehen des Zahns ein besseres Bild machen kann.

Erfahrungsgemäß entsprechen die Verblendungen von Kronen nicht immer den an sie gestellten hohen ästhetischen Ansprüchen. Die Gründe liegen in der diffizilen Farbauswahl, in einer mangelhaften zahntechnischen Ausführung und in den individuellen Gegebenheiten (natürliche Zahnfarben, die zahntechnisch nicht nachzuahmen sind). Ebenso häufig können die präparatorischen Voraussetzungen aus biologischen Gründen nicht erfüllt werden, wenn z.B. die Ausdehnung der Pulpa den für eine exakte Farbwiedergabe notwendigen Raum nicht ermöglicht. Gerade wegen dieser Schwierigkeiten ist dem Behandlungsgang der Farbauswahl eine erhöhte Beachtung zu schenken, da die Farbe des Zahns über die Adaptation und Inkorporation der Krone wesentlich mitentscheidet.

▷ Notwendige Voraussetzung für die Überkronung eines Zahns sind Kenntnisse über seine Anatomie, Physiologie und Pathologie
▷ Dabei sind die einzelnen Strukturen des Zahns (Schmelz, Dentin, Zement, Pulpa) ebenso von Bedeutung wie seine spezielle Morphologie (Frontzahn, Prämolar, Molar), die seine Funktionen im orofazialen System entscheidend bestimmt
▷ Die Farbe der künstlichen Krone beeinflußt die Adaptation und Inkorporation wesentlich. Der Farbbestimmung muß daher hohe Beachtung geschenkt werden

3 Ästhetik in der Kronenprothetik

Der **Begriff** Ästhetik ist durch seine Verwendung in der Umgangssprache wie in der wissenschaftlichen Sprache mit diversen Bedeutungen versehen. Ästhetik wird als „Theorie, die das Schöne in seinen beiden Erscheinungsformen als Naturschönes und als Kunstschönes zum Gegenstand hat" (Brockhaus, 1987) definiert. Weitere terminologische Differenzierungen erfolgen in *„Wirkungs-Ästhetik"* (Wirkung des Schönen auf den Betrachter), *„Formal-Ästhetik"* (Bedeutung der Entstehung und Geltung von ästhetischen Wert- oder Geschmacksurteilen) und *„Form-Inhalts-Ästhetik"* (Wechselbeziehung zwischen Form und Inhalt). Die zitierten Begriffe unterliegen kulturellen, zeitgeschichtlichen, modischen, sozialen, pädagogischen und ökonomischen Einflüssen (Anderson, 1966; Engelkes, 1969; Richter, 1992). Sie stehen in Wechselbeziehungen zu den individuellen und damit subjektiven Wahrnehmungen des Schönen.

Für Ästhetik wird synonym oft der Begriff **Kosmetik** verwendet. Damit ist im engeren Sinne die Kunst der Verschönerung, vor allem des Gesichts, nach dem jeweils geltenden Schönheitsideal definiert (Reallexikon, 1966). Maßnahmen durch Kosmetika werden als „vordergründige erklärt, die den eigentlichen Mißstand nicht beseitigen". Nach dieser Definition scheidet der Begriff Kosmetik im Zusammenhang mit zahnärztlich-therapeutischen Maßnahmen aus, wenn er auch in einem Teilgebiet der plastischen Chirurgie Verwendung findet. Es muß auch eingeräumt werden, daß durch Kosmetika die Ästhetik beeinflußt werden kann (Schön, 1954).

Im direkten Zusammenhang mit der Funktion der Ästhetik steht die **Physiognomie,** die aus medizinischer Sicht als „Gesichtsausdruck" definiert ist. Sie wird als „dauerhafte Äußerung psychischer Vorgänge als wichtiges Diagnostikum" beschrieben (Roche-Lexikon, 1993). Diese Terminologie läßt erkennen, daß zur Physiognomie morphologische wie psychische Kriterien beitragen, woraus funktionell ein Einfluß der Physiognomie auf die Ästhetik gesichert ist (Molnar, 1964).

Neben den unterschiedlichsten Deutungen der Ästhetik in der Kunst, Architektur, Philosophie und Psychologie wird die in der Medizin wie auch in der Umgangssprache gängige Bedeutung als die des „schönen Aussehens" am häufigsten verwendet. Hierin bezieht sich Ästhetik ausschließlich auf visuelle Wahrnehmungen und deren individuelle und psychische Interpretation (Rufenacht, 1990).

Als **„ästhetische Medizin"** wird ein Zweig der Heilkunde bezeichnet, der sich mit den Einflüssen bzw. der Minderung oder Beseitigung aller die Ästhetik störenden Veränderungen am Menschen befaßt (Reallexikon, 1966). Diese Definition ordnet die Ästhetik damit den Funktionen des gesamten menschlichen Körpers zu, wobei den einzelnen Körperregionen unterschiedliche Wertungen für die Wahrnehmung zukommen. Eine besondere Bedeutung für den Gesamteindruck der Ästhetik als Funktion wird dem orofazialen System zugeschrieben (Frush und Fisher, 1956; Goldstein, 1976; Graber und Lucker, 1980), wobei den Zähnen, insbesondere den Frontzähnen des Oberkiefers (Kirchner, 1958; Tanzer, 1968), eine Schlüsselstellung zukommt.

Für den Zahnarzt ist Ästhetik kein neuer Begriff, er scheint nur in den letzten Jahren einen propagandistischen Inhalt erfahren zu haben, was für Patienten wie für Zahnärzte gleichermaßen gilt. Wustrow leitet sein 1932 erschienenes Buch mit folgender Betrachtung ein: „Lange Zeiten hindurch hat man mit zahnärztlichen prothetischen Maßnahmen nichts weiter als kosmetische Erfolge angestrebt. Um die Zeit, in der Fauchard gewirkt hat, taucht wohl zum ersten Mal der Gedanke auf, daß nicht allein der Ästhetik mit der Herstellung zahnärztlicher Prothesen gedient sei. Bourdet (1756), Ryff (1545), Purmann (1692), Heister (1711) müssen in dieser Beziehung als Vorläufer und Wegbereiter solcher Gedankengänge genannt werden.

Heute gilt bei der Durchführung prothetischer Behandlungen der erste Dienst, das Hauptaugenmerk der Funktion. Das vornehmste Ziel besteht darin, dem geschädigten Kauorgan durch die prothetische Behandlung weitere Zahnreihenverletzung (Zahnverluste) fernzuhalten und ihm soviel von den verlorenen funktionellen Werten wie nur irgend möglich wiederzugeben. Erst an zweiter Stelle steht das Bemühen, zugleich auch verlorene ästhetische Werte durch die Behandlung zurückzugeben, obgleich nie vergessen werden darf, daß die Rücksichtnahme auf die Psyche, die durch ästhetische Störungen schwer leiden kann, eine der vornehmsten ärztlichen Pflichten ist."

Mit diesen Betrachtungen sind vor vielen Jahren Feststellungen getroffen worden, die „Ästhetik" als einen *wesentlichen* und *gleichberechtigten Bestandteil aller Funktionen im orofazialen System* beschreiben. Auch eine Zuordnung der Funktionen wurde getroffen, indem **somatische** und **psychische Faktoren** unterschieden werden. Dabei ist deutlich, daß die somatischen Funktionen wie Mastikation, Phonation, Respiration, Taktilität und Okklusion sich durch ihre Organfunktion diagnostisch eher objektivieren lassen als die von der Ästhetik abhängigen und die Psyche betreffenden Funktionen.

Vereinfachend läßt sich sagen, daß die Ästhetik entscheidend die *soziale Integration* des Menschen, sein *subjektives Empfinden* und seine *Wunschvorstellungen* beeinflußt. Soma und Psyche überschneiden sich in vielfältigen funktionellen Wechselbeziehungen. Wird die Bedeutung somatischer und psychischer Funktionen gegeneinander abgewogen, muß beiden diagnostisch und therapeutisch der *gleiche Stellenwert* eingeräumt werden.

Die Frage bleibt, ob neuzeitliche Überlegungen nicht in eine Richtung gehen, die der Ästhetik eine Dominanz vor allen anderen Funktionen beimißt. So wird z.B. behauptet (Hassenbranck, 1985; Goldstein, 1990), das „neue Lächeln" sei vor allen anderen Funktionen von lebenswichtiger Bedeutung. Es wird als Ausdruck psychischer und somatischer Gesundheit des Gesamtorganismus apostrophiert. Dies könnte, auf die Zahnmedizin bezogen, aber nur bestätigt werden, wenn ausschließlich der sichtbare Bereich zu diskutieren wäre (Wichmann, 1990).

Wird andererseits Gesundheit unter psychisch- wie somatisch-funktionellen Überlegungen bewertet, müssen aus zahnmedizinischer Sicht neben der Ästhetik auch die anderen Funktionen des orofazialen Systems diskutiert werden. Neben den sichtbaren oberen Frontzähnen sind dann im funktionellen Wechselspiel auch die unteren Frontzähne zu betrachten, ebenso ist der Seitenzahnbereich in allen Quadranten, seine innige funktionelle Verflechtung bis hin zu den Funktionen des Kiefergelenks und der Muskulatur einzubeziehen.

Das „neue Lächeln" läßt sich dabei eher der Funktion von 17 Muskeln (Landau, 1993) zuschreiben als den Zähnen selbst. Therapeutisch gesehen bedeutet dies in dem vorliegenden Beispiel, daß eine zur Fazialisparese führende Funktionsstörung der mimischen Muskulatur so lange kein „neues Lächeln" erlaubt, wie die Orthofunktion des Nervus facialis nicht wiederhergestellt ist. Die Überkronung der Oberkiefer-Frontzähne würde hierzu alleine nicht ausreichen.

Das **Ziel** jeder zahnärztlichen Therapie muß es sein, die *Funktionen des orofazialen Systems* wiederherzustellen. Diese Wiederherstellung bedeutet, daß die Funktionen dem physiologischen Vorbild entsprechen müssen. Damit bezieht sich diese Forderung gleichermaßen auf somatische wie auf die von der Ästhetik bestimmten psychischen Funktionen (Shelby, 1976; Graber und Lucker, 1980; Schärer et al., 1980). Die Wiederherstellung der somatischen Funktionen ist dabei in aller Regel weniger kompliziert durchzuführen als die Rehabilitation der die psychischen Funktionen bestimmenden Ästhetik.

Begründbar ist dies dadurch, daß Störungen der somatischen Funktionen handwerklich zu erfassen sind. Die von der Ästhetik bestimmten psychischen Funktionen unterliegen dagegen in einem breiten Feld *schwer zu objektivierenden subjektiven Empfindungen*, die gleichermaßen den Zahnarzt wie den Patienten betreffen (Brismann, 1989). Andererseits können auch die somatischen Funktionen zahnärztlich nur mit Hilfe körperfremder Werkstoffe wiederhergestellt werden. Diesen fehlen zwangsläufig die biologischen Eigenschaften der lebenden Gewebe.

Eine Restitution des natürlichen Vorbildes wird somit nicht nur im Hinblick auf die ästhetischen, sondern auch auf die somatischen Funktionen eingeschränkt.

Dieses als **„biotechnische Begrenzung"** bezeichnete Phänomen kann am Beispiel der künstlichen Krone erläutert werden. Um einen Zahn mit einer Krone versorgen zu können, muß ein Abtrag biologischer Substanzen erfolgen. Dieser *Substanzabtrag* ist so zu dimensionieren, daß die künstliche Krone ihre mechanischen und optischen Eigenschaften dem natürlichen Vorbild entsprechend erhält. Die keramikverblendete Krone aus einer edelmetallfreien Legierung bedingt beispielsweise eine Mindeststärke der metallenen Axialwandung von 0,3–0,5 mm. Die aufbrennkeramischen Massen bedürfen zu einer ästhetisch befriedigenden Wiedergabe einer Minimalstärke von 1–1,2 mm. Zur Reproduktion der dem natürlichen Vorbild entsprechenden Kronenform bedeuten die angegebenen Werte zumindest einen Abtrag von 1,3–1,7 mm der natürlichen Substanz. Diese auf den Bereich des Zahnhalses bezogenen Werte erhöhen sich zwangsläufig für andere Bereiche des natürlichen Zahns.

Der dazu notwendige Hartsubstanzabtrag birgt die Gefahr der *Traumatisierung* (Hugel, 1970; Schaaf, 1971). Selbst bei orthograder Stellung des Zahns kann häufig eine dem natürlichen Vorbild entsprechende Kontur der Krone nicht erzielt werden, wenn gleichzeitig die Zerstörung der Pulpavitalität durch die Präparation vermieden werden soll. Diese Gefährdung lebenden Gewebes besteht in verstärktem Maße bei Zahnfehlstellungen (Drehung, Kippung) ebenso wie bei Zähnen mit Abweichungen von der natürlichen Morphologie.

Andererseits kann in seltenen Fällen aus prophylaktischen und funktionellen Gründen die *Entfernung der vitalen Pulpa* zur Verbesserung der Prognose des betreffenden Zahns wie auch der gesamten prothetischen Versorgung indiziert sein. Bei Eckzähnen mit langer klinischer Krone im sonst unbezahnten Kiefer kann z.B. das Abtragen der klinischen Krone die Funktion und die Prognose der Verankerung durch die Änderung des Verhältnisses Kraftarm–Lastarm verbessern. In diesen Fällen wird meist zusätzlich die Ästhetik günstig beeinflußt. Entsprechende Überlegungen gelten auch für Fälle, in denen die Achsenneigung der vorgesehenen Ankerzähne für eine abnehmbare Prothese nicht mit den Infrawölbungen des Alveolarfortsatzes korrespondiert. Eine Devitalisation der Pulpa ausschließlich zur Veränderung bzw. Verbesserung der Ästhetik durch Überkronung ist dagegen nicht zu vertreten.

Die zur Aufnahme einer Krone notwendige Präparation des natürlichen Zahns führt auch zu einem *Verlust der mechanischen Widerstandsfähigkeit.* Die Hohlkehlpräparation führt zu einem Verlust der Kronensubstanz von bis zu 72% (Bürger, 1981; Reiber und Trappe-Krieger, 1994). Wird auf die Verblendung von Zähnen im okklusalen Bereich verzichtet, um die natürliche Zahnhartsubstanz zu schonen, ergeben sich Einbußen der Ästhetik durch die dem natürlichen Vorbild nicht entsprechende Farbe von Metallegierungen. Nachteile in ästhetischer Hinsicht ergeben sich auch dann, wenn zur Wiederherstellung der okklusalen Funktionen (z.B. Eckzahnführung) Form und Länge des Eckzahns verändert werden müssen. Die Disklusion des Seitenzahnbereichs kann oft nur durch eine *Verlängerung des Eckzahns* erzielt werden, wodurch der bisherige ästhetische Eindruck des Zahns gravierend verändert wird (Abb. 13).

Aus parodontalhygienischen Gründen wird die *Lage der Präparationsgrenze* im supragingivalen Bereich bevorzugt. Hieraus resultieren im sichtbaren Bereich Beein-

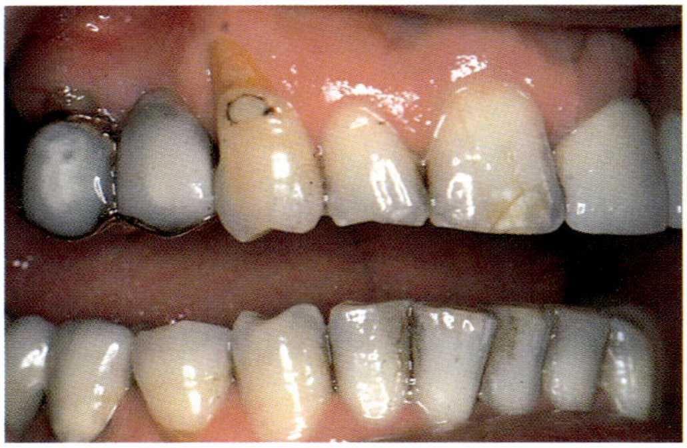

Abb. 13a Ausgangssituation: Zahn 15 ist mit einer Kunststoffverblendkrone versorgt, Zahn 14 durch ein Freiendglied ersetzt. Im vorliegenden Fall ergab sich die Indikation für eine einarmige, einspannige Freiendbrücke mit den Pfeilerzähnen 13 und 15 zum Ersatz der Zähne 14 und 16.

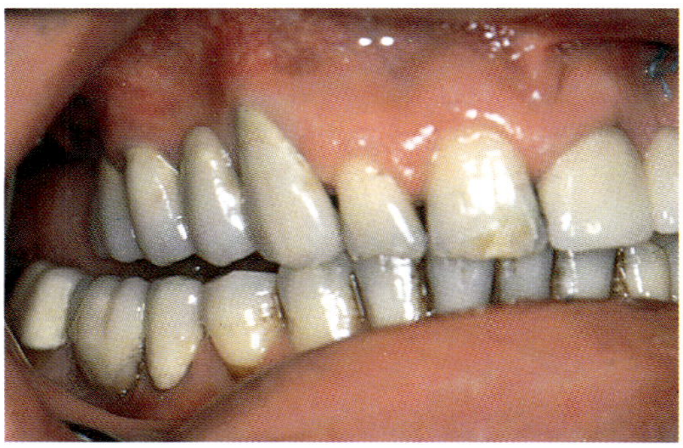

Abb. 13b Nach der Überkronung und Wiederherstellung der okklusalen Funktion wird der bisherige ästhetische Eindruck des Eckzahns gravierend verändert.

trächtigungen der Ästhetik (Abb. 14), die das Verlegen dieser Grenze in den infragingivalen Bereich (Sulkus) erfordern (Kopp et al.,1989; Zena und Abbott, 1991; Kopp, 1993). Der dadurch entstehende parodontalprophylaktische Nachteil kann bei einer guten Passung und bei konturgerechter Gestaltung der Krone als Kompromiß zwischen Biologie und Ästhetik vertreten werden.

Bei *unterschiedlichem Höhenverlauf des Gingivalsaums* wird ein Angleichen durch parodontalchirurgische Maßnahmen empfohlen (Chalifoux, 1991). Wenn dadurch gesunde parodontale Gewebe entfernt werden müssen, ist die Nutzen(Ästhetik)-Schaden(Biologie)-Relation sorgfältig abzuwägen. Bei einem durch involutive Prozesse eingetretenen Verlust der Papille entsteht bei konturgerecht gestalteten Kronen ein ästhetischer Nachteil, weil dieser Freiraum optisch und z.T. phonetisch störend wirkt (Abb. 15).

Die Versorgung von Einzelzähnen durch *Verblendschalen aus keramischen Massen (Veneers)* führt zu günstigen Ergebnissen in ästhetischer Hinsicht, wird jedoch bislang noch nicht als klinisch bewährte Methode empfohlen (Garber et al., 1989; Crispin, 1991; Harley und Ibbetson, 1993). Der Randspalt der Klebefuge wird gegenüber dem Kronenrand einer Vollkrone verlängert und der Behandlungsaufwand beim Festset-

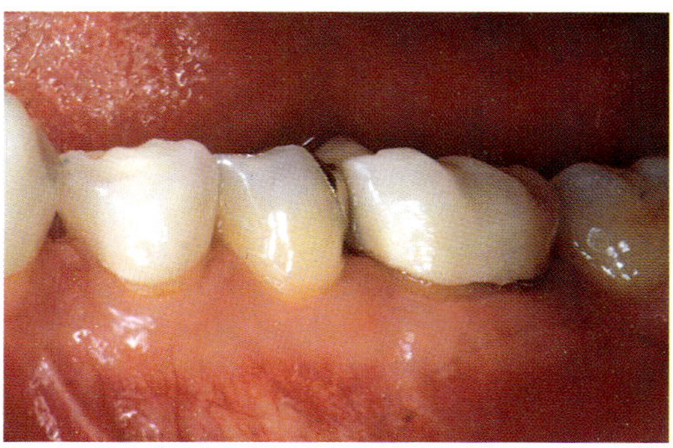

Abb. 14 Ungünstige Beeinflussung der Ästhetik durch die supragingivale Lage von Rändern künstlicher Kronen. Der nachteilige Eindruck vor allem bei Zahn 36 wird verstärkt durch die dunkle natürliche Substanz im Zahnhalsbereich.

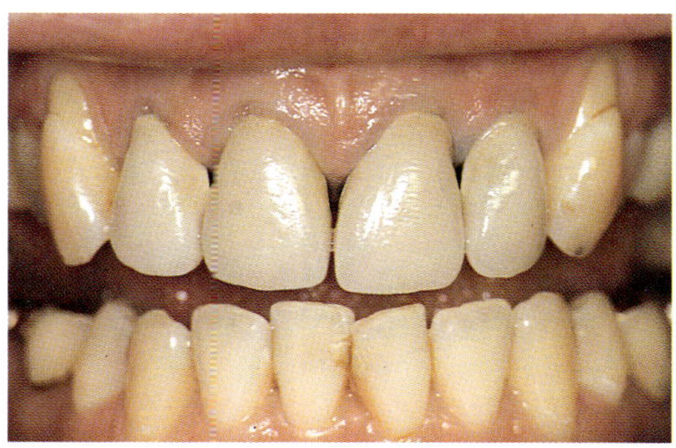

Abb. 15 Bei Verlust der Interdentalpapille und gleichzeitig anatomisch korrekt gestaltetem Zahnhals entstehen durch die künstliche Krone (hier: Zähne 12, 11, 21, 22) Nachteile im Hinblick auf die Ästhetik und die Phonation.

zen sowie Nacharbeiten beträchtlich erweitert. Nachteilig ist auch, daß die Klebefuge im Approximalraum in einer Zone liegt, die aus karies- und parodontalprophylaktischen Gründen als ungünstig anzusehen ist. So stehen den Vorteilen der Ästhetik noch Bedenken im Hinblick auf die dauerhafte Wiederherstellung der biologischen Funktionen gegenüber.

Die **Bedeutung der Ästhetik** für das orofaziale System im Rahmen der kronenprothetischen Versorgung ist unbestritten. Kontrovers werden lediglich Konzepte diskutiert, die den ästhetischen Aspekten dabei eine Dominanz in der Therapie zuschreiben. Demgegenüber stehen Überlegungen, ob mit den zur Verfügung stehenden Mitteln, Werkstoffen und deren grundsätzlichen biotechnischen Begrenzungen auf methodischem und werkstoffkundlichem Sektor überhaupt Möglichkeiten bestehen, die mit der Ästhetik in Zusammenhang stehenden *Fragen der Wiederherstellung des Naturschönen* zu lösen.

All diese letztlich den Behandlungsbedarf und Behandlungsumfang relativierenden Überlegungen können nicht darüber hinwegtäuschen, daß von seiten des Patienten dem Faktor Ästhetik in der Kronenprothetik, vor allem im Frontzahnbereich, eine entscheidende Bedeutung beigemessen wird. Die Einschätzung des Erfolgs der gesamten prothetischen Versorgung wird vom Patienten fast ausschließlich von der Ästhetik abhängig gemacht. Daher ist den Vorstellungen des Patienten seitens des Zahnarztes, soweit es zahnmedizinisch vertretbar ist, zu entsprechen (Brismann, 1989). Damit wird ein hohes Ziel angestrebt, dem sich der Zahnarzt wie der Zahntechniker nur durch ein hochqualifiziertes klinisches, technisches und operatives Wissen und Können sowie durch einen hohen zeitlichen Aufwand nähern können. Andererseits dürfen die Überlegungen zur Ästhetik die anderen biologischen Funktionen nicht unberücksichtigt lassen (Lee, 1990). Dies heißt, daß für eine ausschließlich ästhetisch indizierte Therapie, die zudem meist mit einer Schädigung gesunder Strukturen verbunden ist, in einem sonst nicht pathologisch veränderten System eine zahnmedizinische Indikation nicht gegeben ist.

Die Ästhetik ist fraglos Bestandteil der Funktionen des orofazialen Systems, allerdings ist sie *nur ein Teil dieser Funktionen*. Die prothetische Versorgung mit Kronen nur von der Ästhetik abhängig machen zu wollen, entspräche einer diagnostischen und therapeutischen Verkürzung. Damit sind ebenfalls ethische Fragen angesprochen. Insbesondere gelten diese für die **Indikation der „ästhetischen Zahnheilkunde"**. Diese Indikation kann folgendermaßen definiert werden:

Wird Gesundheit als der Zustand völligen körperlichen, seelischen und sozialen Wohlbefindens definiert (WHO), bedingen Störungen der somatischen wie der psychischen Funktionen eine Therapie.

Bei *Störungen der somatischen Funktionen* im orofazialen System ist eine zahnärztliche Therapie indiziert, um die physiologischen Funktionen wiederherzustellen. Resultieren aus Veränderungen der Ästhetik *Störungen der die Psyche betreffenden Funktionen,* ist eine zahnärztliche Therapie unter Einbeziehung allgemeinmedizinischer Gesichtspunkte ebenfalls indiziert. Eine zahnärztliche Behandlung ist dagegen nicht indiziert, wenn ausschließlich Veränderungen der Ästhetik vorliegen und gleichzeitig keine Störungen der die Psyche betreffenden Funktionen nachweisbar oder zu erwarten sind. Diese Abgrenzung ist nach klinischen Beobachtungen schwierig, dennoch sollte der Stellenwert der Ästhetik bei der Versorgung mit künstlichen Kronen in dieses Indikationsspektrum eingeordnet werden.

▷ Die Ästhetik besitzt für die Adaptation und Inkorporation bei einer Versorgung mit künstlichen Kronen für den Patienten eine entscheidende Bedeutung. Die Einschätzung des Behandlungserfolgs wird fast ausschließlich von der Ästhetik abhängig gemacht

▷ Die Wiederherstellung gleichermaßen der somatischen Funktionen sowie der psychischen Funktionen des orofazialen Systems, die maßgeblich von der Ästhetik bestimmt werden, gelingt nur durch ein hochqualifiziertes klinisches und technisches Können in der Kooperation von Zahnarzt und Zahntechniker

▷ Eine zahnärztliche Behandlung ausschließlich aus Gründen der Ästhetik ist nur indiziert, wenn aus Veränderungen der Ästhetik Störungen der die Psyche betreffenden Funktionen resultieren

4 Therapierelevante Bezirke der Zähne

Die funktionell bedeutsamen Bereiche des Zahns sind in die folgenden, für die prothetische Versorgung wesentlichen topographischen Zonen zu unterteilen:

▷ Zahnpulpa
▷ Zahnhals
▷ Zahnäquator
▷ Approximalfläche
▷ Okklusalfläche

4.1 Zahnpulpa

Form und Ausdehnung der Kronenpulpa bestimmen den für die Überkronung eines Zahns möglichen Substanzabtrag. Die Konfiguration des Pulpakavums entspricht annähernd der Form der anatomischen Krone. Form und Ausdehnung der Kronenpulpa unterscheiden sich bei den einzelnen Zahntypen (Kraus et al., 1969; Wheeler, 1974; Schumacher et al., 1990; Schroeder, 1992).

So besitzt die Pulpa der Schneidezähne eine vestibulo-oral abgeflachte **Form**, nach inzisal verbreitert sie sich in mesio-distaler Richtung und endet in zwei bis drei kleinen Hörnern. Bei der approximalen Präparation besteht für das mesiale und distale, bei der inzisalen Präparation ggf. für das mittlere Horn die *Gefahr der artifiziellen Eröffnung*.

Diese Gefahr ist beim Eckzahn, der keine lateralen Pulpahörner aufweist, geringer.

Charakteristisch für die Pulpa der Prämolaren ist, daß der vestibulo-orale Durchmesser erheblich höher ist als der mesio-distale. Dennoch ist die Gefährdung der vitalen Pulpa bei der approximalen Präparation durch den häufig *ungünstigen Mesio-Distal-Index* hoch. Dies gilt auch besonders für die lingualen Pulpahörner der unteren Prämolaren sowie Molaren, wenn okklusale Kästen bei der Präparation zur Aufnahme von Teilkronen nicht in der Kronenachse verlaufen.

Die Pulpa der Molaren ist bei der zirkulären Präparation relativ gering gefährdet, dagegen werden bei starker okklusaler Reduktion (z.B. elongierter Zahn) die Pulpahörner eher verletzt.

Die Gefahr der artifiziellen Pulpaeröffnung ist auch bei einer Präparation im *Bereich der Furkation* gegeben (Waller, 1979). Bei freiliegendem Zahnhals und gleichzeitiger Indikation für eine infragingivale Lage des Kronenrandes muß die axiale Wand oberhalb der Furkation mit einer *Einziehung* gestaltet werden. Im anderen Fall resultieren im Furkationsbereich nicht selten Fehlpassungen der künstlichen Krone (Abb. 16), die wiederum zu gravierenden Schädigungen des marginalen Parodontiums führen (Wang et al., 1993).

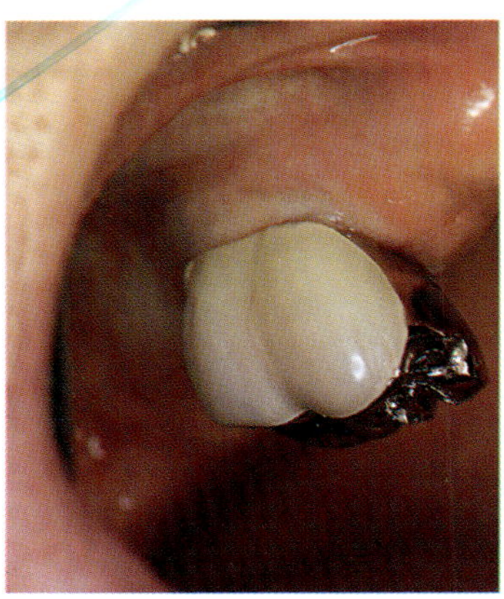

a

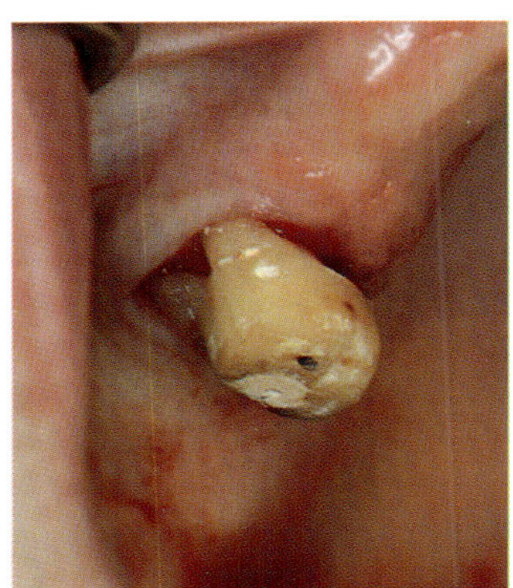

b

Abb. 16a Keramikverblendkrone an Zahn 16 mit unauffälligem Parodontalbefund bei oberflächlicher Inspektion.

Abb. 16b Situation nach Entfernen der Krone: Mesialapproximal und im Bereich der vestibulären Furkation sind die pathologischen Veränderungen des marginalen Parodontiums durch den zu langen und den abstehenden Kronenrand zu erkennen.

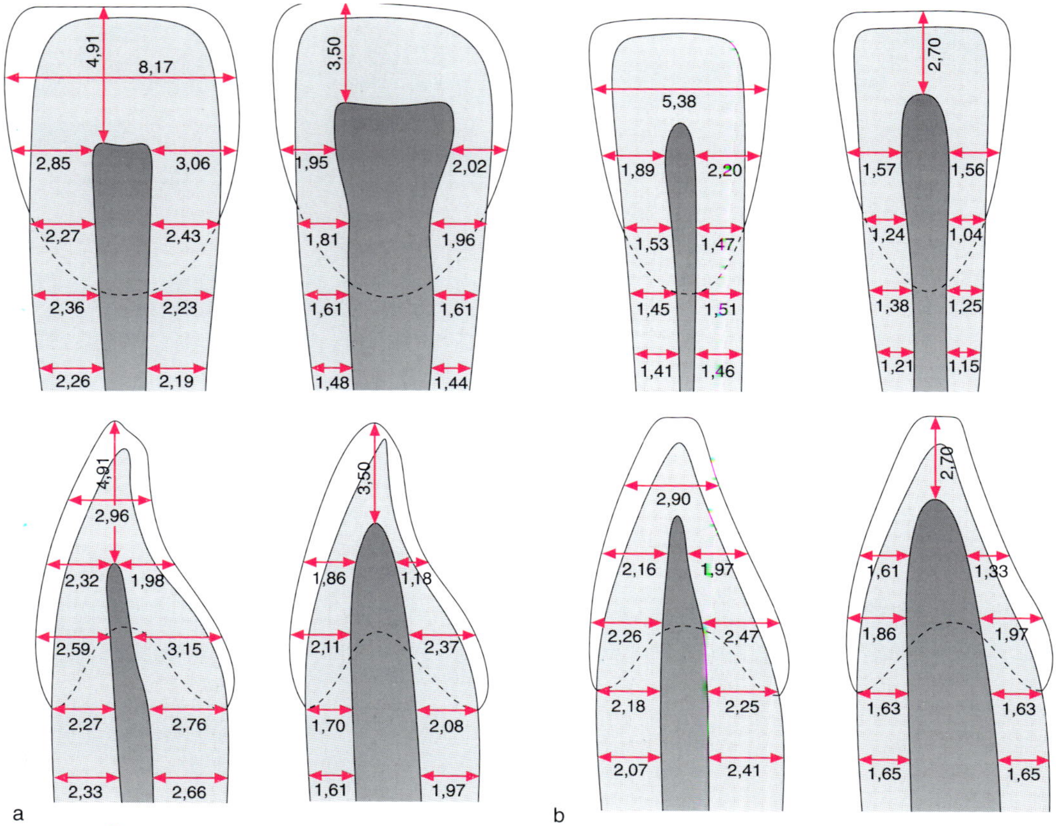

Abb. 17 Ausdehnung der Zahnhartsubstanzen (nach Hugel, 1970 und Schaaf, 1971):
a) Oberer mittlerer Schneidezahn: links Wandstärkenmittelwerte, rechts Wandstärkenminima.
b) Unterer mittlerer Schneidezahn: links Wandstärkenmittelwerte, rechts Wandstärkenminima.

Untersuchungen zur **Ausdehnung** der Kronenpulpa Erwachsener (Hugel, 1970; Schaaf, 1971) kommen zu den in Abbildung 17 beispielhaft dargestellten Werten. Einflüsse auf die Ausdehnung der Pulpa besitzen neben den altersabhängigen Faktoren Abrasionen, Füllungen, Kronen und kariöse Prozesse. Darüber hinaus unterliegt die Topographie der Pulpa großen individuellen Schwankungen. Es ist deshalb schwierig, in jedem Einzelfall ihre Ausdehnung genau zu bestimmen und verbindliche Grenzwerte für einen atraumatischen Hartsubstanzabtrag zu geben. Auch der intraorale Zahnfilm gibt die Ausdehnung der Pulpa nur in ihrer mesio-distalen Dimensionierung wieder.

Zum Ausschluß einer Pulpaläsion ist daher der *geringstmögliche Substanzabtrag* zu fordern, der für die jeweilige Kronenart aus technologischer Sicht notwendig ist. Bei der Präparation muß daneben das Dentin sehr sorgfältig auf Struktur- und Farbveränderungen kontrolliert werden. Aus ihnen läßt sich oft die Nähe der Pulpa abschätzen.

Neben der *Eröffnung der Pulpa* können durch die Präparation iatrogen beobachtet werden:

- ▷ Veränderungen der Odontoblasten (Kernaustritt)
- ▷ Zerreißen des Odontoblastensaums
- ▷ Stasen und Hyperämien der Pulpagefäße
- ▷ Zystische Veränderungen der Pulpa
- ▷ Durch Vibration ausgelöste Kontusionen

Diese zum Teil mechanisch, zum Teil durch Temperaturerhöhungen bedingten Veränderungen sind durch die korrekte Präparation (Wahl der Drehzahl, ausreichende Kühlung, geringe Anpreßkraft) zu verhindern.

Gleichermaßen ist zum Schutz der Pulpa die *Austrocknung präparierten Dentins* zu vermeiden. Die Gefahr der Exsikkation ist besonders bei langdauernder Verwendung des Luftbläsers oder bei zu starkem Luftstrom durch die Absaugung gegeben. Die Dentinwunde ist nach der Präparation entsprechend den im methodischen Teil geschilderten Richtlinien zu versorgen.

4.2 Zahnhals

Der Zahnhals folgt in seinem Verlauf der Schmelz-Zementgrenze. Er ist beim Jugendlichen von der marginalen Gingiva bedeckt. Wenn diese sich beim älteren Menschen retrahiert, liegt der Zahnhals frei, d.h. die klinische Krone wird länger.

Die **Schmelz-Zementgrenze** verläuft bei den einzelnen Zähnen unterschiedlich. Sie zeigt vestibulär und oral apikalwärts einen konvexen, approximal einen konkaven Bogen. Die Amplitude nimmt vom ersten Schneidezahn bis zum dritten Molaren ab (Abb. 18). Sie ist distal etwas geringer als mesial. Im Approximalraum ist der Verlauf steiler als vestibulär oder oral. Die bogenförmige Schmelz-Zementgrenze und der meist *adäquate Verlauf der marginalen Gingiva* besitzen bei der Überkronung eines Zahns eine hohe klinische Bedeutung. So erschwert der große Höhenunterschied besonders im Frontzahnbereich bei der Stufenpräparation die Gestaltung einer geometrisch einwandfreien Stumpfform. Gerade die Übergänge von approximal nach vestibulär bzw. oral bringen kaum lösbare Probleme mit sich, da die Achsenneigung des Schleifinstruments bei der Präparation der Stufe stark von der Stumpfachse abweichen muß. In diesem Fall verschlechtert die mangelnde Berücksichtigung der anatomischen Strukturen die Prognose für einen dauerhaften und korrekten Randschluß der künstlichen Krone.

Die **marginale Gingiva** bildet zusammen mit dem gingivalen Faserapparat als dentogingivale Verbindung den Abschluß des Parodontiums (Abb. 19). Sie gliedert sich zum Zahn hin in das *Verbindungsepithel* und das *Sulkusepithel (inneres Saumepithel)*. Das Verbindungsepithel umschließt den Zahnhals in einer Breite von ca. 2 mm und geht koronalwärts am Fundus des anatomi-

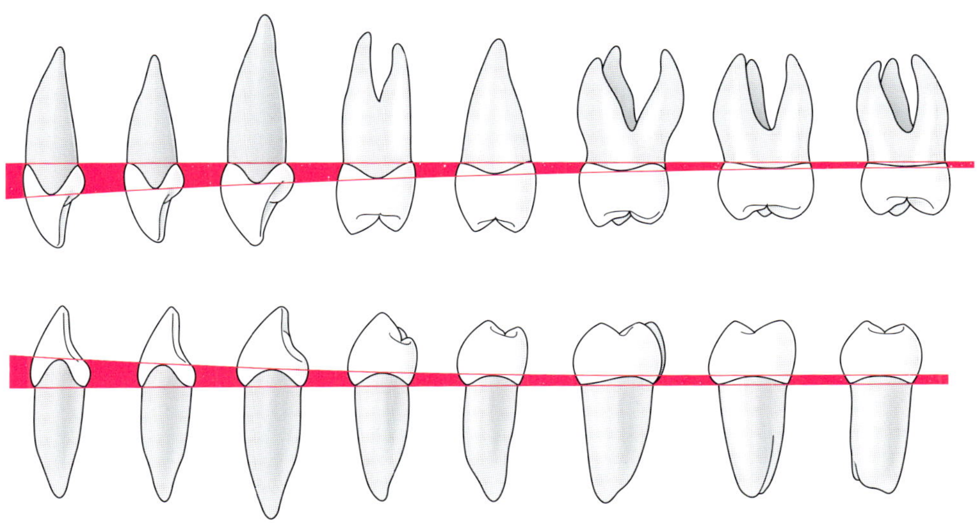

Abb. 18 Girlandenförmiger Verlauf der Schmelz-Zement-Grenze (nach Schumacher et al., 1990). Die Amplitude nimmt vom ersten Schneidezahn bis zum dritten Molaren ab. Sie ist distal etwas geringer als mesial.

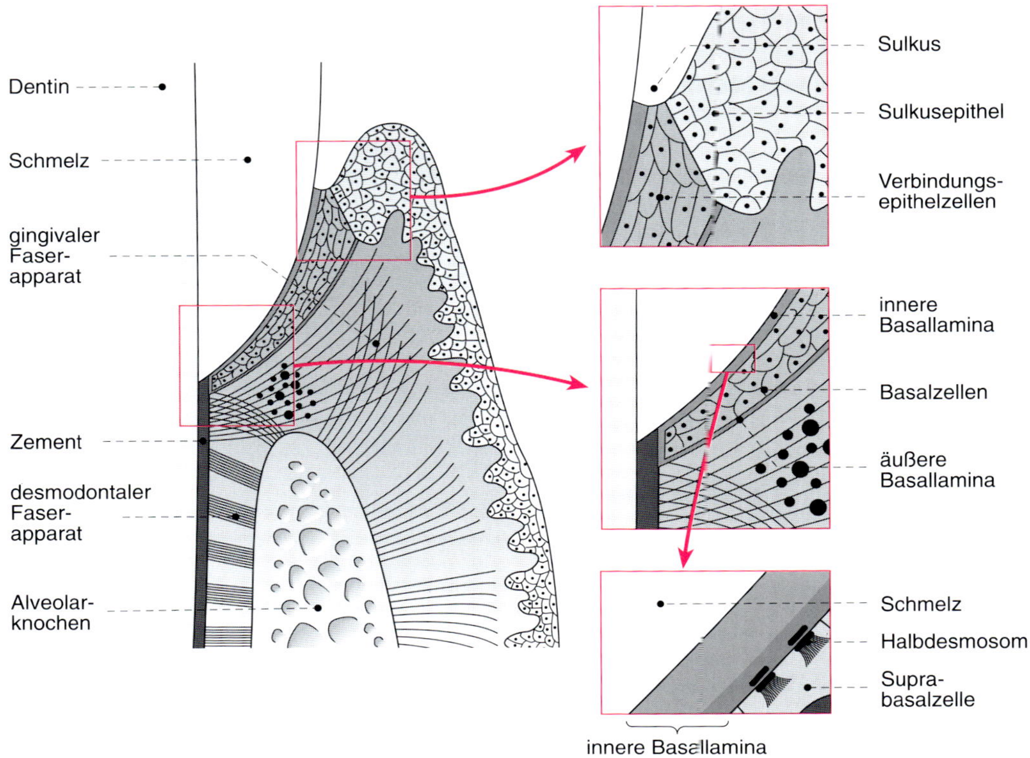

Abb. 19 Dentogingivale Verbindung (nach Schumacher et al., 1990 und Schroeder, 1992). Die Integrität der gingivalen Manschette soll auch nach der Überkronung erhalten bleiben, da sie den Eintritt von Keimen verhindert.

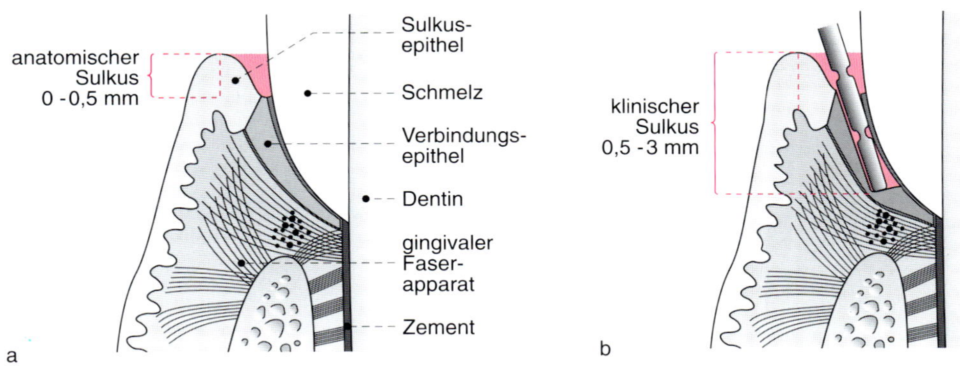

Abb. 20 Gingivasulkus (nach Schroeder, 1992).
a) Anatomischer Sulkus. b) Klinischer Sulkus bei Sondierung.

schen Sulkus in das Sulkusepithel über. Die physiologische Sulkustiefe von ca. 0,5 mm vergrößert sich durch involutions- oder krankheitsbedingte Veränderungen des Verbindungsepithels. Sie unterliegt intra- und interindividuellen Schwankungen (Abb. 20). So werden bei der Messung mit Parodontalsonden für die Frontzahnregion ve-

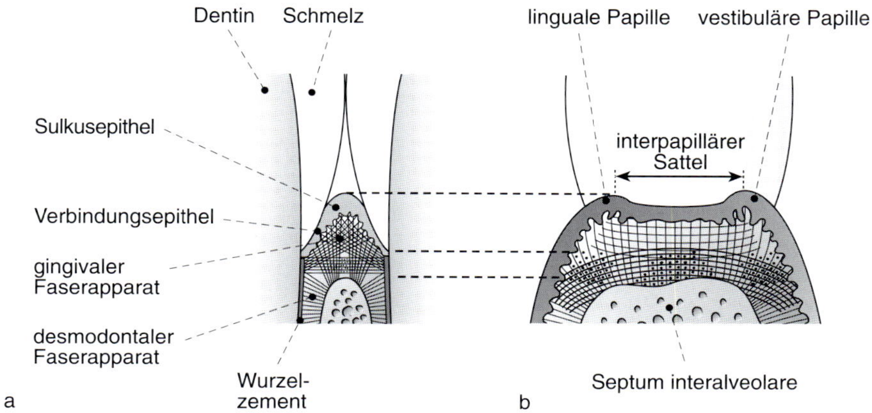

Abb. 21 Interdentale Gingiva (nach Schroeder, 1992).
a) Mesio-distaler Schnitt. b) Oro-vestibulärer Schnitt.

stibulär die geringsten Sondierungstiefen (ca. 1 mm) angegeben, die höchsten interdental und im Molarenbereich oral (ca. 3 mm).

Die **interdentale Gingiva** füllt als Papille den Interdentalraum vom Septum interalveolare bis zur approximalen Kontaktzone aus. Sie teilt sich in einen vestibulären und oralen Anteil, die durch eine *Einsenkung (interpapillärer Sattel)* verbunden sind (Abb. 21). Es kann häufig beobachtet werden, daß bei klinisch entzündungsfreien parodontalen Verhältnissen die Sondierungstiefen interindividuell erheblichen Variationen unterliegen, was sich in der unterschiedlichen Straffheit des Gingivalsaums manifestiert. Die *Integrität der gingivalen Manschette* verhindert den Eintritt von Keimen in die parodontalen Gewebe und ist damit Voraussetzung für deren Gesunderhaltung.

Der Rand der künstlichen Krone tritt nach infragingivaler Präparation in *direkten Kontakt mit dem Parodontium.* Dabei sind die primären Traumatisierungen durch die Präparations- und Abformmaßnahmen, die sekundären durch den mechanischen Reiz der Krone sowie die tertiären durch Plaqueakkumulationen so gering wie möglich zu halten (Janenko und Smales, 1979; Reinhardt, 1979; Ferencz, 1991; Flemming et al., 1991; Kaiser und Hummert, 1994; Shavell, 1994). Die klinische Erfahrung zeigt dennoch, daß diese Schädigungen trotz größter Sorgfalt auf klinischem und zahntechnischem Sektor nicht ganz vermieden werden können (Richter und Ueno, 1973; Newcomb, 1974; Kerschbaum und Meyer, 1978; Strub und Belser, 1978; Löst, 1989).

Läßt sich die *supragingivale Lage (mindestens 1 mm)* der Präparationsgrenze nicht realisieren, wird der Kronenrand *leicht infragingival* verlegt. Dabei ist zu fordern, daß das Verbindungsepithel nicht verletzt wird. Diese Forderung kann allerdings auch bei gesunden parodontalen Verhältnissen wegen der fehlenden Sichtkontrolle nur selten erfüllt werden (Raetzke, 1985; Orkin et al., 1987; Eichner, 1989; Felton et al., 1991; Setz und Diehl, 1994). Die *gingivale Lage* (in Höhe des Zahnfleischsaums) oder nur gering supragingivale Lage (bis 1 mm) ist weniger günstig, da der Rand der Krone als Locus minoris resistentiae in einer Prädilektionszone für die Plaquebildung zu liegen kommt (Lang et al., 1983; Block, 1989; Sorenson, 1989; Bader et al., 1991).

4.3 Zahnäquator

Der anatomische Äquator des Zahns wird als die *größte Zirkumferenz* bezogen auf die anatomische Zahnachse bezeichnet. Er stellt

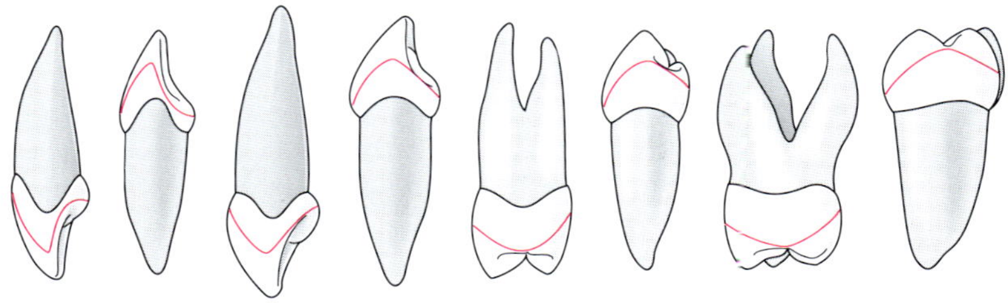

Abb. 22 Verlauf des Zahnäquators.

a) Oberer mittlerer Schneidezahn.
b) Unterer mittlerer Schneidezahn.
c) Oberer Eckzahn.
d) Unterer Eckzahn.
e) Oberer erster Prämolar.
f) Unterer erster Prämolar.
g) Oberer erster Molar.
h) Unterer erster Molar.

ein wesentliches morphologisches Element der Konturen einer Zahnkrone dar. Seine **Bedeutung** liegt vor allem im Schutz des marginalen Parodontiums vor einem mechanischen Trauma beim Abbeißen oder bei der Mastikation, indem der Speisebrei vom Gingivalsaum abgeleitet wird (Schumacher et al., 1990). Er unterliegt einer *Selbstreinigung* durch die Weichteile (Zunge, Wangen, Lippen) und trägt zu deren Stützung bei. Die oralen Flächen der Frontzähne erfüllen wichtige Funktionen bei der Phonation. Diese werden besonders durch Lage und Ausprägung des Äquators bestimmt.

Der Äquator überragt den Wurzelquerschnitt um ca. 0,5–1,5 mm (Kraus et al., 1969; Shillingburg et al., 1986). Der Wert hängt von der Zahnfläche ab und variiert je nach Zahntyp intra- sowie interindividuell (s. Kap. 2.2). Der Äquator verläuft bei allen Zähnen vestibulär im zervikalen Drittel. Im Frontzahnbereich und im Oberkiefer-Seitenzahnbereich liegt er oral am Übergang vom zervikalen zum mittleren Drittel. Im Unterkiefer-Seitenzahnbereich verläuft er im mittleren Drittel (Abb. 22).

Fehler in der Gestaltung führen vor allem zu parodontalen Schäden:

- ▷ Unterkonturierungen verursachen eine direkte Traumatisierung durch Speisen.
- ▷ Überkonturierungen werden als Fremdkörper wahrgenommen und begünstigen die Plaqueakkumulation (Koidis et al., 1987).

4.4 Approximalfläche

Die approximalen Zonen benachbarter Zähne bilden den Interdentalraum. Im jugendlichen Gebiß besteht zwischen den Zähnen ein annähernd *punktförmiger Kontakt*, der sich im Laufe des Lebens durch Abrasionen vor allem der mesialen Approximalfläche zu einer *sphärischen Kontaktzone* entwickelt.

Die gemeinsame Kontaktfläche benachbarter Zähne zeigt daher in mesialer Richtung eine leicht konkave Form. Diese involutiv bedingte Veränderung führt durch Mesialwanderung der Zähne zu einer physiologischen Verkürzung des Zahnbogens. Die Kontaktflächen stützen die Zähne der gesamten Zahnreihe gegeneinander ab und verhindern Kippungen und Drehungen. Diese Funktion der Kontaktfläche gewinnt unter klinischen Aspekten besondere Bedeutung für die korrekte Wiederherstellung dieser Zone durch die künstliche Krone.

Die virtuelle Verbindung der Kontaktzonen eines Kiefers wird als *Wirkungslinie* bezeichnet, über die alle okklusal einwirkenden Kräfte weitergeleitet werden. So überträgt die Wirkungslinie bei okklusaler Belastung des einzelnen Zahns die Kräfte auf die Zahnreihe und auf alle Zahnwurzeln. Durch die *Kraftverteilung* auf das gesamte knöcherne Fundament wird der einzelne Zahn entlastet.

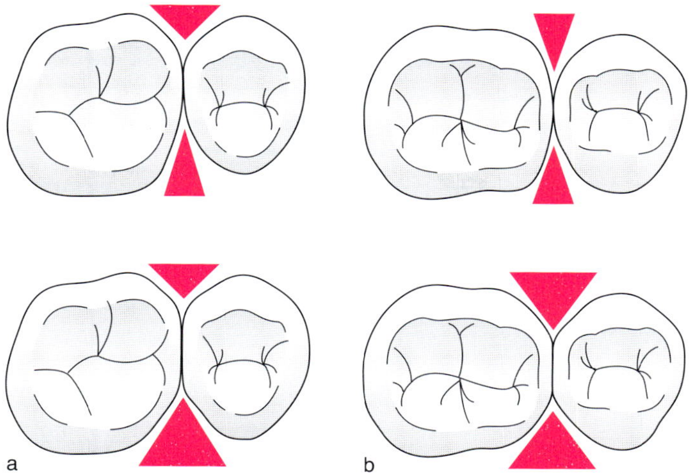

Abb. 23 Approximale Kontaktzone.

a) Oberkiefer-Seitenzahnbereich. Bei erhaltener Interdentalpapille liegt der Kontaktpunkt im vestibulären Drittel (oben). Bei reduzierter Papille wird die Kontaktzone linear nach oral erweitert, wodurch die Papille vor mechanischen Traumen geschützt wird. Daneben wird die Hygienefähigkeit durch den verbreiterten Zugang verbessert (unten).
b) Unterkiefer-Seitenzahnbereich. Bei erhaltener Interdentalpapille liegt der Kontaktpunkt im mittleren Drittel (oben). Bei reduzierter Papille wird die Kontaktzone linear nach vestibulär und oral erweitert (unten).

Die lückenlose Aneinanderreihung der Zähne in den Kontaktzonen dient letztlich der Aufrechterhaltung des biostatischen Gleichgewichts im orofazialen System.

Die Kontaktzone der *Oberkiefer-Seitenzähne* ist im *okklusalen und vestibulären Drittel* lokalisiert. Durch diesen etwas vestibulär gelegenen Kontakt ist der orale Raum größer als der vestibuläre. Im *Unterkiefer* dagegen ist der Kontakt in oro-vestibulärer Richtung eher *mittig* gelegen (Abb. 23). Der Interdentalraum zeigt im Horizontalschnitt die Form einer *Sanduhr*, in der Mesio-Distal-Ansicht die Form eines *Keils* (Abb. 24). Er ist beim Jugendlichen nahezu vollständig durch die Interdentalpapille ausgefüllt, die durch die Kontaktzone vor Traumatisierungen durch Speiseimpaktion geschützt wird. Die großflächigere Kontaktzone *Erwachsener* bedingt eine *sattelförmige Einsenkung* zwischen vestibulärer und oraler Papille, die bei der eher *punktuellen Kontaktzone* des

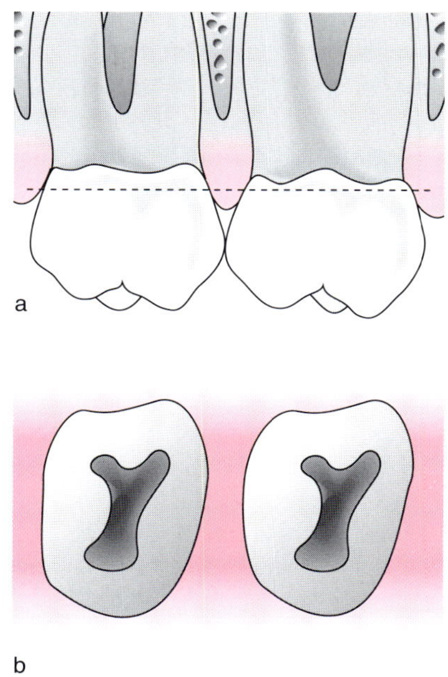

Abb. 24 Der Interdentalraum zeigt in der Mesio-Distal-Ansicht im Vertikalschnitt die Form eines Keils (a), im Horizontalschnitt die Form einer Sanduhr (b).

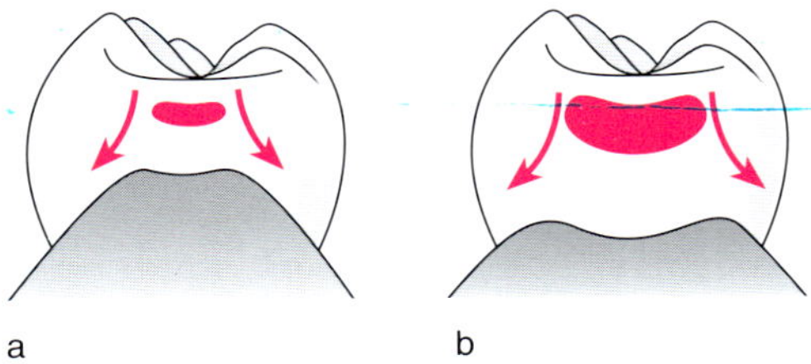

Abb. 25 Ausdehnung der approximalen Kontaktzone beim unteren Molaren.

a) Sie wird bei erhaltener Interdentalpapille eher „punktuell" gestaltet.
b) Bei reduzierter Interdentalpapille wird die stärkere sattelförmige Einsenkung zwischen vestibulärer und oraler Papille berücksichtigt.

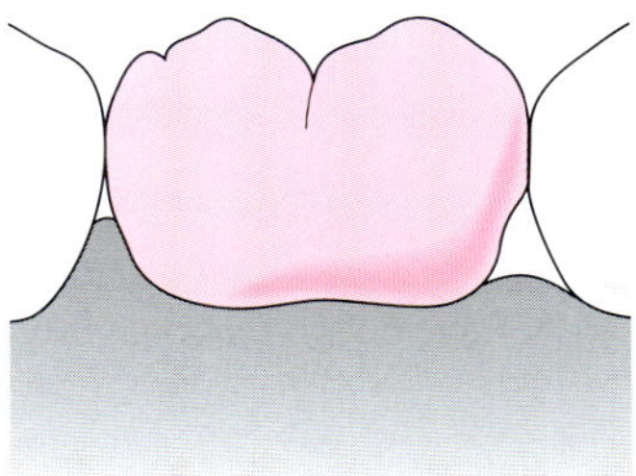

Abb. 26 Approximale Kontaktzone in Mesio-Distal-Ansicht. Bei gering retrahierter Interdentalpapille ist die Kontur der künstlichen Krone leicht konvex, bei stärker retrahierter Papille flach oder leicht konkav zu gestalten.

Jugendlichen in diesem Ausmaß nicht beobachtet wird. Diese unterschiedlichen Kontaktflächen sind bei der Wiederherstellung der Kontaktzone zu berücksichtigen (Abb. 25).

Durch *Schwund der Interdentalpapille* entsteht ein approximaler Hohlraum. Dieser wird bei gering retrahierter Papille mit Hilfe einer künstlichen Krone durch Vergrößerung der Kontaktzone ausgefüllt. Bei einer stärkeren Retraktion der Papille wird er aus parodontalhygienischen Gründen belassen. Dies hat Auswirkungen auf die Gestaltung der approximalen Flächen. Sie sind daher bei der *gering retrahierten Papille leicht konvex* zu gestalten (Lukas und Schulte, 1972; Lang et al., 1981). Bei der *stärker retrahierten Papille* werden sie zur Schaffung eines hygienefähigen Interdentalraums *flach oder leicht konkav* ausgeformt (Abb. 26).

4.5 Okklusalfläche

Die Okklusalflächen leiten einwirkenden Druck an das Fundament weiter. Dabei sollen die Zähne in Richtung ihrer Achsen belastet werden (Abb. 27). Bedeutungsvoll ist dabei die funktionelle Zahnachse, die nicht

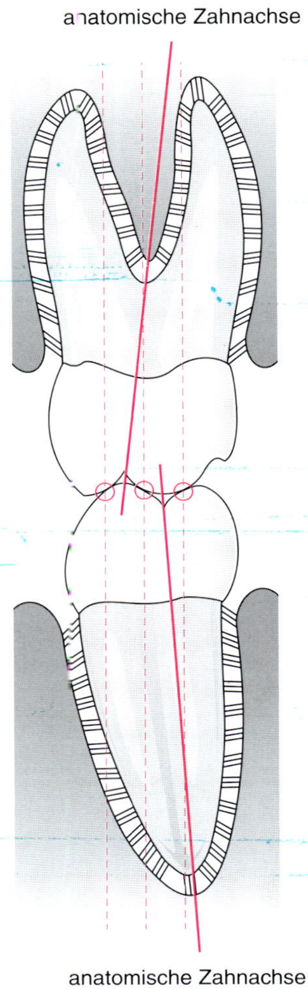

Abb. 27 Bei okklusal einwirkenden Kräften sollen die Zähne in Richtung ihrer funktionellen Zahnachse belastet werden. Die funktionelle Zahnachse ist so festgelegt, daß bei Krafteinwirkung in ihrer Richtung die maximale Zahl an Desmodontalfasern gespannt wird. Für jeden Zahn besteht eine Vielzahl von funktionellen Zahnachsen (Streufeld), die nicht mit der anatomischen Achse identisch sind. Im vorliegenden Fall werden beide Zähne durch die Okklusion in Richtung einer gemeinsamen funktionellen Achse belastet.

mit der anatomischen Zahnachse identisch sein muß.

Die *anatomische Zahnachse* ist bei Frontzähnen und einwurzeligen Seitenzähnen als Verbindungslinie zwischen der Wurzelspitze und der Mitte der Inzisalkante bzw. Okklusalfläche, bei mehrwurzeligen Zähnen als Verbindungslinie zwischen der Furkation der Wurzeln und der Mitte der Okklusalfläche definiert.

Die *funktionelle Achse* ist so festgelegt, daß bei Krafteinwirkung in ihrer Richtung die maximale Zahl an Desmodontalfasern gespannt wird. Mathematisch-experimentelle Untersuchungen zeigen, daß für jeden Zahn eine Vielzahl von funktionellen Zahnachsen besteht. Dieses Streufeld läßt in der Belastung einen gewissen biologischen Spielraum zu, der dazu beiträgt, daß viele individuelle Kontaktsituationen ohne pathologische Auswirkungen auf das Parodontium bleiben (Reiber und Buchmann, 1991).

Große Bedeutung besitzt die Okklusion als **ätiologischer Faktor bei Myoarthropathien.** Eine fehlerhafte Okklusion führt zu Hyperaktivitäten der Kaumuskulatur. *Schäden* an den *Zähnen,* am *Zahnhalteapparat* sowie an den *Kiefergelenken* und der *Muskulatur* sind die Folge (Dento-, Parodonto-, Myo-, Arthropathien). Eine weitere Aufgabe der Okklusion besteht darin, daß sie in der Statik die *Kieferrelation* bestimmt. Sie muß eine Abstützung der Kiefergelenke in einer gelenkprotektiven Position, d.h. bei harmonischer Beziehung von Fossa articularis, Discus articularis und Processus condylaris (zentrische Kondylenposition) gewährleisten.

Die **Form** der Okklusalfläche gibt neben der *Stellung* und der *Achsenneigung* des Zahns die *funktionellen Kontakte* vor. Als morphologisch wesentliche Elemente einer Okklusalfläche sind sphärische Flächen mit konvexen und konkaven Anteilen anzusehen. An den Grenzen zwischen diesen Flächen entstehen Grate oder Höckerspitzen sowie Furchen. Konvexitäten dienen der Nahrungszerkleinerung und dem Kontakt mit anderen Zähnen, Konkavitäten und Furchen der Aufnahme und Weiterleitung zerkleinerter Nahrungsteile. Die Furchen ermöglichen überdies bei Unterkieferbewegungen eine Kontaktfreiheit für Höcker der Antagonisten.

Um die Funktionen im orofazialen System aufrechtzuerhalten oder wiederherzustellen, muß die künstliche Krone die folgenden funktionellen Bausteine der Okklusalflächen aufweisen.

Seitenzähne

Die **funktionellen Elemente** der Okklusalflächen im Seitenzahnbereich sind bestimmt durch:

- ▷ Höckerspitzen
- ▷ Grate
- ▷ Randleisten
- ▷ Mittelleisten
- ▷ Hauptfurchen
- ▷ Nebenfurchen

Die Hauptfurchen trennen die Höcker. Auf den Höckerabhängen entstehen aus den Mittelleisten die Dreieckwülste durch Nebenfurchen. An den Oberkiefer-Molaren kann die Mittelleiste des disto-bukkalen Höckers mit einer zusätzlichen Leiste des mesio-palatinalen Höckers zu einer großen Querleiste (Crista transversa) verschmelzen (Abb. 28).

Für die Form der Seitenzähne (Abb. 29) gilt:

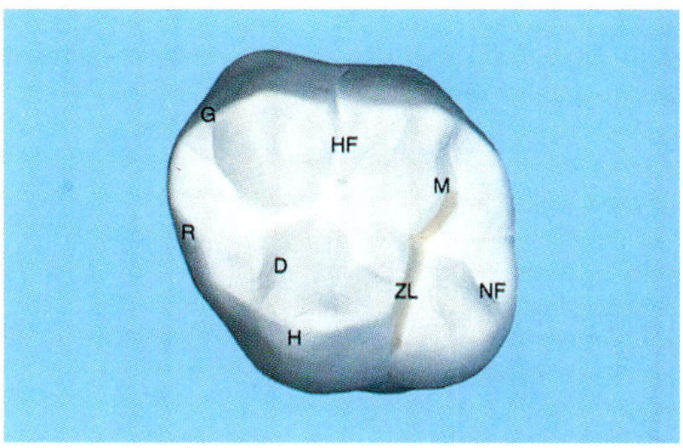

Abb. 28 Funktionelle Bausteine der Okklusalfläche des ersten Molaren im Oberkiefer (Modell).
H = Höckerspitze, G = Grat, R = Randleiste, M = Mittelleiste, HF = Hauptfurche, D = Dreieckwulst, NF = Nebenfurche, ZL = zusätzliche Leiste.

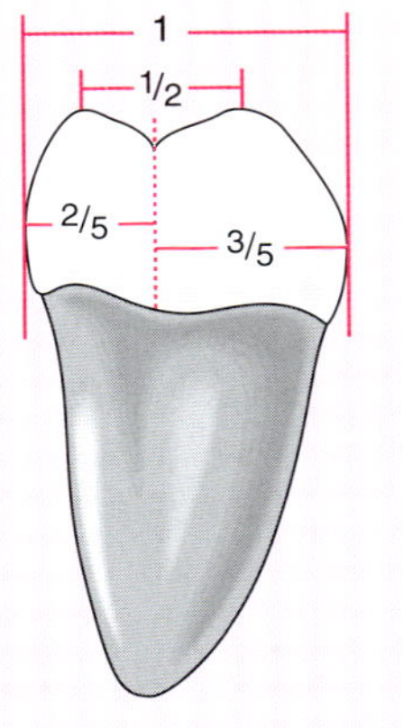

Abb. 29 Die Längsfurche teilt die Zahnbreite bezogen auf den anatomischen Äquator im Verhältnis 3:2 (Stützhöcker:Scherhöcker). Die transversale Breite zwischen bukkaler und lingualer Höckerspitze beträgt 50–60% der Zahnbreite.

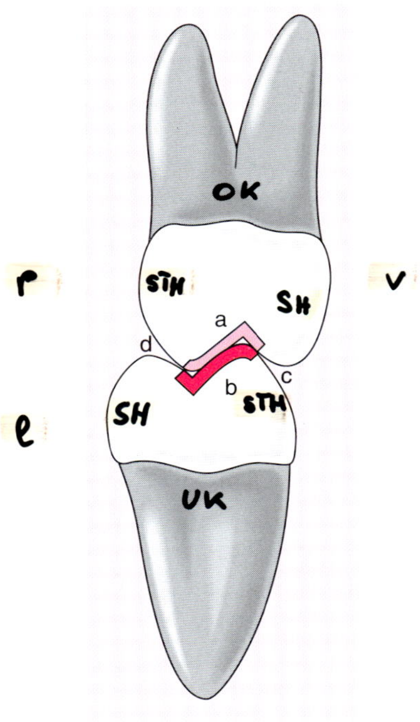

Abb. 30 Interokklusale Beziehung der Seitenzähne.
a und b = Kontaktzone,
c und d = kontaktfreie Zone.

Die *Längsfurche* teilt die Zahnbreite, bezogen auf den anatomischen Äquator, im Verhältnis 3:2. Daraus ergibt sich, daß die Stützhöcker (palatinal im Oberkiefer, bukkal im Unterkiefer) breiter als die Scherhöcker (bukkal im Oberkiefer, lingual im Unterkiefer) sind. Daraus wiederum resultiert im *Unterkiefer* eine *bukkale Kronenflucht*, im *Oberkiefer* eine *palatinale Kronenflucht*. Die Stützhöcker sind dabei größer und wirken runder als die Scherhöcker.

Der *„okklusale Tisch"*, d.h. die transversale Breite zwischen vestibulären und oralen Höckerspitzen, beträgt 50–60% der Zahnbreite, bezogen auf den anatomischen Äquator. Eine Ausnahme bildet der erste untere Prämolar, dessen lingualer Höcker nur gering ausgebildet ist. Am Übergang der Führungszone (Frontzähne) zur Stütz- und Mahlzone (Seitenzähne) hat dieser Prämolar zusammen mit den Frontzähnen bei der Protrusion Führungsfunktion.

Für die **interokklusale Beziehung** der Seitenzähne (Abb. 30) gilt:

Die Scherhöcker greifen so über die Stützhöcker, daß die Weichteile geschützt werden und *kontaktfreie Zonen* entstehen. Die Kontaktzonen erstrecken sich auf die inneren Abhänge der Stützhöcker, die äußeren Abhänge der Stützhöcker nahe der Höckerspitze (ca. 1 mm) und die inneren Abhänge der Scherhöcker nahe der Hauptfurchen (ca. 1 mm). Ohne die kontaktfreien Zonen entstehen beim Pressen und bei kleinen Knirschbewegungen flächige Kontakte mit starken extraaxialen Belastungen, die zu „Aussprengungen" von Zahnhartsubstanzen am Zahnhals in Form keilförmiger Defekte führen können.

Frontzähne

Die Okklusalflächen der oberen Frontzähne werden durch die Palatinalflächen, die der unteren Frontzähne durch die Schneidekanten definiert. Die **Palatinalfläche** besteht aus:

▷ Höcker
▷ Randleisten
▷ Mittelleiste

Meistens zeigen die Leisten der Schneidezähne einen in zervikal-inzisaler Richtung

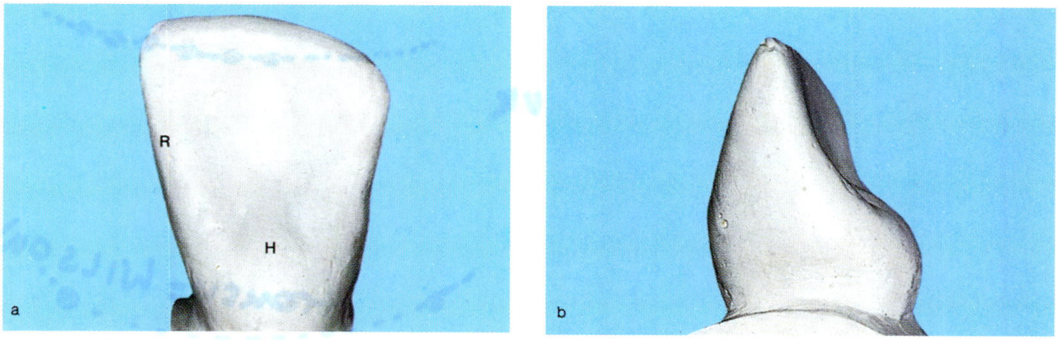

Abb. 31a und b Palatinalfläche eines oberen Schneidezahns (Modell). R = Randleiste, H = Höcker.

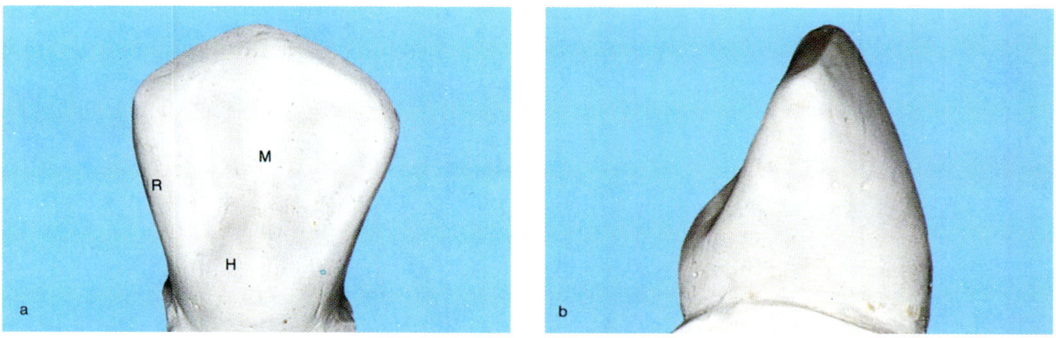

Abb. 32a und b Palatinalfläche eines oberen Eckzahns (Modell). R = Randleiste, H = Höcker, M = Mittelleiste.

konkaven Verlauf (Reiber und Wagner, 1994), woraus im Zusammenhang mit der gering ausgeprägten Mittelleiste eine *„palatinale Konkavität“* entsteht (Abb. 31). Bei den Eckzähnen dagegen ist die Mittelleiste stark ausgeprägt. Sie kann sogar zur Spitze hin eine konvexe Wölbung aufweisen (Abb. 32).

Für die **interokklusale Beziehung** der Frontzähne gilt:

Die oberen Schneidezähne übergreifen die unteren. Dabei entsteht eine vertikale und sagittale Stufe, die in der Interkuspidation eine *kontaktfreie Zone* gewährleisten muß (Abb. 33). Ohne ausreichende kontaktfreie Zone entstehen bei initial steiler sagittaler Kondylenbahn durch eine Rotation des Unterkiefers ausgedehnte Kontaktareale zwischen den Palatinalflächen oberer und den Labialflächen unterer Frontzähne.

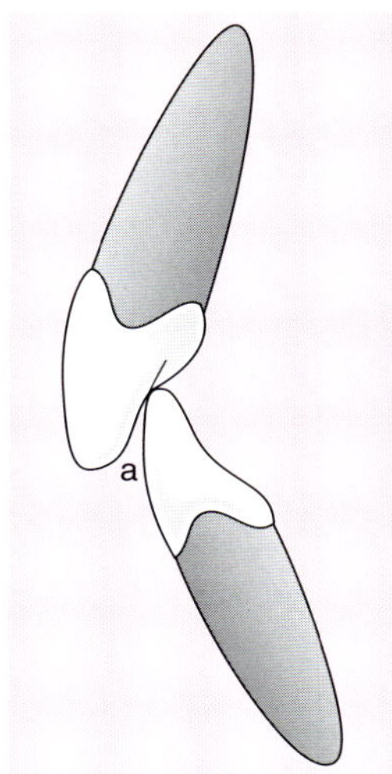

Abb. 33 Interokklusale Beziehung von Frontzähnen. Die Inzisalkanten der unteren Frontzähne berühren die Palatinalflächen der oberen Frontzähne am Wendepunkt der palatinalen Konvexität in die Konkavität (a = kontaktfreie Zone).

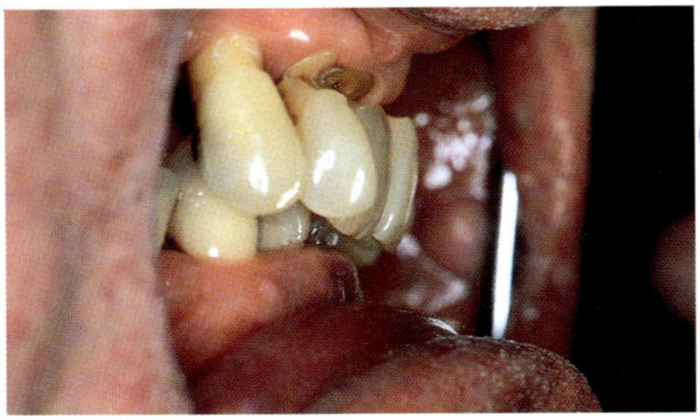

Abb. 34 Interokklusale Beziehung von Frontzähnen. Keilförmige Defekte durch eingeengte kontaktfreie Zonen.

Mögliche Folgen sind keilförmige Defekte und Zahnlockerung bzw. Zahnwanderung (Abb. 34).

Okklusionsebene

Die Okklusionsebene ist sphärisch gekrümmt und setzt sich als *dreidimensionaler Komplex* aus der Aneinanderreihung aller Okklusalflächen zusammen. Die Krümmung in der Sagittalen wird als *Spee-Kurve*, die in der Transversalen als *Wilson-Kurve* bezeichnet. Die einzelnen Zahnbogenabschnitte (Frontzähne, Prämolaren, Molaren) zeigen in ihrer Krümmung folgende Charakteristika: Eine nach kranial konvexe transversale Kurve weisen die unteren Frontzähne, eine nach kaudal konvexe die Seitenzähne auf. In der Sagittalen besitzen die Prämolaren keine, die Molaren eine nach kranial konkave Kurve. Die Okklusionskurven gewährleisten eine *günstige Kraftweiterleitung* auf das Parodontium und auf das Knochenfundament. Sie dürfen allerdings nur gering ausgeprägt sein (Abb. 35), um Protrusions- und Mediotrusionsinterferenzen zu verhindern.

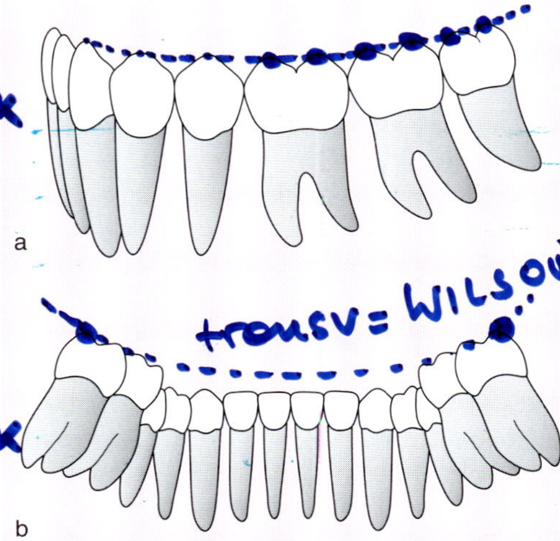

Abb. 35 Okklusionskurven.
a) Sagittalansicht (Spee-Kurve).
b) Transversalansicht (Wilson-Kurve).

Kieferrelation

Die Kieferrelation ist die *vertikale, sagittale und transversale Lagebeziehung* des Unterkiefers zum Oberkiefer bei Zahnreihenschluß. In dieser Position besteht *maximaler Vielpunktkontakt* der Zähne *(interkuspidale Okklusionsposition)*. Die interkus-

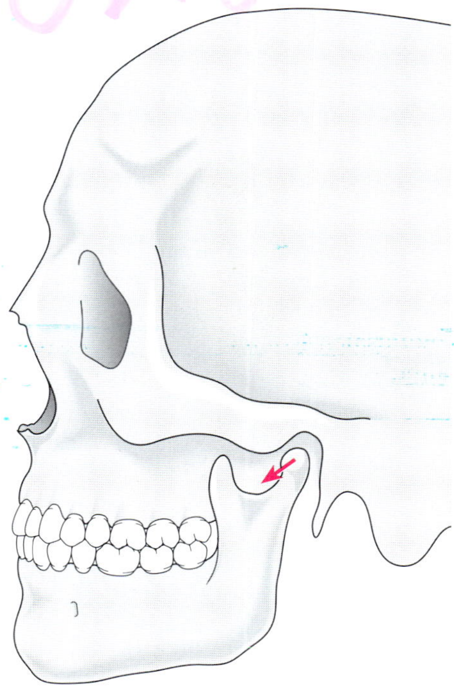

Abb. 36 In der interkuspidalen Okklusionsposition ist die Lage der Kondylen durch die Okklusion vorgegeben (hier: ventrokaudale Lage).

pidale Okklusionsposition, die methodisch leicht zu reproduzieren ist, gibt auch die Position der Kondylen vor (Abb. 36).

In der *Vertikalen* ist die Kieferrelation dem Ruhetonus der Kaumuskulatur angemessen und gewährt somit einen ausreichenden interokklusalen Freiraum zwischen der interkuspidalen Okklusionsposition und der Ruhehaltung des Unterkiefers. In der *Vertikalen* wie in der *Horizontalen* befinden sich die Kondylen in einer physiologischen Stellung, der *zentrischen Kondylenposition*. Diese zentrische Kondylenposition wird als vordere, obere und nicht seitenverschobene Zenitlage definiert.

Okklusion

Die natürliche Okklusion dient als Leitlinie beim Aufbau einer harmonischen individuellen Okklusion im Rahmen der Therapie mit künstlichen Kronen (Fuhr und Reiber, 1993 b). Sie ist wegen methodischer und werkstofflicher Beschränkungen nicht in jedem Fall zu realisieren, ihre Nachahmung ermöglicht aber Kompromisse, die biologisch zu akzeptieren sind.

Okklusion in der Statik

Die Zähne weisen in der Interkuspidation eine *„Zahn-zu-zwei-Zahn-Beziehung"* auf, d.h. alle Zähne mit Ausnahme der mittleren unteren Schneidezähne und der oberen Weisheitszähne besitzen zwei Antagonisten. Die okklusalen Kontakte sind punktförmig gestaltet. Flächige Kontakte wirken wegen der höheren Haft- und Gleitreibung pathogen und können Parafunktionen auslösen. Die Kontakte sind gleichmäßig verteilt und treten beim Schließen gleichzeitig auf. Dabei gewähren sie eine axiale Belastung der Zähne (Abb. 37).

Die unteren Frontzähne gewinnen an den *Leisten bzw. Höckern der oberen Frontzähne* beim Pressen Kontakt. Beim leichten Schließen besteht eine der Beweglichkeit der Seitenzähne entsprechende minimale Nonokklusion.

Als *Stützhöcker des Unterkiefers* wirken die bukkalen Höcker. Sie okkludieren mit den Randleisten und den durch Dreieckwülste begrenzten Zentralgruben der Oberkiefer-Seitenzähne.

Die *Stützhöcker des Oberkiefers* sind die palatinalen Höcker. Sie okkludieren mit den Randleisten und Zentralgruben der Unter-

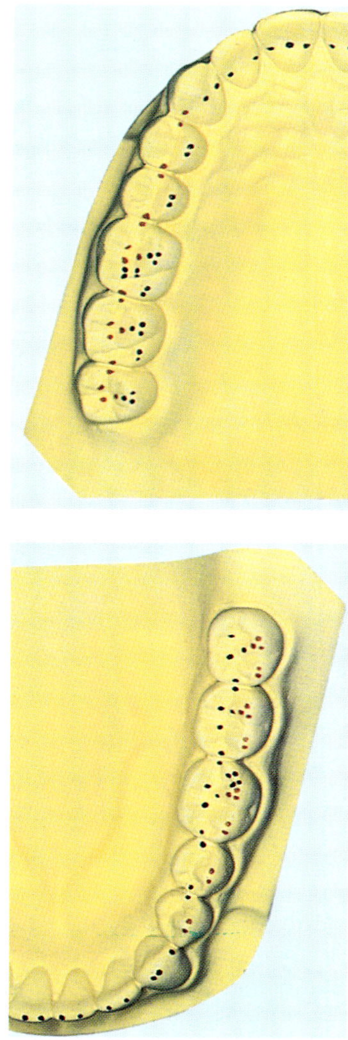

a

b

Abb. 37 Okklusion in der Statik.

a) Oberkiefer. Die Stützhöcker im Seitenzahnbereich, die Crista transversa bei Zahn 16 und die Nullpunkte der Palatinalflächen der Frontzähne sind schwarz markiert. Rot markiert sind die Kontakte der Stützhöcker des Unterkiefers.
b) Unterkiefer. Die Stützhöcker sind rot, die Kontakte der Stützhöcker des Oberkiefers, die der Crista transversa und die Kontakte der Nullpunkte des Oberkiefers sind schwarz markiert.

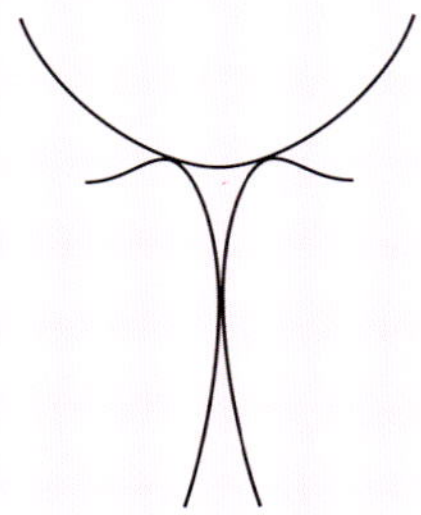

Abb. 38 Korrekte Lage der okklusalen Kontaktpunkte auf den Randleisten antagonistischer Zähne. Die approximalen Kontaktpunkte verhindern, daß Speisen impaktiert werden.

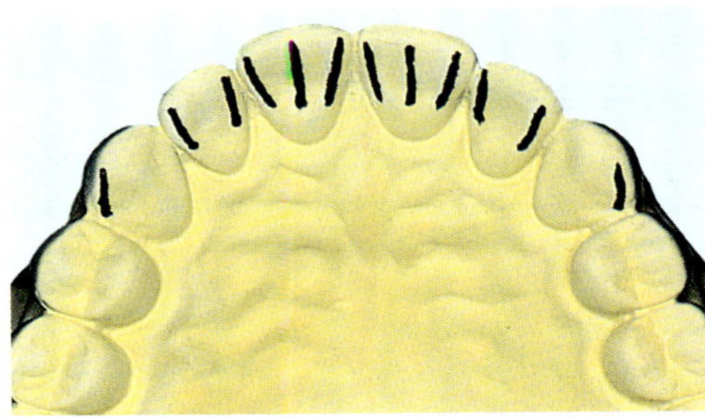

Abb. 39 Protrusion. Markiert sind potentielle Führungen (= Gruppenführung der Frontzähne).

kiefer-Seitenzähne. Die Querleisten (Cristae transversae) der Oberkiefer-Molaren verlaufen in der disto-bukkalen Furche der unteren Molaren.

Die *Stützhöcker der Seitenzähne* weisen in der Nähe der Höckerspitze bipode Kontakte auf den Randleisten der beiden Antagonisten auf (Abb. 38). Bisweilen ist auch der Einzelkontakt der Höckerspitze auf einer Randleiste gegeben: die Spitze des bukkalen Höckers im Unterkiefer auf der mesialen, die Spitze des palatinalen Höckers im Oberkiefer auf der distalen Randleiste des Hauptantagonisten.

Die mesio-palatinalen Höcker der Oberkiefer-Molaren als die größten sowie die medio-bukkalen (Molar mit fünf Höckern) bzw. disto-bukkalen (Molar mit vier Höckern) Höcker der unteren Molaren übernehmen besondere Aufgaben: Über tripode Kontakte in der Zentralgrube des Hauptantagonisten gewährleisten sie eine *Stabilität* und *Verschlüsselung der Okklusion in der Statik*. Dies bedeutet eine Entlastung der Frontzähne. Die Querleisten oberer und die disto-bukkale Querfissur unterer Molaren verschlüsseln die Okklusion vor allem in sagittaler Richtung. Sie weisen bipode Kontakte auf (Reiber und Müller, 1994).

Okklusion in der Dynamik

Auch bei Bewegungen des Unterkiefers treten auf einen Bewegungsmoment bezogen punktförmige Kontakte auf, so daß sich für die gesamte Kieferbewegung *Linien* ergeben. Bei Protrusion, Laterotrusion und Mediotrusion erfolgt eine *anteriore Führung über die Frontzähne*, d.h. die Seitenzähne werden diskludiert. Protrusions- oder Mediotrusionsbalancen oder gar alleinige *posteriore Führung* (Interferenzen) sind in hohem Maße pathogen und führen zu *Veränderungen* vor allem der *Kaumuskulatur* und der *Kiefergelenke*. Druckstarke *Laterotrusionskontakte* im Seitenzahnbereich führen dagegen vor allem zur okklusalen *Traumatisierung* des betreffenden *Führungszahns*.

Bei **Protrusion** (Abb. 39) führen die Frontzähne und der erste Prämolar des Unterkiefers gleichmäßig auf den palatinalen Leisten der Oberkiefer-Frontzähne. Es ist nachgewiesen, daß initial, d.h. im Bereich der kraftschlußnahen interkuspidalen Okklusionsposition, eine *gemeinsame Führung der Frontzähne* besteht. Diese geht intermediär in eine dominante Führung der mittleren Incisivi über. Diese *sequentielle Protrusionsführung mit Dominanz der mittleren Schneidezähne* ist als parodontalprotektiv anzusehen (Reiber, 1992).

Bei **Laterotrusion** (Abb. 40) besteht im Frontzahnbereich eine *alleinige Führung des Eckzahns* oder eine *Gruppenführung des Eckzahns und der Prämolaren*. Diese Führung wird als *sequentielle Laterotrusionsführung mit Dominanz des Eckzahns* bezeichnet (Slavicek, 1984; Reusch et al., 1990). Im störungsfreien orofazialen System kann eine bestehende Gruppenführung rekonstruiert werden. In jedem Fall aber müs-

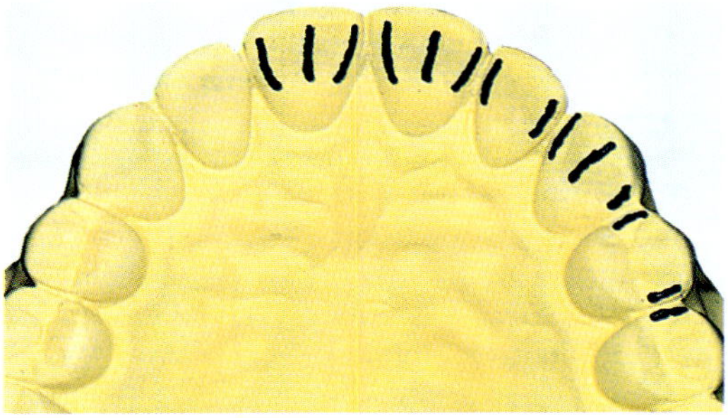

Abb. 40 Laterotrusion nach links: Markiert sind potentielle Führungen (= Gruppenführung der Frontzähne und Prämolaren).

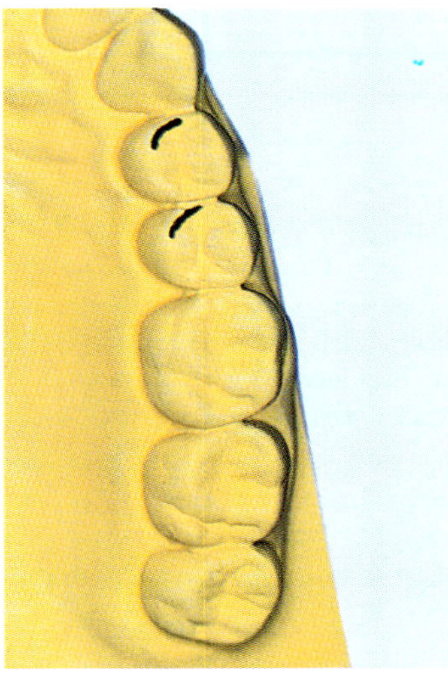

Abb. 41 Retrusionsführung (nur einseitig dargestellt).

sen Laterotrusionskontakte im Molarenbereich und Mediotrusionskontakte im Molaren- und Prämolarenbereich vermieden werden. In diesem Zusammenhang ist auf die Bedeutung der disto-bukkalen Querfissur des unteren ersten Molaren hinzuweisen. Sie stellt bei Mediotrusionsbewegungen für den größten Höcker, den mesio-palatinalen des oberen ersten Molaren, Kontaktfreiheit sicher („Fluchtweg", „Einflugschneise").

Die klinische Erfahrung zeigt, daß starre oder schematische Abläufe in der Okklusion die biologische Dynamik nicht wiedergeben. In Einzelfällen kann eine totale Gruppenführung einschließlich der Molaren auf der Laterotrusionsseite oder eine vollständige Balancierung (Abrasionsgebiß) ohne subjektive Beschwerden gut funktionieren. In diesen Fällen kann der Versuch, im Rahmen der Kronentherapie eine anteriore Führung aufzubauen, fehlschlagen. Ebenso kann beobachtet werden, daß die Berücksichtigung altersbedingter, mäßiger Abrasionen klinisch zum Erfolg führt. Das bedeutet, daß die Neigung der neu zu gestaltenden Höcker dem Abnutzungsgrad der übrigen Zähne entsprechend gestaltet wird, wenn es sich um ein störungsfreies System handelt.

Bei **Retrusion** (Abb. 41) gilt: Besteht zwischen der interkuspidalen und der retralen Okklusionsposition ein Unterschied, soll die okklusale Führung *gleichmäßig bilateral* außerhalb der „Adduktorenschlinge", d.h. *im Prämolarenbereich* lokalisiert sein. Diese Führung verläuft gerade und mit geringer Veränderung in der Vertikalen.

Die wesentlichen Faktoren, die die Zahnkontakte bei Unterkieferbewegungen bestimmen, sind von Thielemann 1938 zur sog. **Thielemann-Formel** zusammengefaßt worden:

$$\frac{\text{Gelenkführung} \times \text{Schneidezahnführung}}{\text{Okklusionssehne} \times \text{Okklusionskurve} \times \text{Höcker}} = \text{Artikulationsgleichgewicht}$$

Die Begriffe bedeuten in der heutigen Nomenklatur:

▷ Gelenkführung = Kondylenbahn
▷ Schneidezahnführung = Frontzahnführung
▷ Okklusionssehne = Okklusionsebene
▷ Okklusionskurve = helikoidale Verwindung der Okklusionsebene
▷ Höcker = Höckerneigungswinkel
▷ Artikulationsgleichgewicht = Okklusion in der Dynamik

Demnach vermeiden eine steile Kondylenbahn und eine steile anteriore Führung posteriore Kontakte. Dagegen erhöhen eine ventral nach kaudal geneigte Okklusionsebene, die starke Ausprägung der Okklusionskurve und steile Höcker die Gefahr von okklusalen Interferenzen.

Zusammenhänge zwischen der Neigung der Frontzahnführung und der sagittalen Kondylenbahn sind beschrieben:

> Die Frontzahnführung soll im Mittel um 8° steiler sein als die sagittale Kondylenbahn (Fuhr und Schraidt-Hofmann, 1977; Kohno, 1983; Slavicek, 1984). Dieser Wert kann als Anhaltspunkt zum Aufbau einer Frontzahnführung dienen.

Um Gleitkontakte zu verhindern, müssen die Höckerabhänge der Seitenzähne als potentielle Führungsflächen daher flacher als die Frontzahnführung gestaltet sein.

Bei der Protrusion zeigt sich eine *reziproke Charakteristik* für die Führungsbahn der Frontzähne und die Gelenkbahn: Initial bestehen eine relativ steile Gelenkbahn und eine flache Neigung der Frontzahnführung, die zu einer günstig gekrümmten Bewegungsbahn der Seitenzähne im Hinblick auf deren Disklusion führen. Im weiteren Verlauf wird die Zahnführung steiler und die Gelenkführung flacher. Damit ist im kraftschlußnahen Bereich (d.h. nahe der interkuspidalen Okklusionsposition) vor allem die Gelenkführung für die Entriegelung der Seitenzähne verantwortlich. Dies kann als *parodontalprotektiver Mechanismus* für die Frontzähne gedeutet werden.

Im weiteren Verlauf der Protrusion wird durch die Seitenzahndisklusion eine Abstützung des Unterkiefers und somit die maximale adduktorische Aktivität (Pressen) in protrusiven Okklusionspositionen verhindert. Bei der protrusiven Führung über die Frontzähne zeigen die Molaren eine *geringfügig steilere Neigung der Okklusionsareale* als die Prämolaren. Diese entsteht, obwohl die Höcker im Molarenbereich flacher sind, durch die sagittalen und transversalen Okklusionskurven. Das Zusammenspiel der Frontzahnokklusion und der Gelenkführung bei der Entkupplung im Seitenzahnbereich entspricht mithin der Thielemann-Formel.

Nach klinischen und experimentellen Untersuchungen (Reiber, 1992) betragen bei den oberen Frontzähnen die Neigungen der Okklusionsareale zur Achse-Orbitalebene in der initialen Bewegungsphase ca. 55°, intermediär treten Maximalwerte auf (ca. 85°), inzisal (im Bereich der Schneidekanten) sind sie am geringsten (ca. 30°). Die grundsätzliche Problematik, geometrische Faktoren mit biologischen Funktionen zu vereinen, läßt es allerdings nicht zu, die genannten Durchschnittswerte zu verallgemeinern. Anteriore und posteriore Führungselemente sind vielmehr im Rahmen der Versorgung mit Kronen durch eine individuelle Gestaltung der Okklusion zu harmonisieren (Reinicke und Reiber, 1994).

- ▷ Die für die Therapie wesentlichen topographischen Bezirke eines Zahns sind: Zahnpulpa, Zahnhals, Zahnäquator, Approximalfläche und Okklusalfläche
- ▷ Die Zahnpulpa muß bei der Versorgung mit einer Krone vor Schäden bewahrt werden. Das prinzipielle Trauma kann nur minimiert werden, wenn die Behandlung primär sich weniger an den Forderungen der betreffenden „Kronentechnologie" als an dem hippokratischen Grundsatz „ἐπ' ὠφελείῃ καμνόντων" orientiert
- ▷ Meist ist der Rand der künstlichen Krone im Bereich des Zahnhalses gelegen, der in enger topographischer Beziehung zum marginalen Parodont steht. Primäre parodontale Traumen durch die Präparation und Abformung sowie sekundäre durch den Kronenrand müssen vermieden werden
- ▷ Der Zahnäquator muß in der künstlichen Krone korrekt wiedergegeben werden, um parodontale Schäden zu vermeiden
- ▷ Die Approximalflächen bilden eine Wirkungslinie gegenüber Kräften und schützen die Interdentalpapille. Bei

fehlerhafter Gestaltung resultieren Stellungsänderungen des Zahns und parodontale Schäden

▷ Die Okklusalflächen dienen der Zerkleinerung der Nahrung. Daneben geben sie in der interkuspidalen Okklusionsposition die Kieferrelation und die Kondylenposition vor. Fehlerhaft gestaltete Okklusalflächen führen zur Dysfunktion sowie zu Dento-, Parodonto-, Myo- und Arthropathien

5 Kronenarten und Zahnpräparation

Die Kronen werden nach ihrer **Funktion** in Ersatz-, Schutz- und Ankerkronen eingeteilt.

▷ Die *Ersatzkrone* dient der Restauration von Zahndefekten. Dadurch stellt sie die Funktionen wieder her und trägt dazu bei, den Zahn auf Dauer zu erhalten. Die Überkronung ist demnach das einzige Mittel zur Erhaltung des Zahns, wenn keine erfolgversprechende Füllungstherapie erwartet werden kann.
▷ Die *Schutzkrone* hat zur Aufgabe, den Zahn vor Karies sowie vor mechanischen oder chemischen Noxen zu bewahren. Sie trägt ebenfalls zur Erhaltung des Zahns auf Dauer bei.
▷ Die zur Verankerung abnehmbarer Teilprothesen oder festsitzender Brücken dienenden Kronen werden als *Ankerkronen* bezeichnet. Zu diesen zählen unter anderem die Doppelkronen (teleskopierende Kronen mit ihren Unterarten wie Konuskronen, Resilienzteleskope) oder Fingerhutkronen.

Die Anzahl der von der Krone **bedeckten Zahnflächen** führt zur terminologischen Definition der Teilkrone und der Vollkrone.

▷ Als *Teilkrone* wird die Kronenart bezeichnet, bei der die Zahnoberfläche nur teilweise von der künstlichen Krone bedeckt und ersetzt wird.
▷ Als *Vollkrone* ist die Kronenart definiert, bei der im Frontzahnbereich alle vier Flächen und im Seitenzahnbereich alle fünf Flächen ganz von der künstlichen Krone bedeckt und ersetzt werden. Synonym wird der Begriff *Hülsenkrone* verwendet.

Eine andere Einteilung der Kronenarten erfolgt nach den jeweiligen **Werkstoffen,** aus denen die Kronen hergestellt sind. So werden *Metallkronen* sowie *Kunststoff-* und *Keramikkronen* (Mantelkronen) unterschieden. Als Kombinationen der verschiedenen Werkstoffe werden *Kunststoffverblendkronen* und *Keramikverblendkronen* genannt.

Die nach dem **Herstellungsverfahren** bezeichneten Kronen heißen z.B. *Gußkronen.*

Die jeweilige **Befestigungsart** führt zu Bezeichnungen wie z.B. *Stiftkronen.* Kronen werden auch nach der Präparationsform benannt, wie z.B. *Stufenkronen,* sowie nach Autoren wie Orton-Krone, Rank-Krone, Carmichael-Krone, Richmond-Krone oder Ilg-Krone. Weitere Einteilungen finden sich nach der Topographie des zu überkronenden Zahns (z.B. *Frontzahnkrone, Molarenkrone*).

Zur Systematisierung der Kronenarten wird terminologisch die Unterscheidung in Teilkrone und Vollkrone empfohlen. Die weitere Differenzierung erfolgt nach dem Material, aus dem die Krone hergestellt ist. In Tabelle 2 werden die bewährten Kronenarten nach dieser Einteilung aufgeführt.

Die Präparation des Zahns besitzt entscheidende Bedeutung für den Erfolg einer Überkronung. Bei ihrer Durchführung sind eine Vielzahl von Aspekten zu berücksichtigen, die von der Ergonomie, der Anästhesie über die Präparationstechnik bis zur Präparationsgeometrie reichen (Schön, 1974 a, b;

Tabelle 2 Einteilung der künstlichen Kronen nach der Anzahl der von der Krone bedeckten Zahnflächen. Die weitere Differenzierung erfolgt entsprechend den Werkstoffen.

	Teilkrone	Vollkrone
Metall	Metallteilkrone	Metallvollkrone
Keramik	Keramikteilkrone	Keramikmantelkrone
Kunststoff	–	Kunststoffmantelkrone
Kombination	–	Keramikverblendkrone
		Kunststoffverblendkrone

Kimmel et al., 1986; Bass und Kafalias, 1989; Hoffman, 1991).

Die Präparation erfordert in der Mehrzahl der Fälle eine **Anästhesie**, da sie Schmerzen und Reaktionen verursacht, die ein präzises Vorgehen bei der Behandlung erschweren. Vor der Anästhesie sind alle zu behandelnden Zähne erneut auf ihre Pulpavitalität zu untersuchen, um Veränderungen des Endodontiums zu diagnostizieren, die seit der Befunderhebung möglicherweise eingetreten sind. Für die anschließende Anästhesie müssen Risikofaktoren anamnestisch berücksichtigt werden.

Die *Auswahl des Anästhetikums* richtet sich nach den in der allgemeinen Anamnese erhobenen Befunden und nach der gewünschten Wirkdauer und Wirktiefe. Sie muß den *Erfordernissen einer Langzeitbehandlung* (Präparation, Abformung, provisorische Versorgung) entsprechen. Anästhetika mit ausreichender Konzentration des Wirkstoffs und des vasokonstriktorischen Zusatzes sowie mit einer guten Penetrationsfähigkeit sind daher vorzuziehen.

Der *vasokonstriktorische Zusatz* verlängert die Wirkdauer und erleichtert durch die relative Blutleere nach der präparationsbedingten Traumatisierung der Weichgewebe eine korrekte Abformung. Bei der Menge des injizierten Anästhetikums ist die Grenzdosis in Abhängigkeit von der Konzentration und von den individuellen Gegebenheiten (Konstitution des Patienten) zu berücksichtigen.

Die Zähne des Oberkiefers und die vestibuläre Gingiva werden in der Regel durch eine *lokale Infiltration* bei labialer bzw. bukkaler Applikation in *Höhe der Wurzelspitzen* anästhesiert. Bisweilen ist es notwendig, die palatinale Gingiva lokal am zu präparierenden Zahn oder im Bereich der palatinalen Nervenaustrittsstellen zu betäuben. Daneben können Leitungsanästhesien im Bereich der Tubera maxillae und der Foramina infraorbitalia größere Bezirke erfassen.

Im Unterkiefer werden die Zähne in der Regel durch eine *Leitungsanästhesie im Bereich der Foramina mandibulae* betäubt. Im Bereich der Frontzähne und der Prämolaren können *vestibuläre Infiltrationen* erfolgreich sein. Die Gingiva wird durch lokale Applikation im Bereich des betreffenden Zahns anästhesiert. Dadurch kann auch bisweilen die akzessorische nervale Versorgung der Zahnpulpa durch den Nervus buccalis erfaßt werden. Für alle Anästhesien gilt der Grundsatz, daß vor jeder Injektion eine Aspiration durchzuführen ist, um eine intravasale Applikation auszuschließen.

Für die Präparation ist der **Patient** so zu lagern, daß das Arbeitsfeld für den Zahnarzt direkt einsehbar, gut zugänglich und in allen relevanten Regionen ausgeleuchtet ist. Die Position der Assistenz hat sich diesen Forderungen bestmöglich anzupassen, ohne die Prinzipien der Ergonomie zu vernachlässigen.

Die Präparation im Oberkiefer erfolgt am liegenden Patienten durch den sitzenden Zahnarzt. Durch Neigung und Drehung des Patientenkopfes werden die Bedingungen für eine direkte Sicht des Zahnarztes verbessert. Die Tätigkeit des Zahnarztes in der 11- bis 1-Uhr-Position und die der Assistenz in der 2- bis 3-Uhr-Position sichert die Voraussetzungen für die *direkte Einsicht* auf den zu präparierenden Zahn.

Die Präparationsmaßnahmen im Unterkiefer werden bei leicht nach dorsal geneigtem Behandlungsstuhl (ca. 130°) durch den sitzenden Zahnarzt aus der 9-, 10- oder 11-Uhr-Position vorgenommen (Schön, 1974 a, b).

Die Aufgaben der **Helferin** bestehen im Instrumentieren, dem Abhalten von Wange und Zunge sowie dem Absaugen mit einer Kanüle (Durchmesser ca. 10 mm), die den Spraynebel (Aerosol) aufnimmt und gleichzeitig zur Kühlung des Zahns und des Präparationsinstruments beiträgt. Die zusätzliche Verwendung des Speichelsaugers der Behandlungseinheit entfernt das überschüssige Kühlmedium.

Die Präparation eines Zahns muß sich der ärztlichen Verpflichtung unterordnen, die Feinstruktur der biologischen Substanzen und damit die Vitalität der Pulpa nicht zu schädigen (Rateitschak et al., 1959; Klötzer, 1984). Einerseits ist es das Ziel der

Präparation, einen im Hinblick auf die einzufügende Krone mechanisch widerstandsfähigen Kronenstumpf herzustellen. Andererseits muß ausreichend Zahnhartsubstanz abgetragen werden, um die jeweils indizierte Kronenart ohne funktionelle Nachteile einfügen zu können. Diese zum Teil einander sich widersprechenden klinischen Forderungen unterstreichen die Problematik der Zahnpräparation. So stehen oft den Forderungen nach einer Verbesserung der Ästhetik eines Zahns die biologischen Gegebenheiten entgegen: Wenn die Stellung des Zahns oder die Ausdehnung der Pulpa keine umfangreiche Präparation zuläßt, kann häufig die künstliche Krone mit ihrem Äquator nicht harmonisch in die Zahnreihe eingefügt werden.

Neben dem Substanzverlust selbst, tragen mechanische und thermische Phänomene zur **Traumatisierung** bei:

▷ Temperatursteigerungen
▷ Schwingungen (Vibrationen)
▷ Austrocknung der Dentintubuli
▷ Sogwirkung auf die Odontoblasten

Temperatursteigerungen an der Präparationsstelle sind durch eine geeignete Drehzahl, durch eine ausreichende Kühlung, durch eine geringe Anpreßkraft und gut schneidende Präparationsinstrumente zu verhindern (Hoffmann, 1961; Gelbert und Eichner, 1984). *Austrocknungen des Dentins* lassen sich durch eine ausreichende Menge an Kühlflüssigkeit (50 cm^3/min) und durch eine Absaugtechnik, die das Kühlspray nicht vom Zahn ablenkt, ebenso vermeiden wie durch eine sparsame Verwendung des Luftbläsers während und nach der Präparation (Klaiber et al., 1985). Die zur Kühlung während der Präparation notwendige Wassermenge sollte eine Temperatur von 18–20°C aufweisen und wird mit 50 cm^3/min als ausreichend bezeichnet (Weber, 1993).

Für die Präparation wird zur zirkulären Bearbeitung des Schmelzes und des nichterkrankten Dentins eine Drehzahl zwischen 80 000 und 160 000 U/min empfohlen, die durch mechanisch angetriebene und regelbare Mikromotoren sowie entsprechende Übersetzungen der Winkelstücke erzielt wird. Der obere Wert resultiert bei maximaler Umdrehung des Mikromotors (40 000 U/min) und Verwendung des rotberingten Winkelstücks (Übersetzung 1:4). Mikromotor und Winkelstück gestatten in allen Drehzahlbereichen bei ausreichendem Drehmoment nach Wahl des jeweiligen Instrumentendurchmessers das Erreichen der idealen linearen Geschwindigkeit. Dadurch wird der höchstmögliche Substanzabtrag in der vertretbar kürzesten Zeit erreicht.

Der Lauf der **Instrumente** ist durch ein *exakt funktionierendes Spannfutter* am Winkelstück und *zentrisch* laufende Instrumente zu sichern, um die Übertragung grober Schwingungen zu verhindern. Zur Vermeidung solcher Schwingungen tragen auch mittel- und feinkörnig diamantierte Präparationsinstrumente bei, die deshalb den grobkörnigen vorzuziehen sind. Die subjektive Wahrnehmungsfähigkeit des Patienten für Vibrationen endet bei ca. 1300 Hz, was Drehzahlen im Bereich von etwa 80 000 U/min entspricht.

Die ausreichende Kühlung der Präparationsstelle wird neben dem Einsatz einer ausreichenden Menge Kühlflüssigkeit durch einen *diskontinuierlichen* Präparationsvorgang gewährleistet. Das jeweils eingesetzte Instrument darf sich nicht in einem Dauerkontakt, der den Zutritt des Kühlmittels verhindert, befinden. Temperatursenkungen sind des weiteren durch Verminderung der Anpreßkraft der Präparationsinstrumente zu erzielen. Ergebnisse experimenteller Untersuchungen führen zu der Empfehlung, Instrumente mit höchstens 0,2 N Anpreßkraft zu führen (Weber, 1993). Durch nicht zu verhindernde Tangentialschubkräfte wird die Gesamtbelastung durch das Instrument für den zu präparierenden Zahn bei etwa 0,5 N liegen.

Bei der Auswahl der Präparationsinstrumente ist auch die *Länge des gesamten Funktionsteils* zu beachten. Sie hängt ab von der Höhe der klinischen Krone des zu präparierenden Zahns. Je mehr sie dieser gleicht, um so sicherer ist eine der Präparationsachse entsprechende Führung des Instruments. Bei langen Instrumenten ist allerdings der Kühlmittelzutritt zum Funktionsende eingeschränkt. Daher ist der intermittierende Präparationsvorgang beim Einsatz längerer Präparationsinstrumente besonders wichtig.

Die Wahl eines der klinischen Kronenhöhe entsprechenden Instruments wird auch durch die *Mundöffnung* des Patienten bestimmt. Bei einer geringeren Distanz entstehen vor allem im Molarenbereich Schwierigkeiten, die längeren Funktionsteile entsprechend der gewünschten Konvergenzform einsetzen zu können. In diesen Fällen müssen dann kürzere, der klinischen Kronenhöhe möglicherweise nicht entsprechende Funktionsteile verwendet werden. Unter diesen Bedingungen kann die achsengerechte Präparation nur durch *mehrfaches vertikales Ansetzen* erzielt werden. Zusätzlich beeinträchtigt der Kopf des Winkelstücks häufig die achsengerechte Horizontal- oder Vertikalführung durch Aufsitzen auf einem Nachbarzahn.

Die grundlegenden Überlegungen zur Präparation beziehen sich in erster Linie auf die Berücksichtigung der *Pulpavitalität* und auf die weitestgehende *Erhaltung der gesunden Zahnsubstanz.* Weitere therapierelevante Überlegungen beziehen sich daneben auf die *Präparationsgeometrie* (Friktion und Randschluß der künstlichen Krone) und auf die jeweilige *Kronentechnologie* (mechanische Stabilität, Platzbedarf für den Verblendwerkstoff). Eine weitere wesentliche Forderung stellt die Berücksichtigung einer *harmonischen Wiederherstellung des Zahnhalses und des Zahnäquators* durch die Krone dar. Durch die entsprechende Präparation können die Reaktionen des Parodontiums auf den Fremdkörper minimiert werden.

Als **Primat der Präparation** gilt, dem Zahn möglichst viel biologische Substanz zu erhalten. Dies gelingt, wenn die Präparationsachse und damit die Einschubrichtung mit der *anatomischen Zahnachse* übereinstimmt. Auf diese Weise wird die Pulpa vor Schädigungen geschützt und der mechanische Widerstand des Zahns gegenüber den einwirkenden Kräften erhalten. Gleichermaßen aber gilt die Forderung, den Zahn durch präparative Maßnahmen und die künstliche Krone vor weiteren Schäden zu bewahren. So ist häufig eine Voraussetzung für den dauerhaften Erhalt der vestibulären und oralen Höckerwände, diese okklusal zu reduzieren. Durch die totale Rekonstruktion der Okklusalfläche werden die Höckerwände vor Frakturen oder Absplitterungen geschützt *(Höckerschutz).*

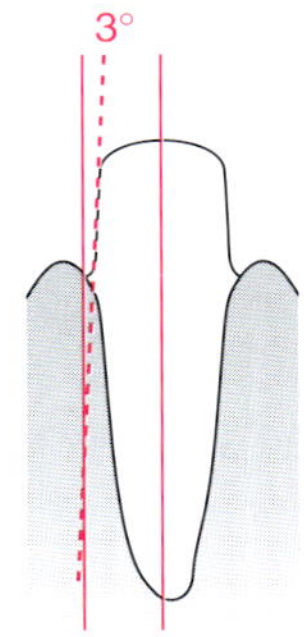

Abb. 42 Ein Winkel von 3–4° zwischen der Axialwandung des präparierten Zahns und der Einschubrichtung der Krone oder ein Konvergenzwinkel von 6–8° zwischen gegenüberliegenden Flächen ist für die äußere Friktion günstig.

Durch die Präparation müssen **geometrische Bedingungen** geschaffen werden, die eine ausreichende Friktion der Krone auf dem Zahn *(Friktionsform)* und einen hohen Widerstand *(Widerstandsform)* der Zahnsubstanz gegenüber Belastungen gewährleisten. Voraussetzung hierfür sind *zwei gegenüberliegende Außenflächen.* Bei der Vollkrone sind dies die vestibulären und oralen Zahnwandungen sowie die mesialen und distalen Approximalwandungen *(äußere Friktion,* Abb. 42). Friktion entsteht zusätzlich durch zwei gegenüberliegende Innenflächen des Zahns *(innere Friktion,* Abb. 43). In beiden Fällen dürfen diese Flächen einen Konvergenz- bzw. Divergenzwinkel zur Einschubrichtung von 3–4° nicht überschreiten und müssen eine bestimmte Höhe besitzen, um eine ausreichende Friktion zu erzielen.

Da die parallelwandige Präparation klinisch schwer abzuschätzen ist und bei hohen Stümpfen das Aufgleiten der definitiven Krone erschwert ist und einen Zementstau bewirkt, wird zur Präparation eine Konver-

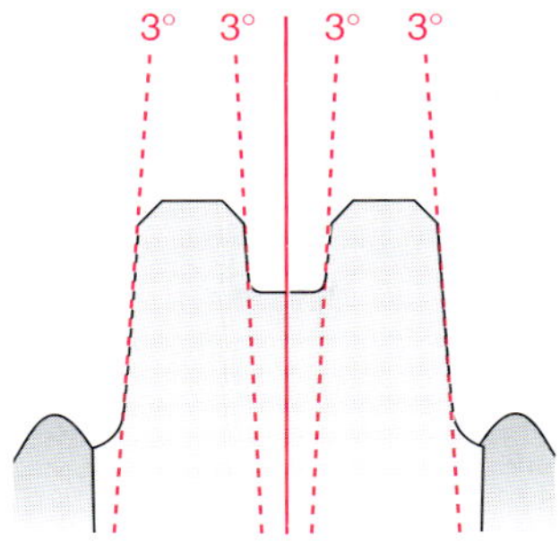

Abb. 43 Innere Friktion entsteht durch gegenüberliegende Innenflächen eines Zahns. Günstig ist analog der äußeren Friktion ein Divergenzwinkel dieser Flächen von 6–8°, d.h. ein Winkel von 3–4° der Friktionsflächen zur Einschubrichtung. Bei der Kombination innerer mit äußeren Verankerungsformen entsteht an korrespondierenden inneren und äußeren Flächen zusätzlich Friktion.

genz der Axialwandungen des Zahns von ca. 3°, bezogen auf die Präparationsachse, empfohlen (Nicholls, 1974; Kishimoto et al., 1983; Fuhr und Reiber, 1993 a).

Die Friktion hängt neben dem Konvergenzwinkel von der Zahl und der Anordnung *frikativ wirkender Areale* ab. Die Vergrößerung dieser Flächen erhöht die Friktion. Klinisch bedeutet dies, daß Kästen und Rillen die Friktion verbessern. Diese zusätzlichen Präparationsformen reduzieren die Kippung der Kronen gegenüber horizontal wirkenden Kräften. Sie verbessern die Stabilität der Krone in Form zusätzlicher innerer Verstrebungen, wodurch der Widerstand der Krone gegen Verformungen erhöht wird. Bei gleicher Gesamtfläche ist die Anordnung der einzelnen Flächen in vertikaler Richtung (parallel zur Einschubrichtung) frikativ wirksamer als die in horizontaler Richtung. Daraus folgt klinisch, daß bei kurzer klinischer Krone und einem großen Umfang des Zahns die Friktion geringer als im umgekehrten Falle ist. Als günstiges Verhältnis wird eine Relation von 2:1 (Höhe:Breite) angegeben. Gerade bei kurzen Friktionsflächen (z.B. Overlays) wird empfohlen, den angegebenen Konvergenzwinkel von 3° zu unterschreiten.

Um die Forderungen der **mechanischen Stabilität** zu erfüllen, müssen die Wandungen und die Okklusalfläche der künstlichen Krone Mindeststärken entsprechen. Diese hängen in hohem Maße von den jeweiligen zur Kronenherstellung verwendeten Werkstoffen ab. Bei *Metallkronen* werden als Mindeststärken für die Axialwandung 0,3–0,5 mm und für die Okklusalfläche 0,5–1 mm angegeben. Für die aus *keramischen Massen* hergestellten Kronen werden Mindeststärken von 1–1,2 mm gefordert, woraus für *keramikverblendete* Kronen eine Gesamtmindeststärke von 1,3–1,7 mm resultiert (Marxkors, 1972).

Die präparatorische Bearbeitung der therapierelevanten Bezirke richtet sich nach der Morphologie des Zahns und der Ausdehnung der Kronenpulpa. Insbesondere sind es zwei therapierelevante Bezirke, die bei der Präparation berücksichtigt werden müssen: der *Zahnhals* und die *Okklusalfläche.*

Der **Kronenrand** ist in aller Regel in die anatomisch und funktionell differenzierte Region des Zahnhalses zu verlegen. In bezug auf die Krone wird dieser Bezirk *Demarkationszone* genannt. Zur Vermeidung parodontaler Traumen primär durch die Präparation und sekundär durch den Kronenrand ist grundsätzlich die *supragingivale Lage* der Demarkationszone anzustreben. Die Präparation sowie der Kronenrand können dabei durch die direkte Sicht gut kontrolliert werden. Die primäre und sekundäre Traumatisierung der empfindlichen parodontalen Gewebe wird dadurch ausgeschlossen. Die supragingivale Präparation ist auch bei Zähnen mit starker Retraktion der Gingiva und bei Zähnen mit freiliegender Wurzelfurkation angezeigt (Waller, 1979). Allerdings ist die rein supragingivale Lage des Kronenrandes klinisch selten realisierbar (Lang, 1979; Witte, 1983; Gernet und Mitteldorf, 1984; Müller, 1987; Wagner, 1987).

Sind die Voraussetzungen für eine ausreichende Friktion nicht gegeben, wie es bei einem ungünstigen Höhen-Breiten-Verhältnis des präparierten Stumpfs der Fall ist, muß die Friktion durch die infragingivale Lage der Demarkationszone erhöht werden. Hypersensibilitäten und Defekte (Karies, keilförmige Defekte) im Zahnhalsbereich sowie bereits bestehende infragingivale Kronenränder, Füllungen und eine erhöhte Kariesanfälligkeit bedingen ebenfalls eine infragingivale Präparation. Die infragingivale Lage des Kronenrandes ist außerdem notwendig, wenn nach supragingivaler Präparation ein nur schmaler, wenig widerstandsfähiger Schmelzsaum verblieben ist, der leicht ausbrechen kann. Die infragingivale Präparation ist auch zur Wiederherstellung der Ästhetik bei Zähnen dann unumgänglich, wenn der Zahnhals im sichtbaren Bereich liegt (Zena und Abbott, 1991). Das gleiche gilt, wenn die Farbe der Wurzel sich erheblich von derjenigen der Krone unterscheidet, wie dies beim marktoten Zahn häufig der Fall ist (Cohen und Wallace, 1991). Wegen der Empfindlichkeit des Gingivalsaums sind bei der infragingivalen Präparation und der Verlegung des Kronenrandes in diesen Bezirk alle Präparationsmaßnahmen so behutsam und sorgfältig auszuführen, daß Verletzungen möglichst vermieden werden. Voraussetzungen hierfür sind die Wahl eines entsprechenden Präparationsinstruments (Durchmesser am Funktionsende) sowie das korrekte methodische Vorgehen.

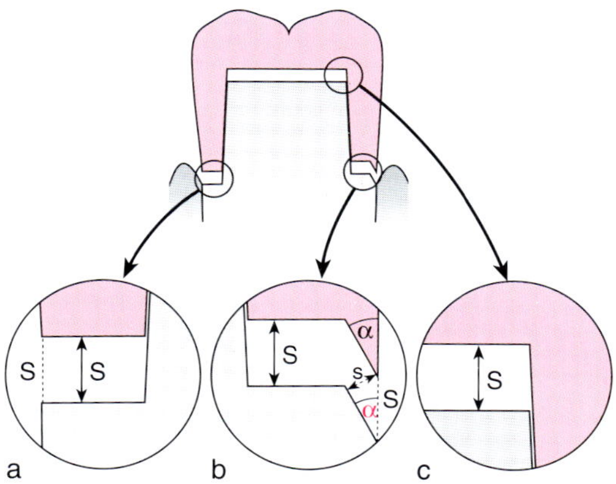

Abb. 44 Abhängigkeit des Randspalts (s) vom Präparationswinkel (α) an der Demarkationszone (nach Shillingburg et al., 1986).

a) Stufenpräparation ($\alpha = 90°$).
b) Randabschrägung ($\alpha < 90°$).
c) Okklusaler Zementfilm (S).

Bei Präparation einer Stufe wird die Stärke des okklusalen Zementfilms auf den Kronenrand übertragen. Bei Abschrägung der Präparation verringert sich der Randspalt. Er läßt sich als trigonometrische Funktion $s = \sin \alpha \cdot S$ berechnen. So ergibt sich für $\alpha = 30°$ ein auf die Hälfte reduzierter Zementfilm. Theoretisch ist bei der Tangentialpräparation ($\alpha = 0°$) der Zementspalt nicht mehr vorhanden. Diese mathemtischen Zusammenhänge sind allein wegen der Korngröße des Befestigungszements nicht vollständig auf die klinischen Verhältnisse übertragbar.

Überlegungen zur Verbesserung des Randschlusses von Kronen (Sassen, 1978; Grajower und Lewinstein, 1983; Shillingburg et al., 1986, 1988; Syu et al., 1993) durch die Präparationsgeometrie gehen davon aus, daß bei Abschrägung der Präparationsgrenze der Zementspalt eine Verschmälerung erfährt (Abb. 44). Diese Überlegungen scheinen aus klinischer Sicht eher theoretisch und didaktisch begründet. Zum einen ist die infragingivale Abschrägung klinisch-methodisch schwer durchführbar, ohne parodontale Gewebe zu verletzen. Zum anderen ist die Möglichkeit, die Abschrägung zu bedecken, von dem Material der Krone abhängig. So führt die geringe Widerstandsfähigkeit von Keramikkronen gegenüber Scherkräften zum leichten Abbrechen eines gratartigen Kronenrandes, wie er bei der Abschrägung der Präparationsgrenze für Keramikkronen zwangsläufig entstehen würde. Die Abschrägung gewinnt klinisch bei Vollkronen und insbesondere Teilkronen aus Metall eher Bedeutung, da die so entstehenden Federränder der Krone beim Finieren fein adaptiert werden können.

Das Ziel der **okklusalen Präparation** liegt in einem ausreichenden Substanzabtrag, um eine Mindeststärke für die notwendige Stabilität der Krone zu erhalten und die Okklusion in der Statik sowie in der Dynamik den individuellen Gegebenheiten anzupassen. Die Minimalstärke beträgt bei metallenen Okklusalflächen ca. 0,5–1 mm und bei metallkeramischen ca. 1,5 mm. Die Forderungen an die Stabilität, die Verschleißfestigkeit und ggf. an die ästhetische Wirkung können so erfüllt werden.

Die okklusale Stumpffläche ist so zu präparieren, daß sie das *verkleinerte Relief der natürlichen Okklusalflächen* wiedergibt (Stuart, 1986). Dadurch lassen sich die

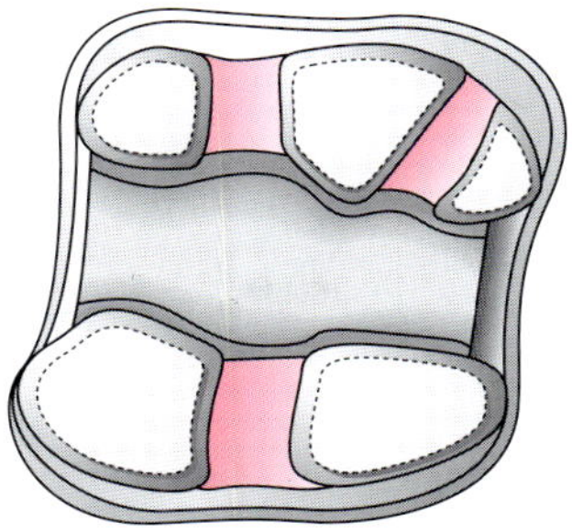

Abb. 45 Präparation eines ersten unteren Molaren (fünfhöckerig) zur Aufnahme eines Overlays. Durch Anlegen von kleinen Kästen in den Querfissuren können in der künstlichen Okklusalfläche „Fluchtwege" bzw. „Einflugschneisen" für antagonistische Höcker geschaffen werden. Diese gewährleisten bei Lateralbewegungen des Unterkiefers ein interferenzfreies Gleiten.

funktionellen Elemente der künstlichen Okklusalflächen, insbesondere die Fissuren, so konstruieren, daß sie als „Fluchtwege" bzw. „Einflugschneisen" für antagonistische Höcker wirken. Werden diese Forderungen nicht erfüllt, entstehen leicht okklusale Interferenzen bei den Bewegungen des Unterkiefers (Abb. 45).

Durch gezieltes *präparatorisches Versetzen der Fissuren* können z.B. bei Höcker-Höcker-Kontakten (singulärer Antagonismus) traumatisierende Okklusionsstörungen in der Dynamik durch die nachfolgende Überkronung vermieden werden. Diese möglichen Störungen werden auch vermieden, wenn die Kronenflucht nachgeahmt wird, indem die äußeren Abhänge der oralen Höcker der Oberkiefer-Seitenzähne und die der vestibulären Höcker der Unterkiefer-Seitenzähne so präpariert werden, daß der kontaktfreie Raum auch bei der Laterotrusion erhalten bleibt.

Im Bereich der oralen Konkavitäten der oberen Frontzähne ist darauf zu achten, daß genügend Zahnhartsubstanz entfernt wird. Wird nicht ausreichend Substanz abgetragen, resultiert eine häufig zu beobachtende Überkonturierung, die zur *Ansteilung der Frontzahnführung* und zur Einengung der Bewegungskapazität des Unterkiefers nach anterior führt. Auch besteht die Gefahr der Ausbildung von *zentrischen Vorkontakten*. Im Unterkiefer führt die Überkonturierung der lingualen Flächen zu möglichen Störungen bzw. *Beeinträchtigungen der Zungenfunktion*. Gleiches gilt für die Überkonturierung der Lingualflächen der ersten Prämolaren, wenn der meist rudimentär angelegte linguale Höcker bei der Präparation nicht ausreichend reduziert wird.

5.1 Vollkronen

Als Vollkronen werden die Arten der Kronenprothesen bezeichnet, bei denen im Frontzahnbereich wie im Seitenzahnbereich *alle Flächen* des Zahns von der Krone bedeckt werden. Entsprechend den Werkstoffen zur Kronenherstellung werden die Vollkronen in Metallkronen (Abb. 46),

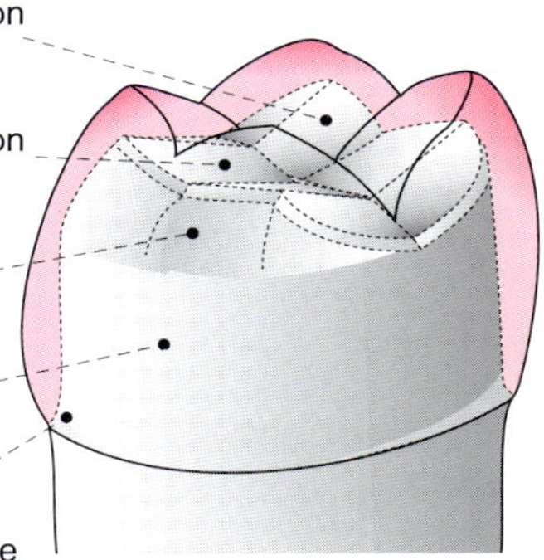

Abb. 46 Präparation eines unteren Molaren zur Aufnahme einer Metallvollkrone. Die Präparationsgrenze wird als Kehle gestaltet. Dies gelingt mit Hilfe des flammenförmigen Präparationsinstruments. Bukkal im Unterkiefer und palatinal an den Molaren im Oberkiefer wird ein torpedoförmiges Instrument verwendet, um eine längere Friktionszone und eine eindeutige Präparationsgrenze zu schaffen. Zum Aufbau einer interferenzfreien Okklusion durch die künstliche Krone wird okklusal unter Verwendung des knospenförmigen Instruments das verkleinerte Relief der natürlichen Okklusalfläche präpariert, wobei die äußeren Abhänge der Stützhöcker abgeschrägt werden (Kronenflucht). Die Übergänge der zirkulären zur okklusalen Reduktion sind abzurunden. Die Minimalstärke der Krone beträgt zirkulär 0,3–0,5 mm und okklusal aufgrund des zu erwartenden Abriebs während der Funktionsperiode 0,5–1 mm.

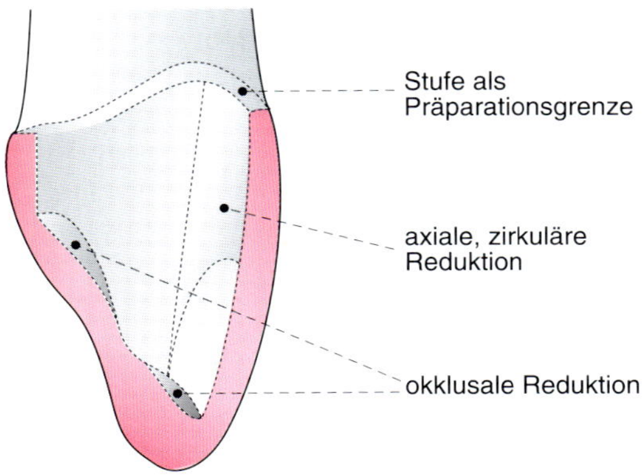

Abb. 47 Präparation eines oberen Schneidezahns zur Aufnahme einer Keramikmantelkrone bzw. einer Kunststoffmantelkrone. Die Präparationsgrenze wird als Stufe gestaltet. Dies gelingt mit Hilfe des konusförmigen oder des zylinderförmigen Präparationsinstruments. Die Wahl dieser Instrumente gewährleistet auch einen ausreichenden zirkulären Substanzabtrag (Mindeststärke von 1–1,2 mm) im Hinblick auf die mechanische Stabilität und die Ästhetik der künstlichen Krone. Palatinal muß unter Verwendung des knospenförmigen Instruments genügend Platz geschaffen werden, um die Okklusion in der Dynamik durch die Krone harmonisch aufbauen zu können. Im anderen Fall resultiert durch die eingeengte kontaktfreie Zone eine traumatogene Ansteilung der Frontzahnführung. Die Übergänge der zirkulären zur okklusalen Reduktion sind abzurunden.

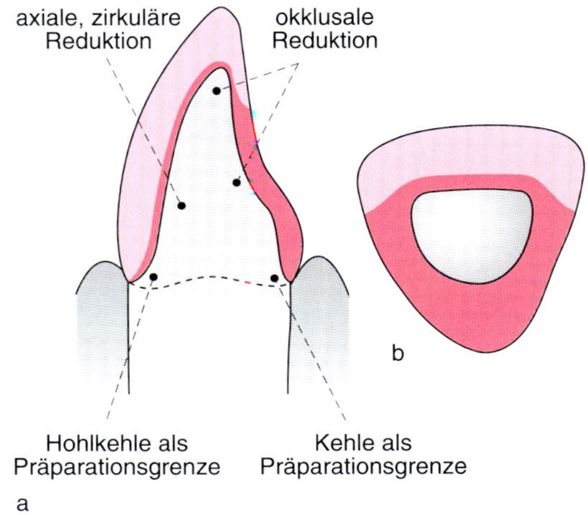

Abb. 48 Präparation eines Schneidezahns zur Aufnahme einer Keramikverblendkrone.

a) Längsschnitt. Die Präparationsgrenze wird vestibulär als Hohlkehle und oral als Kehle gestaltet. Dies wird mit Hilfe des torpedoförmigen Präparationsinstruments erreicht. Für die zirkuläre und die okklusale Reduktion gelten dieselben Kriterien, die bei der Mantelkrone beschrieben sind. Die Minimalstärke der Krone beträgt im verblendeten Bereich 1,3–1,7 mm. Um Frakturen der Schneidekante vorzubeugen, wird die keramische Masse bis ins mittlere Drittel der Oralfläche aufgebrannt.

b) Querschnitt. Da die Haftung des Verblendwerkstoffes chemisch durch Oxide sichergestellt ist, kann bei der Gestaltung des Metallgerüsts auf mechanische Retentionen verzichtet werden.

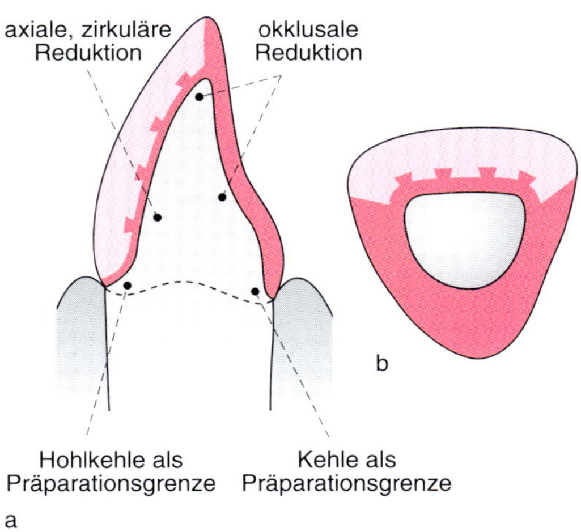

◁ **Abb. 49** Präparation eines Schneidezahns zur Aufnahme einer Kunststoffverblendkrone.

a) Längsschnitt. Die Präparationsgrenze wird vestibulär als Hohlkehle und oral als Kehle gestaltet. Dies wird mit Hilfe des torpedoförmigen Präparationsinstruments erreicht. Für die zirkuläre und die okklusale Reduktion gelten dieselben Kriterien, die bei der Mantelkrone beschrieben sind. Die Minimalstärke der Krone beträgt im verblendeten Bereich 1,3–1,7 mm. Ebenso darf die Verblendung nicht in okklusal belastete Areale der künstlichen Krone ausgedehnt werden, was sich gerade bei unteren Zähnen durch sichtbare Metallanteile ästhetisch nachteilig auswirkt.

b) Querschnitt. Auch wenn moderne Verfahren der Silanisierung die Haftung der Kunststoffe am Metallgerüst auf chemischem Weg ermöglichen, sollte auf die Gestaltung mechanischer Retentionen im Gerüst nicht verzichtet werden.

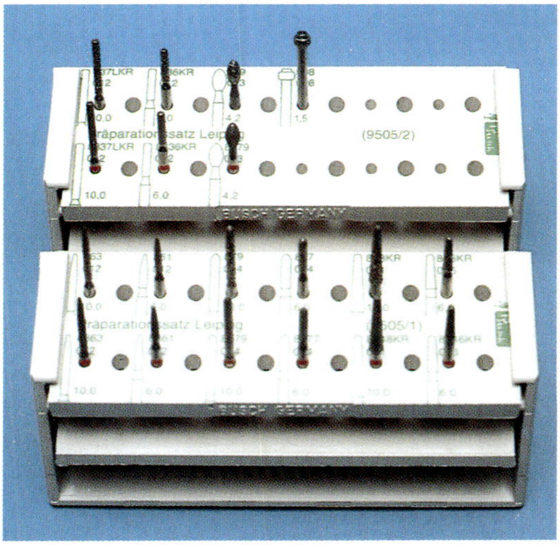

Abb. 50 Instrumentensatz der Universitäten Mainz und Leipzig für die Präparation von Teilkronen und Vollkronen. Der Satz basiert auf vier Grundformen (Flamme, Torpedo, Konus, Zylinder), die jeweils mit einem kurzen (6 mm) und einem langen (10 mm) Arbeitsteil sowie mit mittlerer (Rauhtiefe 30–35 µm) und feiner (Rauhtiefe 10–20 µm) Diamantkörnung vorliegen. Ergänzt wird der Satz durch ein knospenförmiges Instrument zur okklusalen Reduktion und einen „Rillenschleifer" für die Veneer-Technik.

Kunststoffkronen und Keramikkronen (Abb. 47) unterschieden. Verblendungen der Metallkronen mit keramischen Massen oder mit Kunststoffen werden Keramikverblendkronen (Abb. 48) oder Kunststoffverblendkronen (Abb. 49) genannt.

Die Präparation des Zahns zur Aufnahme einer Vollkrone erfolgt in *vier* bzw. *fünf Schritten* mit Hilfe des in Abbildung 50 gezeigten Präparationssatzes:

▷ Approximale Separation
▷ Zirkuläre Präparation supragingival
▷ Okklusale Reduktion
▷ Ggf. zirkuläre Präparation infragingival
▷ Finieren

Approximale Separation

Das Ziel der Separation liegt in der *Aufhebung der approximalen Kontaktzonen.* Damit werden die Voraussetzungen für die zirkuläre Präparation geschaffen. Nachbarzähne und die Interdentalpapillen sind dabei zu schonen. Um die Verletzung des Nachbarzahns zu verhindern, sollte am behandelten Zahn eine *schützende Schmelzlamelle* während des Separiervorgangs erhalten bleiben. Ist dies bei tiefen, zervikalen Kontaktzonen nicht zu realisieren, kann ein Matrizenband Schutz bieten.

Um die Wärmeentwicklung beim Separieren gering zu halten, sollte ein dünnes, flammenförmiges Instrument mittlerer Diamantkörnung (Abb. 51) verwendet werden. Ist der Zutritt des Kühlmittels z.B. bei tiefliegenden Kontaktzonen eingeschränkt, muß wie bei jeder infragingivalen Präparation die Drehzahl reduziert werden.

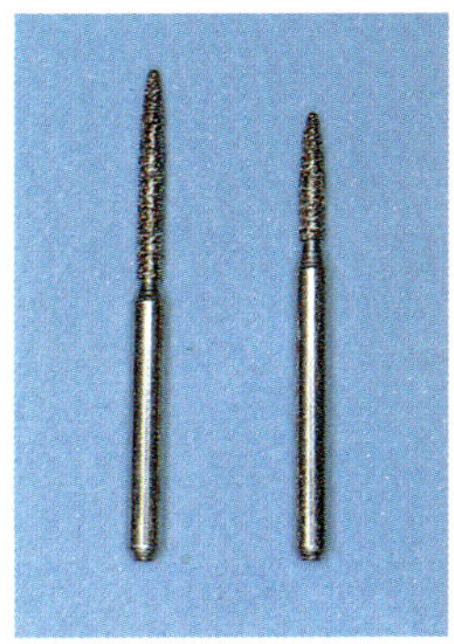

Abb. 51 Flammenförmiges Präparationsinstrument mittlerer Diamantkörnung zum Anlegen einer Kehle.

Zirkuläre Präparation supragingival

Das Ziel der zirkulären supragingivalen Präparation ist ein *ausreichender Substanzabtrag* im Hinblick auf die Grundform und die materialtechnischen Erfordernisse. Daraus ergibt sich, daß der größte Umfang des Stumpfs zervikal, der kleinste okklusal gelegen sein muß. Um eine ausreichende Friktion der Krone auf dem Zahnstumpf zu erzielen, darf der Konvergenzwinkel der Stumpfflächen 3–4° nicht übersteigen.

Die Forderung an die *Konvergenzform des Stumpfs* ist in der Regel bei allen orthograd stehenden Zähnen in mesio-distaler Richtung gut zu realisieren. Schwerer zu realisieren ist sie in oral-vestibulärer Richtung bei Frontzähnen (palatinale bzw. linguale Konkavität) und Seitenzähnen (palatinale Kronenflucht im Oberkiefer und bukkale Kronenflucht im Unterkiefer). Dies gilt ebenso, wenn Zahnfehlstellungen durch die künstliche Krone ausgeglichen werden müssen.

Um einen präzisen Abschluß der Krone auf dem Zahnstumpf sicherzustellen, sind die Instrumente so auszuwählen, daß eine *definierte Präparationsgrenze* entsteht und die geometrischen Bedingungen für den Zementspalt verbessert werden. Definierte Präparationsgrenzen werden durch Stufenpräparationen und mehr oder minder stark ausgeprägte Hohlkehlpräparation erzielt.

Die sog. **Tangentialpräparation** führt zwar geometrisch zum geringsten Randspalt (s. Abb. 44), sie ermöglicht in der Regel aber keine eindeutig erkennbare Präparationsgrenze, wodurch der Kronenrand leicht über diese hinausreichen kann. Die Qualität der Präparationsgrenze ist bei der Tangentialpräparation stark von der Morphologie im Bereich des Zahnhalses und der Wurzel abhängig. So kann andererseits bei sich nach apikal stark verjüngender Kontur des Zahns auch durch die Tangentialpräparation eine eindeutige Grenze erzielt werden.

Die Stufenpräparation hat ebenso wie die Hohlkehlpräparation den Vorteil, daß die Kontur der künstlichen Krone sich furnierartig in den Zahn einfügt. Dies muß unter Berücksichtigung der werkstoff- und technologiebedingten Minimalstärke am Kronenrand geschehen.

Die Bezeichnung **Stufenpräparation** bezieht sich auf die rechtwinklig oder annähernd rechtwinklig zur Axialwandung des Zahns ausgeprägte Präparationsgrenze. Sie ist für die *Mantelkrone* indiziert, um den Werkstoff keinen Scherkräften im Zahnhalsbereich auszusetzen. Als Präparationsinstrumente finden *abgerundete zylinder-* oder *konusförmige Schleifkörper* mittlerer Körnung Verwendung (Abb. 52 und Abb. 53). Der Nachteil der Stufenpräparation wird in dem hohen Substanzverlust und in den ungünstigen geometrischen Bedingungen für den Zementspalt gesehen. Die Indikation für die klassische „Porzellanmantelkrone" scheint rückläufig gegenüber der für aus glaskeramischen Massen gefertigten Kronen (Empress®, InCeram®).

Die **Hohlkehlpräparation** ist biologisch gesehen durch den *geringeren Substanzabtrag* günstiger als die Stufenpräparation und bietet in ihrem annähernd horizontal verlaufenden Teil eine ausreichende Abstützung gegenüber vertikal einwirkenden Kräften. Das für eine Hohlkehle geeignete *torpedoförmige Schleifinstrument* ist in Abbildung 54 gezeigt.

Entsprechend den verwendeten Werkstoffen für die künstliche Krone (z.B. Metall, Keramik, Kunststoff) sind *Minimalfor-*

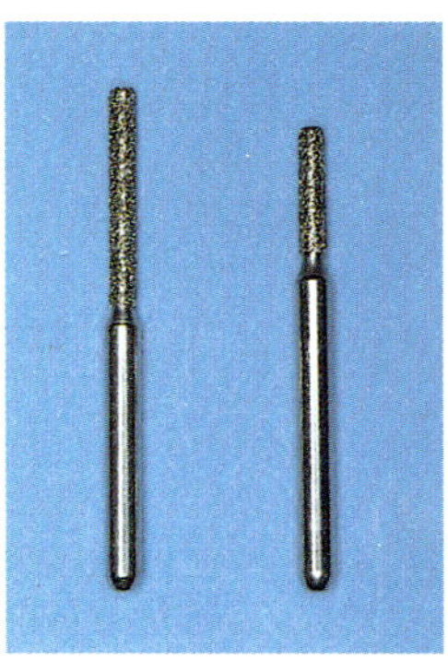

Abb. 52 Zylinderförmiges Präparationsinstrument mittlerer Diamantkörnung mit abgerundeten Kanten zum Anlegen einer Stufe.

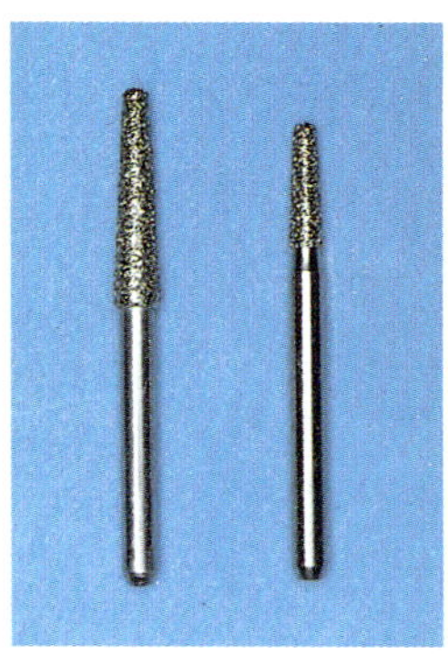

Abb. 53 Konusförmiges Präparationsinstrument (Konuswinkel ca. 3°) mittlerer Diamantkörnung mit abgerundeten Kanten zum Anlegen einer Stufe.

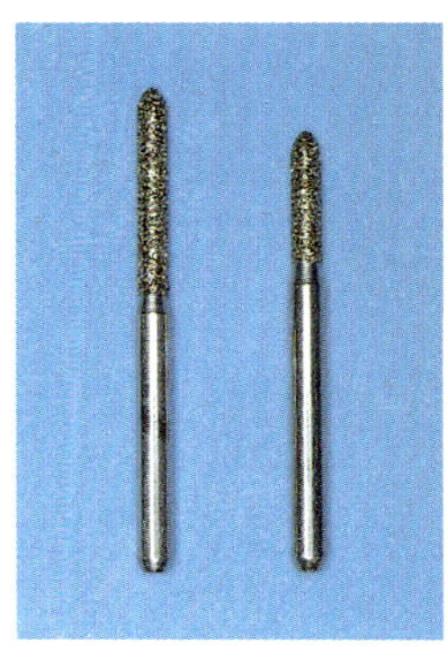

Abb. 54 Torpedoförmiges Präparationsinstrument mittlerer Diamantkörnung zum Anlegen einer Hohlkehle.

Tabelle 3 Richtwerte für die vestibuläre Präparationstiefe bei der Versorgung mit Verblendkronen [mm].

Zahn	6	5	4	3	2	1
Oberkiefer	1,5	1,25	1,25	1,5	1	1,25
Unterkiefer	1,5	1,25	1,25	1,25	1	1

derungen an den Substanzabtrag zu stellen. So werden in der Regel im vestibulären Bereich von Verblendkronen für eine ausreichende Stabilität und ästhetische Wirkung der Kronen 1,3–1,7 mm gefordert. Bei Keramikverblendkronen setzt sich diese Stärke aus dem Bedarf für das Metallgerüst von 0,3–0,5 mm und für die Verblendung von 1,0–1,2 mm zusammen. Individuelle morphologische Gegebenheiten (oro-vestibulärer und mesio-distaler Durchmesser sowie Länge der klinischen Krone, Ausdehnung der Pulpa) führen häufig zu Abweichungen im Vorgehen. Gerade bei grazilen Schneidezähnen und bei Eckzähnen ist der geforderte Substanzabtrag häufig nicht zu realisieren, woraus zwangsläufig voluminösere Kronen mit den Auswirkungen auf die Ästhetik, die Physiognomie und die Funktion der Zunge bzw. der perioralen Weichteile resultieren. Dennoch lassen sich bei der Versorgung mit Verblendkronen Richtwerte für die vestibuläre Präparationstiefe zusammenfassen (Tab. 3).

Als Schleifkörper für die zirkuläre Präparation werden *flammenförmige* und *torpedoförmige Instrumente mittlerer Körnung* (ohne Farbmarkierung) eingesetzt. Schleifkörper dieser Körnung gewährleisten, daß die axialen Stumpfflächen eine für die Zementhaftung günstige Rauhtiefe von 30–35 μm (Keileffekt für den Zement) aufweisen (Zumstein und Strub, 1982). Diese Schleifkörperformen erfüllen in Abhängigkeit von morphologischen Faktoren (Wurzelanatomie, Kronenflucht), von der gewählten Einschubrichtung und vom Mindestsubstanzabtrag die Forderungen an die *Grundform* und an eine *definierte Präparationsgrenze.* Die Einsatzgebiete der jeweiligen Instrumente werden für den Regelfall in Tabelle 4 beschrieben. Morphologische Besonderheiten und Zahnfehlstellungen führen zu Abweichungen von den genannten Regeln.

Zur Erzielung einer definierten Präparationstiefe wird die *Rillentechnik* angegeben. Dabei werden vor der zirkulären Präparation mit Hilfe von radförmigen Schleifkörpern mit definiertem Durchmesser vertikale und horizontale Tiefenmarkierungen angebracht. Allerdings sind die geometrischen Gegebenheiten des Stumpfs letztlich durch die Morphologie (Lage des anatomischen Äquators, Ausmaß der Infrawölbung, Kronenflucht) und die gewählte Einschubrichtung vorgegeben. Daher resultieren zur Herstellung der Konvergenzform in der Regel unterschiedliche Präparationstiefen an zwei korrespondierenden Flächen oder sogar an derselben Zahnfläche. Aus diesem Grund bringt die Anwendung der Rillentechnik im allgemeinen keinen Vorteil mit sich. Als weitere Einschränkung ist auf die mögliche Pulpagefährdung bei nicht ausreichendem Zutritt des Kühlmediums in die Rille und

Tabelle 4 Wahl der Präparationsinstrumente. Die Richtlinien gelten für orthograde Zähne, die zur Aufnahme von Verblendkronen präpariert werden.

	Approximal	Vestibulär	Oral
Frontzähne	Flamme	Torpedo	Torpedo
Prämolaren (Ok)	Flamme	Torpedo	Flamme
Prämolaren (Uk)	Flamme	Torpedo	Flamme
Molaren (Ok)	Flamme	Torpedo	Torpedo
Molaren (Uk)	Flamme	Torpedo	Flamme

bei zu hoher Schnittgeschwindigkeit hinzuweisen.

Das **methodische Vorgehen** bei der zirkulären Präparation supragingival besteht aus drei Schritten:

- ▷ Festlegen der Einschubrichtung (Präparationsachse)
- ▷ Parallelisieren der Krone bezogen auf die Einschubrichtung
- ▷ Herstellen der Konvergenzform

Zur Schonung der Pulpa soll die Einschubrichtung der Krone so gewählt werden, daß sie mit dem geringstmöglichen Substanzabtrag verbunden ist. Dies ist der Fall, wenn *Präparationsachse* und *Kronenachse übereinstimmen*. So macht die bukkale Kronenflucht der Unterkiefer-Seitenzähne einen Einschub von lingual erforderlich. Diese aus biologischen Erwägungen wünschenswerte Einschubrichtung ist häufig zu variieren.

Besonders der Ausgleich von Zahnfehlstellungen bedingt sehr unterschiedliche Präparationstiefen an den einzelnen Zahnflächen. Bei größeren Fehlstellungen sind präprothetisch-orthodontische oder präprothetisch-endodontische Maßnahmen zu diskutieren. Auch die Achsenneigung der Nachbarzähne gewinnt Einfluß auf die Einschubrichtung. So kann klinisch häufig beobachtet werden, daß gerade im Bereich der unteren Molaren aufgrund einer ausgeprägten Spee-Kurve bei achsengerechter Präparation die künstliche Krone durch die Approximalzonen der Nachbarzähne ausgesperrt ist (s. Abb. 11). Andererseits kann ein nach mesial gekippter Unterkiefer-Molar ohne orthodontische oder einschleifende Vorbehandlung zu einer mehr nach mesial geneigten Einschubrichtung für die künstliche Krone führen.

Die planerischen Überlegungen zur Einschubrichtung werden am günstigsten mit Hilfe von *Situationsmodellen* angestellt, da nach dem Parallelisieren die Einschubrichtung ohne Vergrößerung des Konvergenzwinkels nur noch in geringem Umfang verändert werden kann. Durch das Parallelisieren werden Überhänge beseitigt. Mit der Fertigstellung der Konvergenzform werden die größte Zirkumferenz nach zervikal verlegt und der Substanzabtrag sowie die Einschubrichtung endgültig festgelegt. Im Fall einer späteren infragingivalen Lage des Kronenrandes liegt die Präparationsgrenze in dieser Phase auf der Höhe des Limbus gingivae. Anschließend kann der Substanzabtrag kontrolliert werden, indem eine vor der Präparation angefertigte Matrize, die mit niedrigviskosem Silikonabformmaterial gefüllt ist, auf die Zahnreihe aufgesetzt wird. Die Schichtstärke erlaubt Rückschlüsse, ob der Abtrag dem Platzbedarf entspricht.

Okklusale Reduktion

Das Ziel der okklusalen Reduktion ist ein ausreichender Substanzabtrag im Hinblick auf die Mindeststärke der Kronen sowie auf die Okklusion in der Statik und Dynamik. Das notwendige Ausmaß des Abtrags ist von der indizierten Kronenart abhängig.

Zur okklusalen Reduktion werden *knospenförmige Schleifkörper mittlerer Körnung* benutzt (Abb. 55). Die Drehgeschwindigkeit sollte bei größerem Durchmesser des Funktionsendes auf ca. 80 000 U/min beschränkt werden.

Die **Einzelschritte** der okklusalen Reduktion bestehen aus:

- ▷ Reduktion der Höckerabhänge und -spitzen sowie der Randleisten (Seitenzähne) bzw. der oralen Konkavitäten und Schneidekanten (Frontzähne)
- ▷ Abrunden des Übergangs zwischen den Okklusal- bzw. Oralflächen und den Axialflächen

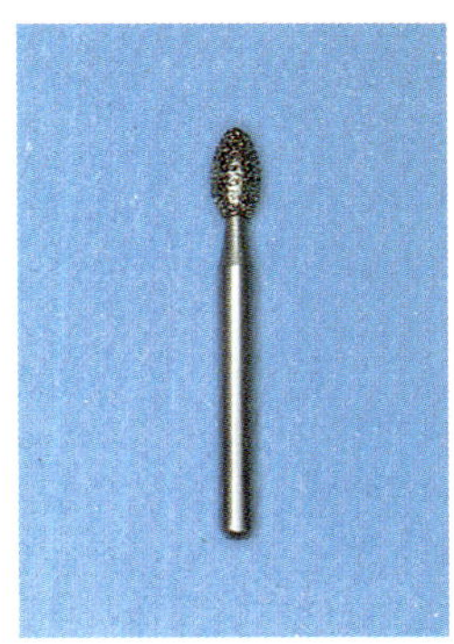

Abb. 55 Knospenförmiges Präparationsinstrument mittlerer Diamantkörnung.

Um das Ausmaß der okklusalen Reduktion zu definieren, werden ebenso wie für die zirkuläre Präparation *Rillenschleifer* empfohlen. Für sie gelten die bereits beschriebenen generellen Einschränkungen im Hinblick auf die Temperatursteigerung.

Überlegungen zur Abform- und Modellgenauigkeit sowie zu belastungsbedingten Druck- und Zugspannungen im Zahnstumpf und in der Krone sprechen dafür, *alle Kanten abzurunden* (Biffar und Sassen, 1983). Die Kanten bzw. Spitzen der Frontzähne müssen um 2–2,5 mm gekürzt werden, damit durch den Verblendwerkstoff (in der Regel Keramik) die natürliche Transluzenz des Schneidekantenbereichs nachgeahmt werden kann. Die relativ starke Kürzung der Schneidekanten ist in der Regel mit der Ausdehnung der Pulpa in diesem Bereich vereinbar, verringert aber durch die Stumpfkürzung die Friktion der Krone. Ein Röntgenbild vor der Präparation unterrichtet über die bei Schneidezähnen häufig inzisal stärker ausgezogenen Pulpahörner. Der Substanzabtrag richtet sich somit auch nach der Topographie der Pulpa.

Der interokklusale Raum wird in der interkuspidalen Okklusionsposition und bei zahngeführter Unterkieferbewegung *visuell* kontrolliert. Häufig ist allerdings auf diese Art die Beziehung oral gelegener Bereiche nicht zu beurteilen. Streifen von *Indikatorwachs,* die auf der Stumpfoberfläche adaptiert werden, oder Gummifolien unterschiedlicher Stärke *(Distanzlehren)* erleichtern in Statik und Dynamik die Beurteilung der okklusalen Reduktion und das Auffinden kritischer Bezirke.

Zirkuläre Präparation infragingival

Ist die infragingivale Lage des Kronenrandes indiziert, wird die Präparationsgrenze *unter das Niveau des Limbus gingivae,* d.h. in den Sulkus verlegt. Die Ziele dieses Behandlungsschritts bestehen wie bei der zirkulären Präparation supragingival darin, eine definierte Präparationsgrenze und unter Berücksichtigung der Minimalstärke des Kronenrandes günstige geometrische Bedingungen für den Zementspalt zu schaffen. Ebenso soll das marginale Parodontium primär durch die Präparation und sekundär durch den Kronenrand möglichst wenig traumatisiert werden.

Die Schleifkörper sind identisch mit den für die zirkuläre supragingivale Präparation angegebenen (s. Abb. 51 bis Abb. 54). Wegen des verminderten Kühlmittelzutritts zum Sulkus soll die maximale Drehzahl auf 50 000–60 000 U/min beschränkt werden.

Das „Versenken" der Präparationsgrenze erfolgt so, daß das Schleifinstrument *entlang der Axialfläche des Zahnstumpfs apikalwärts* geführt wird. Dabei sollte vermieden werden, axial weitere Zahnsubstanz zu entfernen. Durch das geschilderte Vorgehen können Verletzungen der Weichteile nicht ganz ausgeschlossen werden, weswegen die infragingivale Präparation in der Regel mit einer *„Kürettage" des inneren Saumepithels* verbunden ist. Aus parodontologischer Sicht soll die Präparationsgrenze den Ansatz des Verbindungsepithels nicht erreichen. Nach der klinischen Erfahrung läßt sich diese Forderung in den meisten Fällen wegen fehlender visueller Kontrollmöglichkeit nicht erfüllen. Dies belegt zusätzlich die Problematik der infragingivalen Präparationen und Kronenränder.

Finieren

Das Ziel des Finierens liegt in der Glättung des Zahnstumpfs im Bereich der Präparationsgrenze. Durch das Glätten sollen schleifkorn- und vibrationsbedingte Aussprengungen der Zahnhartsubstanzen eingeebnet und die Rauhtiefe in einer Breite von ca. 1,5 mm auf 10–20 µm verringert werden. Dadurch erhöht sich die Präzision der Abformung und der Wachsmodellation in diesem therapierelevanten Bezirk (Wegmann, 1985). Diese Präzision stellt die Voraussetzung für einen minimalen Randspalt und stufenlosen Übergang der Krone zum Zahn dar.

Zur Glättung werden diamantierte Finierer oder Hartmetallfinierer mit *gleichen Formen und Größen* wie bei der Vorpräparation eingesetzt. Durch diese Kongruenz wird der Finiereffekt verbessert. Bei den dia-

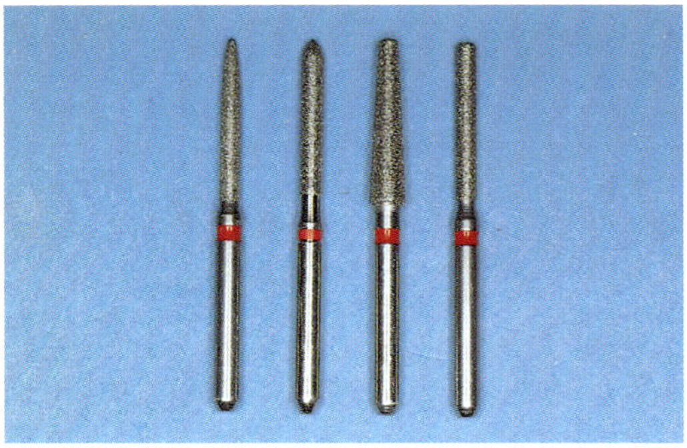

Abb. 56 Präparationsinstrumente feiner Körnung (rote Markierung) zum Finieren der Präparationsgrenze.

mantierten Finierern wird die geforderte Rauhtiefe mit feiner Körnung (rote Markierung) am günstigsten erzielt, da die Korngröße des Befestigungszements eine geringere Rauhtiefe durch Verwendung gelb- oder weißkodierter Instrumente als nicht empfehlenswert erscheinen läßt (Abb. 56). Bei infragingivaler Lage des Funktionsendes und aufgrund der körnungsbedingten Wärmeentwicklung darf eine Drehzahl von ca. 30 000 U/min nicht überschritten werden.

Zum Glätten wird der Finierer *zirkulär kongruent* zur vorgegebenen Präparation geführt. Dabei soll das Sulkusepithel nicht verletzt werden und die axiale Stumpffläche nicht geglättet werden. Mit einer Sonde werden der Verlauf und die Qualität der Präparationsgrenze abgetastet und abschließend Konvergenzform sowie Einschubrichtung nochmals kontrolliert.

Die beschriebene Abfolge der Präparationsschritte ist im individuellen Fall zu variieren. So kann es bei sehr langen klinischen Kronen indiziert sein, vor der zirkulären Präparation die okklusale Reduktion durchzuführen.

5.2 Teilkronen

Bei den Teilkronen werden die *Dreiviertelkronen* (Abb. 57) im Frontzahnbereich und die *Vierfünftelkronen* (Abb. 58) im Seitenzahnbereich unterschieden. Die Bezeichnung bezieht sich auf die durch die künstli-

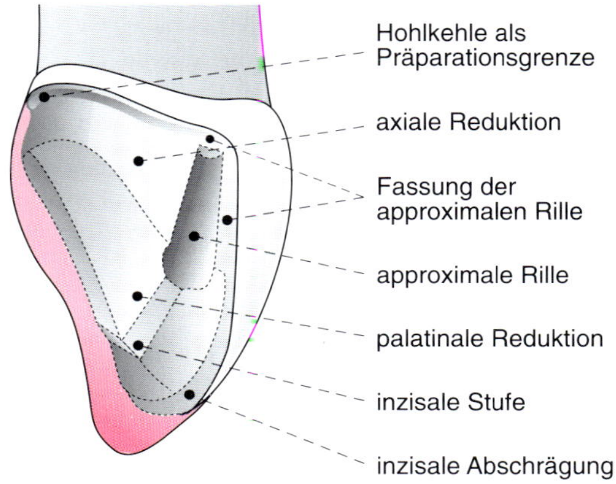

Abb. 57 Präparation eines oberen Eckzahns zur Aufnahme einer Metallteilkrone (Dreiviertelkrone). Die Präparationsgrenze wird palatinal mit Hilfe des torpedoförmigen Instruments als Hohlkehle, approximal und inzisal mit Hilfe der Flamme für einen Federrand gestaltet. Die palatinale Reduktion erfolgt unter Verwendung des knospenförmigen Instruments, die approximalen Rillen und die inzisale Stufe unter Verwendung des konisch-zylindrischen. Als Minimalstärke der Krone sind 0,5–1 mm zu fordern.

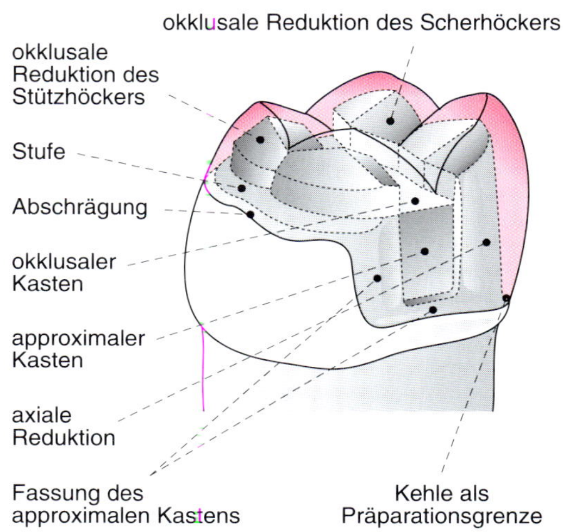

Abb. 58 Präparation eines unteren Molaren zur Aufnahme einer Metallteilkrone (Vierfünftelkrone). Die Approximal- und Oralflächen werden mit Hilfe eines flammenförmigen Instruments, die Kästen und die Okklusalflächen mit Hilfe des Zylinders präpariert. Im Bereich des vestibulären Federrandes kommt der Torpedo zum Einsatz. Die Vierfünftelkrone weist axial eine Minimalstärke von 0,3–0,5 mm und okklusal von 0,5–1 mm auf.

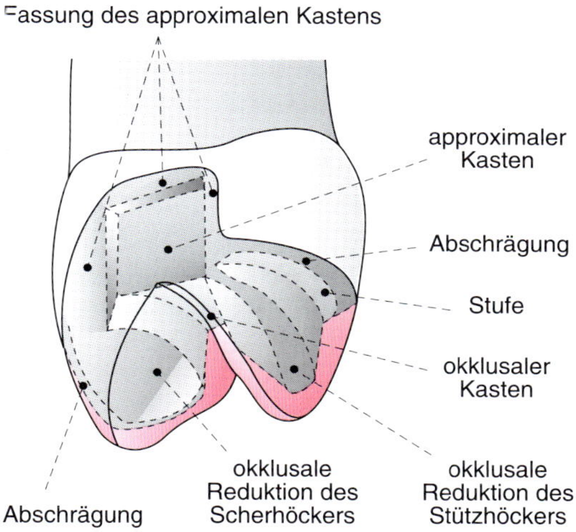

Abb. 59 Präparation eines oberen Prämolaren zur Aufnahme einer Metallteilkrone (Overlay). Die Approximalflächen werden mit Hilfe eines flammenförmigen Instruments, die Kästen und die Okklusalflächen mit Hilfe des Zylinders präpariert. Im Bereich des vestibulären und oralen Federrandes kommt der Torpedo zum Einsatz. Das Overlay weist okklusal eine Minimalstärke von 0,5–1 mm auf.

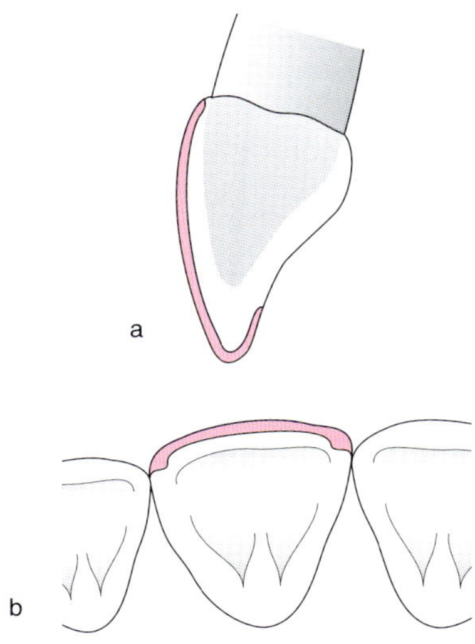

Abb. 60 Präparation eines oberen Schneidezahns zur Aufnahme einer Verblendschale (Veneer). Die Tiefenmarkierung mit Hilfe eines Rillenschleifers verhindert eine Präparation über den Schmelzbereich hinaus. Die weitere Präparation labial, approximal und inzisal-okklusal wird unter Verwendung des Torpedos durchgeführt.

a) Längsschnitt.

b) Querschnitt.

che Krone bedeckten Flächen (Zähler) und die Anzahl der Flächen der Zahnkrone (Nenner). Als Werkstoffe für die Herstellung von Dreiviertel- und Vierfünftelkronen kommen *Metalle* und *keramische Massen* in Frage.

Die unterschiedlichen Werkstoffe bedingen eine unterschiedliche Präparationsart. Das *Overlay* ist eine Teilkrone, die das okklusale Relief des Zahns ersetzt und neben den approximalen auch vestibuläre und orale Anteile des Zahns miteinbezieht (Abb. 59). Als Verblendschale *(Veneer)* wird eine Art der Teilkrone bezeichnet, die adhäsiv am Schmelz befestigt wird. Sie dient im vestibulären und inzisalen Bereich zur Wiederherstellung der Funktionen in ästhetischer Hinsicht, im okklusalen und palatinalen Bereich zusätzlich der Wiederherstellung der okklusalen Funktionen (Abb. 60).

Die Präparationen zur Aufnahme von Teilkronen aus Metall und Teilkronen aus Keramik werden ebenso wie diejenigen zur Aufnahme von Vollkronen mit Hilfe des in Abbildung 50 gezeigten Präparationssatzes durchgeführt. Sie unterscheiden sich im Hinblick auf die Wahl der Instrumente und die Methodik. Sie werden daher im folgenden gesondert beschrieben.

Präparation zur Aufnahme von Teilkronen aus Metall

Die Präparation eines **Seitenzahns** zur Aufnahme eines Overlays oder einer Vierfünftelkrone aus Metall gliedert sich in fünf Phasen:

- ▷ Approximale Separation
- ▷ Präparation okklusaler und approximaler Kästen
- ▷ Okklusale Reduktion
- ▷ Axiale Präparation oral
- ▷ Finieren

Analog dem Vorgehen bei der Präparation zur Aufnahme einer Vollkrone erfolgt die **approximale Separation** mit einem *dünnen, flammenförmigen Instrument* (s. Abb. 51). Dabei ist es günstig, das Instrument von oral nach vestibulär zu führen, um die Extension nach vestibulär gezielt durchführen zu können. Trotz der Forderung, den Kronenrand weit nach vestibulär zu extendieren und ihn damit in einen der Hygiene gut zugänglichen Bezirk zu verlegen, können durch das geschilderte Vorgehen die Einbußen in der Ästhetik (sichtbarer Anteil der Teilkrone) reduziert werden. Im Gegensatz dazu kann gerade bei sich zur Wurzel hin stark verjüngenden Zähnen, wie dies im Prämolarenbereich der Fall ist, die Konvergenzform häufig nur durch eine koronal weite Extension der Präparationsgrenze nach vestibulär und oral hergestellt werden.

Die **Präparation des okklusalen und approximalen Kastens** erfolgt bei einer Drehzahl von ca. 80 000 U/min mit einem zylinderförmigen diamantierten Instrument, dessen Übergang zur Stirnseite abgerundet ist (s. Abb. 52). Die Reduktion der Drehzahl ist bei Kastenpräparationen notwendig, um Temperatursteigerungen durch den eingeschränkten Kühlmittelzutritt zu vermeiden. Die Funktion der Kästen liegt in der Gestaltung innerer Friktionsflächen und soll analog dem Winkel der äußeren Friktionsflächen 3–4° betragen. Die Achse der Kästen ist *parallel* zur Kronenachse zu präparieren, um die Höcker nicht unnötig zu schwächen und die Pulpahörner nicht zu gefährden.

Zur **okklusalen Reduktion** wird das gleiche Instrument wie zur Präparation der Kästen (s. Abb. 52) bei 160 000 U/min verwendet. In der Regel folgt die Präparation dem Höckerverlauf. Wird dagegen durch die Teilkrone eine Veränderung des okklusalen Reliefs angestrebt, entspricht der okklusale Verlauf dem Höckerverlauf der späteren Krone. Der Mindestabtrag soll 0,5–1 mm betragen. Im Anschluß an die okklusale Reduktion wird an den äußeren Abhängen der Stützhöcker eine Stufe präpariert.

Die **axiale Präparation der oralen Fläche** der Vierfünftelkrone unter Verwendung des flammenförmigen Instruments (s. Abb. 51) entspricht der Präparation dieser Region für die Vollkrone bei einem Mindestabtrag von 0,3–0,5 mm.

Das **Finieren** erstreckt sich auf die Präparationsränder mit einem diamantierten Finierer feiner Körnung bei 80 000 U/min (s. Abb. 56). Die Stufe im Bereich des Stützhöckers wird mit Hilfe des torpedoförmigen Instruments (s. Abb. 54) für einen Federrand abgeschrägt. Beim Overlay wird im Bereich des Scherhöckers die Grenze ebenfalls dünn auslaufend für einen Federrand präpariert, so daß eine dachfirstartige Überkuppung des Höckers resultiert.

Die Präparation eines **Frontzahns** zur Aufnahme einer Dreiviertelkrone erfolgt in folgenden Schritten:

- ▷ Approximale Separation
- ▷ Axiale Präparation oral
- ▷ Okklusale Reduktion oral
- ▷ Präparation approximaler Rillen und der inzisalen Stufe
- ▷ Finieren

Der Approximalraum für die Dreiviertelkrone wird unter Verwendung des flammenförmigen Instruments (s. Abb. 51) ebenso präpariert wie derjenige für die Vierfünftelkrone.

Die Präparation der oralen Fläche wird mit einem knospenförmigen Instrument mittlerer Körnung bei 80 000 U/min und entsprechender Kühlung durchgeführt (s. Abb. 55). Sie folgt der anatomisch vorgegebenen Form.

Mit dem torpedoförmigen Instrument wird oral die Präparationsgrenze als *Hohlkehle* gestaltet (s. Abb. 54).

Mit dem konisch-zylindrischen Instrument (s. Abb. 53) werden die *approximalen Rillen* am Übergang zum vestibulären Drittel des Approximalraums eher *parallel* zum inzisalen Teil der Labialfläche als zur Zahnachse angebracht und durch eine horizontal verlaufende *inzisale Stufe* verbunden. Durch diese Wahl der Einschubrichtung können die Rillen länger gestaltet und eine unnötige Extension der Krone in den sichtbaren Bereich vermieden werden. Wird inzisal eine Rille präpariert, ist aufgrund der Topographie der Pulpa (s. Kap. 4.1) die Gefahr einer iatrogenen Pulpaschädigung groß. Deshalb ist sie nur bei großen Frontzähnen mit geringer Ausdehnung der Pulpa anwendbar.

Den Abschluß der Präparation bildet das Finieren mit feinkörnigen Instrumenten (s.

Abb. 56). Inzisal wird der Übergang zum nichtpräparierten Teil des Zahns (Schneidekante) für einen auslaufenden Federrand abgeschrägt. Die Mindeststärke der Krone muß 0,5–1 mm betragen.

Präparation zur Aufnahme von Teilkronen aus keramischen Massen

Die Präparation zur Aufnahme von Teilkronen aus keramischen Massen erfolgt in fünf Phasen:

▷ Präparation okklusaler und approximaler Kästen
▷ Approximale Extension
▷ Okklusale Reduktion
▷ Präparation vestibulär bzw. oral
▷ Finieren

Für die Präparation der Keramikteilkrone wird ausschließlich die *konisch-zylindrische* Instrumentenform eingesetzt. Der Einsatz eines einzigen Instruments ist ergonomisch als vorteilhaft gegenüber der Präparation für die metallene Teilkrone anzusehen.

Die Unterschiede in der Geometrie der Präparation sind durch die unterschiedlichen Werkstoffeigenschaften bedingt. Da die Befestigung der keramischen Teilkronen *adhäsiv* erfolgt, müssen die Grenzen der Präparation im *Schmelz* liegen. Der Halt der Teilkrone ist daher nicht so sehr abhängig von der Friktion, weshalb der Berücksichtigung der Konvergenzwinkel geringere Bedeutung zukommt. Zusätzlich wird durch den Einsatz des konisch-zylindrischen Präparationsinstruments die Gefahr eines zu geringen Präparationswinkels und damit von Frakturen der Keramik bei der Einprobe verringert.

Wegen der werkstoffbedingten Eigenschaften der keramischen Massen dürfen im Gegensatz zu den Metallkronen *keine dünn auslaufenden Kronenränder* entstehen. Dies ist beim Finieren der Präparationsgrenzen zu beachten. Die keramischen Massen dürfen daneben *keinen Scherkräften* ausgesetzt werden, was durch horizontale, senkrecht zur Belastungsrichtung verlaufende Präparationsflächen wie z.B. Stufen erreicht wird.

Präparation für Verblendschalen (Veneers)

Die Präparation für Verblendschalen (Abb. 60) erfolgt in fünf Schritten:

▷ Tiefenmarkierung
▷ Labiale Präparation
▷ Approximale Extension
▷ Inzisal-okklusale Reduktion
▷ Finieren

Die Tiefenmarkierung ist in der Regel für die Präparation einer Verblendschale notwendig, um genügend Platz für die Keramik zu schaffen. Da die Verblendschale ihren Halt ausschließlich über das *retentive Ätzmuster des Schmelzes* findet, muß eine Präparation über den Schmelzbereich hinaus verhindert werden. Die Tiefenmarkierung erhält somit Schmelzanteile, die die Voraussetzung für die adhäsive Befestigung darstellen (Marinello et al., 1991). Zu diesem Zweck gestatten *Rillenschleifer* einen definierten Schmelzabtrag von 0,5 mm (Abb. 61). Die Markierung erfolgt durch horizontale, senkrecht zur Kronenachse verlaufende Rillen.

Nachfolgend wird die labiale Fläche mit dem torpedoförmigen Instrument (s. Abb. 54) präpariert, ohne die markierte Tiefe zu überschreiten. Am Zahnhals endet die Präparation im Schmelz mit einer Hohlkehle. Das korrekte Anschneiden der Schmelzprismen in diesem Bereich ist für die adhäsive Befestigung vorteilhaft.

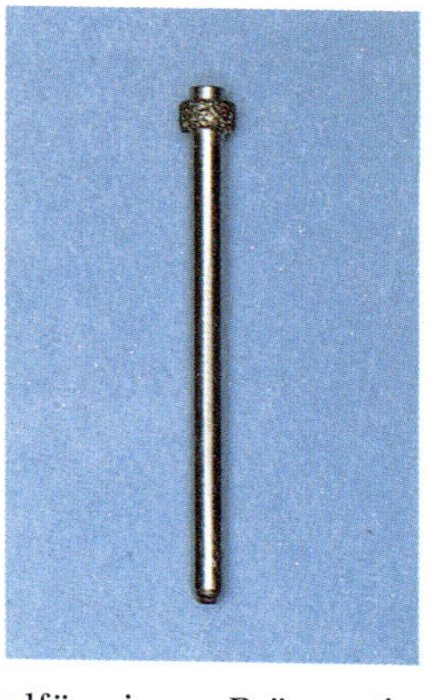

Abb. 61 Radförmiges Präparationsinstrument mittlerer Diamantkörnung zum Anlegen einer Rille von 0,5 mm Tiefe.

Die approximale Extension erfolgt so, daß die *natürliche Kontaktzone nicht* aufgelöst wird. Die inzisal-okklusale Präparation ist so zu gestalten, daß die keramischen Massen oral auf einer horizontalen Fläche abgestützt sind. Dies kann bei der Verwendung des torpedoförmigen Instruments durch eine ausgeprägte Hohlkehlpräparation erreicht werden. Der inzisal-okklusale Substanzabtrag beträgt minimal 1 mm.

Das Finieren erstreckt sich ausschließlich auf den Randbereich der Präparation, um im übrigen Bereich der Präparation zusätzlich eine retentiv wirkende Rauhtiefe zu erhalten (s. Abb. 56).

▷ Die Kronen werden nach dem Ausmaß der bedeckten Zahnoberfläche in Teilkronen und Vollkronen sowie nach den Materialien in Metallkronen, Keramikkronen und Kunststoffkronen unterschieden. Die Kombinationen werden als Keramikverblendkronen bzw. Kunststoffverblendkronen bezeichnet

▷ Die Präparation besitzt entscheidende Bedeutung für den Erfolg einer Überkronung. Bei ihrer Durchführung ist eine Vielzahl von Aspekten zu berücksichtigen, die von der Ergonomie, der Anästhesie über die Präparationstechnik bis zur Präparationsgeometrie reichen

▷ Dem Schutz der Pulpa und des Parodontiums primär bei der Präparation und sekundär durch die Krone kommt eine besondere Bedeutung zu. Im Hinblick auf den materialbedingten Platzbedarf ergeben sich klinisch nicht absolut zu erfüllende Forderungen, die vor allem die Pulpavitalität und die Ästhetik betreffen

▷ Die Präparation des Zahns zur Aufnahme einer künstlichen Krone erfolgt klinisch-methodisch in verschiedenen Phasen, deren systematischer Ablauf für jede Kronenart zu einem den biologischen Gegebenheiten adäquaten Resultat führt. Dazu trägt auch die indikationsgerechte Auswahl der Präparationsinstrumente bei

6 Indikation und Differentialtherapie

Jeder Zahn trägt als Teil des gesamten orofazialen Systems zu den folgenden **Funktionen** bei:

- ▷ Mastikatorische Funktion
- ▷ Okklusale Funktion
- ▷ Sensorische und sensible Funktion
- ▷ Phonetische Funktion
- ▷ Ästhetisch-physiognomische Funktion
- ▷ Psychosoziale Funktion

Bei Störungen einer oder mehrerer dieser Funktionen des Einzelzahns durch angeborene oder erworbene Defekte ist die Indikation zur Überkronung grundsätzlich gegeben, wenn diese Defekte nicht durch füllungstherapeutische Maßnahmen zu behandeln sind. Das gleiche gilt auch prospektiv, wenn Störungen der orofazialen Funktionen aufgrund von bestehenden oder zu erwartenden Defekten wahrscheinlich sind *(prophylaktische Indikation)*.

Die *mastikatorische Funktion* wird beim Einzelzahn vor allem durch Veränderungen des okklusalen Reliefs im Hinblick auf die Kaueffizienz beeinträchtigt. Diese Veränderungen können auf unterminierende kariöse Läsionen und die folgende Fraktur von Zahnflächen sowie auf Traumen zurückgeführt werden. Fehlende Kontaktzonen heben die Wirkungslinie auf und führen durch Speiseimpaktion zu Schädigungen der parodontalen Gewebe.

Störungen der *okklusalen Funktion* entstehen durch Fehlstellungen, Dysplasien und Abrasionen. Ist die Okklusion verändert, können durch Elongation des betreffenden Zahns wie auch des Antagonisten weitere Störungen folgen. Okklusionsstörungen bedingen pathologische Veränderungen, die sich auf alle beteiligten anatomischen Strukturen des orofazialen Systems beziehen können. Neben den Myopathien und Arthropathien entstehen durch okklusale Traumen Schäden an den betreffenden Zähnen selbst (Mobilitätssteigerungen, keilförmige Defekte).

Hypersensibilitäten des Zahns gegenüber osmotischen, thermischen und mechanischen Reizen stellen Störungen der *sensiblen Funktion* des orofazialen Systems dar. Scharfe Zahn- und Füllungskanten ebenso wie Frakturflächen können durch ihren mechanischen Dauerreiz zu pathologischen Veränderungen der Schleimhaut und zu Schmerzempfindungen führen.

Die *phonetische Funktion* wird eingeschränkt durch größere Defekte (Karies, Trauma) der oralen und inzisalen Frontzahnflächen, durch Stellungsänderungen der Frontzähne (Trema) sowie iatrogen durch fehlerhaft gestaltete Oralflächen der Frontzähne.

Die *ästhetisch-physiognomische Funktion* wird durch Verfärbungen (Karies, Füllungen, marktote Zähne, Medikamenteneinlagerung), Stellungsänderungen und Fehlbildungen beeinträchtigt.

Wird Gesundheit als der „Zustand völligen körperlichen, seelischen und sozialen Wohlbefindens" definiert, bedingen Störungen der somatischen wie der psychischen Funktionen eine Therapie. Bei Störungen der somatischen Funktionen im orofazialen System ist eine zahnärztliche Therapie, in vorliegendem Falle die Überkronung, indiziert, um die physiologischen Funktionen wiederherzustellen. Resultieren aus Veränderungen der Ästhetik Störungen der die Psyche betreffenden Funktionen, ist eine zahnärztliche Therapie unter Einbeziehung allgemeinmedizinischer Gesichtspunkte ebenfalls indiziert. Eine zahnärztliche Behandlung ist dagegen nicht indiziert, wenn ausschließlich Veränderungen der Ästhetik vorliegen und gleichzeitig keine Störungen der die Psyche betreffenden Funktionen nachweisbar oder zu erwarten sind.

Als Folge der Beeinträchtigung besonders der phonetischen und physiognomisch-ästhetischen, aber auch der okklusalen Funktionen kann es zu Störungen der *psychosozialen Funktion* kommen, was die Überkronung in diesen Fällen rechtfertigt.

Die Erneuerung einer Krone ist indiziert,

wenn die bestehende Versorgung zu Störungen einer oder mehrerer der genannten Funktionen geführt hat oder prospektiv führen wird.

Prophylaktische Überlegungen zur Überkronung eines Einzelzahns (Schutzkrone) gewinnen z.B. beim marktoten Zahn an Bedeutung. Durch die Versprödung der Zahnhartsubstanzen und den infolge einer endodontischen Behandlung häufig großen Substanzverlust (unterminierte Höcker) ist die Gefahr einer Zahnfraktur stark erhöht (Helfer et al., 1972).

Indikationen für die Überkronung von Einzelzähnen ergeben sich auch bei der Versorgung des orofazialen Systems mit festsitzenden oder abnehmbaren *Teilprothesen* sowie bei der *Implantatversorgung.* Die Anker festsitzender Brücken und die abnehmbarer Teilprothesen müssen zur Aufnahme des Brückenkörpers bzw. der Verankerungselemente (z.B. Teleskope, Geschiebe) ebenso überkront werden wie im Rahmen der Verbindung des natürlichen Zahns mit einem Implantat (Verbundbrücke).

Ist ein Zahn zu überkronen, der keine ausreichenden Voraussetzungen für die Friktion der künstlichen Krone bietet, kann die Indikation zur *Überkronung eines Nachbarzahns* und zur *Verblockung* bestehen. Durch diese Maßnahme wird die wenig frikativ befestigte Krone mechanisch stabilisiert. Eine Indikation zur verblockenden Überkronung von Einzelzähnen kann sich auch ergeben, wenn diese Zähne Verankerungselemente abnehmbarer Teilprothesen aufnehmen müssen.

Zur Verhinderung der Elongation eines *antagonistenlosen Zahns,* dem dennoch im Hinblick z.B. auf eine spätere Brückenversorgung eine strategische Bedeutung zukommt, kann die Überkronung und Verblockung mit dem Nachbarzahn dann indiziert sein, wenn der fehlende Antagonist nicht im Rahmen der prothetischen Versorgung des Gegenkiefers zu ersetzen ist.

Eine Verblockung mit einem oder mehreren Nachbarzähnen wird auch für die Fälle zu empfehlen sein, in denen ein wegen einer *parodontalen Insuffizienz* wenig belastbarer Zahn im Verbund einer prothetischen Versorgung erhalten werden soll. Die Verblockung von Zähnen durch Kronen schafft im allgemeinen günstigere Belastungsverhältnisse für den parodontal schwächeren Zahn. Sie führt zu einem verstärkten Widerstand gegen horizontal angreifende Kräfte. Auch Zähne mit einem ungünstigen Kronen-Wurzel-Verhältnis werden durch Verblockung mit dem resistenteren Nachbarzahn belastungsfähiger.

Bei allen direkten Verblockungen besteht jedoch durch den interdentalen Verschluß ein hohes parodontalhygienisches Risiko, weswegen die Indikation sehr sorgfältig abzuwägen ist. Als Nachteil ist sicher auch zu werten, wenn die Eigenkinetik eines Zahns physiologisch ist und durch die Verblockung eingeschränkt wird (Rateitschak, 1982).

Zur Überkronung eines Zahns bestehen im eigentlichen Sinn keine **differentialtherapeutischen Möglichkeiten**. Eine Ausnahme könnte das Bleichen verfärbter, pulpavitaler Zähne darstellen. Im Grenzbereich differentialtherapeutischer Überlegungen steht hingegen die Empfehlung, die füllungstherapeutischen Maßnahmen nicht über ihre Möglichkeiten auszudehnen. So wird durch *zu ausgedehnte Füllungen* der Dentinkern so geschwächt, daß Frakturen begünstigt werden oder eine spätere Überkronung und somit die Erhaltung des Zahns nicht mehr möglich ist.

Differentialtherapeutische Überlegungen zur jeweiligen Versorgung ergeben sich in der Entscheidung für eine *spezifische Kronenart.* Hierbei sind Fragen zum Alter des Patienten (Pulpaausdehnung), zum Zerstörungsgrad und zum präparationsbedingten Substanzverlust ebenso wie zur Ästhetik, zur Okklusion, zu bereits bestehenden Versorgungen und zum Werkstoff zu beantworten (Schorr et al., 1993).

Die *Teilkrone aus Metall* wird bei jugendlichen Patienten und bei Patienten mit geringer Kariesanfälligkeit sowie zur Schonung der vestibulären Zahnhartsubstanz (Ästhetik) empfohlen. In der Therapie der Okklusionsstörungen sind die Metallteilkronen aufgrund der exakten Wiedergabe des okklusalen Reliefs und ihrer Stabilität den Teilkronen aus keramischen Massen überlegen. Der geringere Substanzabtrag gegenüber der Vollkrone wird als vorteilhaft im Hinblick auf die mechanische Widerstandsfähigkeit der natürlichen Zahnsubstanz gesehen (Kessler und Shillingburg, 1983).

Diese Vorteile sind zu relativieren, da das Anlegen der frikativ wirkenden Kästen und Rillen eine *pulpanähere Präparation* und einen *beträchtlichen Substanzabtrag* erfordert (Bürger, 1981; Reiber und Trappe-Krieger, 1994). Der Präparationsvorgang erfordert methodisch insgesamt einen höheren Aufwand. Er zwingt, vor allem bei stärkeren Läsionen des Zahns, häufig zu Abweichungen von der idealen Präparationsform. Damit kann aber die wichtige Friktion der Krone eingeschränkt oder gar aufgehoben werden. Einschränkungen der Ästhetik können sich in der Extension der Teilkrone nach vestibulär ergeben.

Aus biologischen Gründen und aufgrund der bisweilen stark eingeschränkten Friktion ist die *Teilkrone für den Frontzahnbereich* selten zu diskutieren. So reicht die Ausdehnung der Pulpa häufig weit in den inzisalen Bereich und zeigt mesial und distal, bei den mittleren Schneidezähnen des Oberkiefers zusätzlich in der Mitte, Ausziehungen in Form der Pulpahörner. Verbesserungen des Halts durch zusätzliche Friktionsstifte (Pinledges) erweitern den Indikationsbereich der Teilkrone für den Frontzahnbereich nur unwesentlich.

Die *Teilkrone aus Keramik* unterliegt wegen der die Pulpavitalität gefährdenden Präparation grundsätzlich der gleichen Indikationseinschränkung. Desgleichen sind werkstoffbedingte Fragen offen, die die Dauerbelastungsfähigkeit, die Scherfestigkeit, die reliefgetreue Okklusionsgestaltung und die Mundbeständigkeit adhäsiver Befestigungen betreffen (Grey et al., 1993; Ferro et al., 1994; Kampiora et al., 1994). Sie werden vor allem im Prämolarenbereich diskutiert, da bei der alternativen Versorgung mit einer Metallteilkrone ein ästhetischer Nachteil durch die Legierungsfarbe und die ausgedehntere Extension des Kronenrandes nach vestibulär entsteht. Daneben soll die adhäsive Befestigung höckerschützend wirken, weswegen auch dünne orale bzw. vestibuläre Höckerwände belassen werden können.

Die *Verblendschalen* sind im sichtbaren Bereich zur Behandlung von Störungen der Ästhetik (Verfärbungen, Fehlstellungen) eingeschränkt indiziert. Ihr Vorteil ist in der substanzschonenden, wenig invasiven Präparation zu sehen (Peters, 1987; Garber et al., 1989). Indikationseinschränkungen ergeben sich bei freiliegender Schmelz-Zementgrenze (zervikal keine adhäsive Verankerung im Schmelz) und aus okklusalen Gründen infolge von Platzmangel im inzisal-oralen Bereich. Grundsätzliche Bedenken bestehen hinsichtlich der Mundbeständigkeit durch die adhäsive Befestigung und das geforderte, aber oft problematische, Belassen der schmelzunterstützten Approximalfläche (Frakturgefährdung einer dünnen Schmelzschicht). Klinische Erfahrungen zur Dauerhaftigkeit der Therapie durch Veneers fehlen, weswegen die Indikation heute noch als eingeengt zu bezeichnen ist.

Die *Vollkronen aus Metall* stellen im nicht sichtbaren Bereich die mechanisch stabilste und, im Hinblick auf die mastikatorische und okklusale Funktion sowie aus ökonomischen Überlegungen, günstigste Kronenart dar. Ihr Indikationsbereich ist außer bei der Wiederherstellung der Ästhetik nicht eingeschränkt.

Die *Vollkrone aus Keramik* ist zur Wiederherstellung der Ästhetik sicher die geeignetste Kronenart. Mögliche Einschränkungen beziehen sich auf die adhäsive Befestigungsart, die bei bestimmten Verfahren (z.B. Empress®) gefordert wird, und auf werkstoffbedingte Probleme (Sinterung) in der okklusalen Gestaltung.

Die *Vollkrone aus Kunststoff* ist als provisorische Versorgung (Langzeitprovisorium) angezeigt. Ihre geringere Abriebfestigkeit, ihre mangelnde Farbbeständigkeit (endogene Farbänderungen und exogene Verfärbungen) sowie die relativ geringe Verträglichkeit für die parodontalen Gewebe schränken die Indikation als Dauertherapeutikum erheblich ein. Entwicklungen zu verbesserten Eigenschaften der Kunststoffe lassen allerdings für die Zukunft einen größeren Indikationsbereich erwarten. Dies belegen Ergebnisse werkstoffkundlicher Untersuchungen und klinische Erfahrungen (Drummond, 1993).

Die *Verblendkrone aus Kunststoff* unterliegt der gleichen Kritik wie die Vollkrone aus Kunststoff. Die mangelhafte Abriebfestigkeit läßt eine Verwendung im okklusalen Bereich und im Kontakt mit Verankerungselementen einer Teilprothese nicht zu. Die oft nachlassende Haftung der Verblendkunststoffe an der Metallwandung stellt trotz retentionsverbessernder Maßnahmen wie z.B. Silanisierung ein klinisches Problem dar (Musil und Tiller, 1988).

Die *Keramikverblendkrone* ist ohne Einschränkung im sichtbaren Bereich indiziert. Dabei sollte die Gestaltung der Okklusalflächen mit keramischen Massen vermieden werden (Kerschbaum und Voß, 1977; Schwickerath, 1989), da sich die okklusale Adjustierung bei der Keramiktechnologie (Sinterung, Subtraktionsverfahren durch Einschleifen) schwieriger gestaltet als bei der Metalltechnologie (Präzisionsguß, Additionsverfahren durch Aufwachsen) (Takahashi et al., 1983). Außerdem weisen die aufbrennkeramischen Massen nach wie vor eine so große Härte auf, daß sich gerade bei okklusionsaktiven Patienten an den Antagonisten (Schmelz, Metallegierung) exzessive Abrasionen ergeben können. Andererseits läßt sich die zumindest partielle keramische Verblendung der Okklusalflächen aus werkstoffkundlichen Gründen häufig nicht vermeiden. Dies gilt insbesondere für den inzisal-oralen Bereich der Frontzähne und den Bereich der bukkalen Höcker der Seitenzähne.

Die Entscheidung über die Planung, die Konstruktion und die Ausführung der kronenprothetischen Versorgung hängt auch von **ökonomischen Faktoren** ab, die entweder den Patienten selbst oder den Kostenträger betreffen. In den derzeit gültigen „Richtlinien des Bundesausschusses der Zahnärzte und Krankenkassen für eine ausreichende, zweckmäßige und wirtschaftliche kassenzahnärztliche Versorgung mit Zahnersatz und Zahnkronen" sind Regelindikationen und Regelversorgungen beschrieben, die in typischen Fällen als ausreichend, zweckmäßig und wirtschaftlich angesehen werden. So unterliegt die zahnmedizinische Indikation für eine Keramikverblendkrone im Bereich der gesetzlichen Krankenversicherung in Deutschland Einschränkungen: Zuschüsse werden für die Verblendung eines Zahns im Oberkiefer nur bis einschließlich des zweiten Prämolaren, im Unterkiefer nur bis einschließlich des ersten Prämolaren gewährt. Demgegenüber ist aus medizinischen Gründen von diesen ökonomisch bedingten Regeln häufig wegen der individuellen, lokalen und allgemeinen Situation des Patienten abzuweichen.

Die **Kontraindikationen** für die Überkronung ergeben sich grundsätzlich aus pathologischen Veränderungen des Zahns, die prognostisch seine Erhaltung in Frage stellen bzw. die im Rahmen der Vorbehandlung nicht zu beseitigen sind. Beispiele hierfür sind ausgedehnte apikale Prozesse, endodontisch nicht ausreichend aufbereitbare Wurzelkanäle (z.B. starke Krümmung, Ramifikationen, Dentikel, Divertikel) und Parodontopathien, die nicht zum Stillstand gebracht werden können.

Als relative Kontraindikation ist die Überkronung beim Kind und beim Jugendlichen anzusehen, da die Zahnpulpa trotz des insgesamt positiven individuellen biologischen Faktors durch ihre große Ausdehnung erhöht gefährdet ist.

Die Adaptation an eine kronenprothetische Versorgung wird erleichtert, wenn die Wünsche und Vorstellungen des Patienten – soweit es zahnmedizinisch vertretbar und technologisch realisierbar ist – erfüllt werden. Dies kann andererseits im Einzelfall bedeuten, daß Maßnahmen, die ausschließlich auf Erwartungen des Patienten z.B. im Hinblick auf die Ästhetik beruhen, aus ethischen Gründen unterbleiben müssen. Bei der Indikationsstellung sind alle individuellen Faktoren zu berücksichtigen und die Funktionseinbuße, die Nutzen-Schaden-Relation sowie der Aufwand gegeneinander abzuwägen.

- ▷ Die bestehende Störung einer oder mehrerer Funktionen im orofazialen System aufgrund von angeborenen oder erworbenen Zahndefekten, die nicht mit füllungstherapeutischen Maßnahmen zu behandeln sind, gibt die Indikation zur Versorgung mit einer Krone vor (Ersatzkronen)
- ▷ Diese Überlegungen gelten gleichermaßen prospektiv, wenn Störungen im orofazialen System aufgrund von bestehenden oder zu erwartenden Defekten wahrscheinlich sind (Schutzkronen)
- ▷ Indikationen für Überkronungen ergeben sich auch im Rahmen der Versorgung mit festsitzenden oder abnehmbaren Teilprothesen sowie bei Verblockungen (Ankerkronen)
- ▷ Da häufig eine Zahnerhaltung nur durch Überkronung möglich ist, beziehen sich differentialtherapeutische Überlegungen auf die spezifischen Kronenarten
- ▷ Kontraindikationen für die Versorgung mit einer Krone ergeben sich absolut bei pathologischen Veränderungen des Zahns, die prognostisch seine Erhaltung in Frage stellen, und relativ beim Jugendlichen

7 Vorbehandlung und vorbereitende Maßnahmen

7.1 Allgemein

Die Wiederherstellung der Funktionen im orofazialen System steht schon bei der Überkronung eines Einzelzahns im Vordergrund der therapeutischen Betrachtungen. Neben den allgemein notwendigen Instruktionen zur Zahnpflege und Mundhygiene, läßt sich die Vorbehandlung bei der Versorgung eines Zahns mit einer Einzelkrone folgenden Disziplinen zuordnen:

▷ Kieferorthopädische Vorbehandlung
▷ Parodontologische Vorbehandlung
▷ Konservierende Vorbehandlung
▷ Chirurgische Vorbehandlung
▷ Prothetische Vorbehandlung

Diese bei der Versorgung eines Einzelzahns notwendigen spezifischen Maßnahmen können sich um die Funktionstherapie erweitern, wenn bei einem Patienten okklusogene Dento-, Parodonto-, Myo- oder Arthropathien vorliegen.

Angeborene oder erworbene Fehlstellungen, Drehungen, Kippungen können – je nach Schweregrad – durch **kieferorthopädische Maßnahmen** beseitigt werden (Abb. 62). Der Hinweis auf das jeweilige Ausmaß der Fehlstellung ist notwendig, weil nicht jede Veränderung der Stellung eines Einzelzahns vor der definitiven prothetischen Versorgung behoben werden muß (Lang, 1977). Die Indikation für die kieferorthopädische Behandlung richtet sich auch nach dem Alter des Patienten, wobei nach Beendigung des skelettalen Wachstums vorwiegend orthodontische Maßnahmen verbleiben.

Die **Parodontaltherapie** verbessert die Prognose für die Einzelkrone. Während im Gebiß des Jugendlichen meist die Instruktion über Zahnpflege und Mundhygiene ausreicht, ist beim Erwachsenen eine Therapie aufgrund fortgeschrittener Parodontopathien häufig notwendig (Hedegard und Landt, 1980; Ramfjord, 1989; Strub et al., 1994). Aufgrund von Involution und mangelnder Mundhygiene (Entzündungen) kommt es

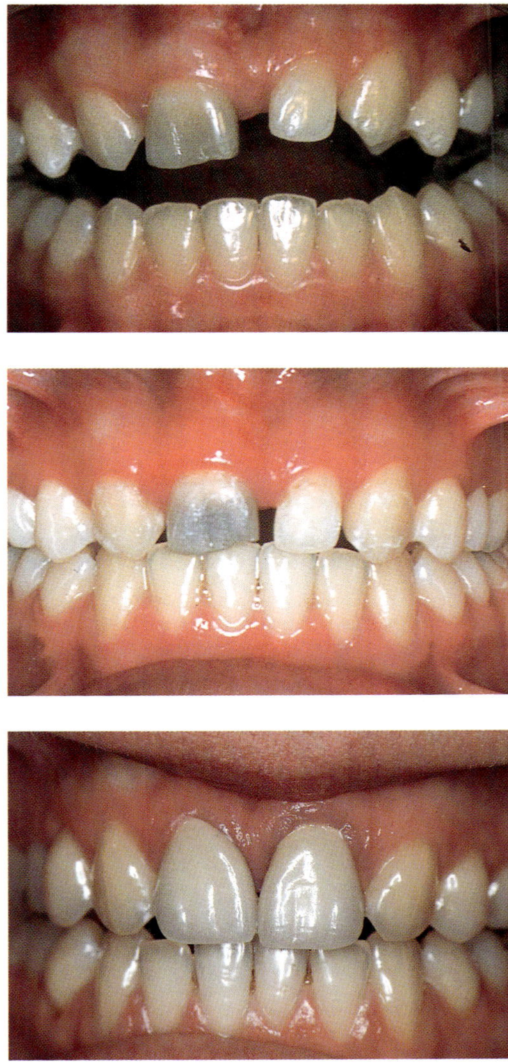

a b c

Abb. 62 Kieferorthopädische Vorbehandlung.

a) Ausgangssituation. Die Zähne 12 und 21 sind nicht angelegt. Im Hinblick auf eine prothetische Versorgung zeigt sich eine ungünstige Lückensituation.

b) Ergebnis der kieferorthopädischen Behandlung. Die Stellung der Zähne 11 und 22 bietet günstige Voraussetzungen für die Überkronung. Zahn 11 ist aufgrund einer endodontischen Behandlung verfärbt.

c) Prothetische Versorgung mit Keramikverblendkronen.

im Gebiß des Erwachsenen zur Retraktion der Gingiva und weitergehend zu Parodontopathien, unter Umständen mit der Ausbildung von Knochentaschen (De Boever, 1978; Marxkors, 1982).

Als Voraussetzung für die Überkronung ist durch die Vorbehandlung ein parodontaler Zustand zu schaffen, der folgenden klinischen Kriterien entspricht:

- ▷ Belagfreier Zahn mit glatter Oberfläche
- ▷ Entzündungsfreies Parodontium
- ▷ Mobilität in der Vertikalen physiologisch, in der Horizontalen höchstens fühlbar (Grad I)

Andere Idealforderungen wie z.B. die nach minimalen supraalveolären Taschen begründen bei Entzündungsfreiheit aus klinischer Sicht nicht die Kontraindikation für die Überkronung eines Einzelzahns. Selbst bei tieferen supraalveolären Taschen zeigt die Klinik, daß der Zahn über einen vertretbaren Zeitraum funktionstüchtig erhalten werden kann, wenn auch die Prognose insgesamt ungünstiger bewertet werden muß. Dagegen ist die Prognose für einen Zahn mit *intraalveolärer Tasche* so *ungünstig*, daß sich die Indikation für eine parodontalchirurgische Reduktion bzw. Beseitigung eher stellt (Abb. 63). Die operativen Techniken hierzu bestehen in Lappenoperationen mit Osteoplastik, Augmentationen mit Hilfe von Knochengewebe oder Knochenersatz sowie in gesteuerter Geweberegeneration.

Der *Verlust parodontaler Gewebe* durch involutive oder entzündliche Prozesse führt zu einer *Veränderung des Längenverhältnisses* der klinischen Krone zur klinischen Wurzel. Unter physiologischen Gegebenheiten beträgt dieses Verhältnis 1:2, als Mindestmaß für die Belastbarkeit wird aus statischen Gründen ein Verhältnis von 1:1 angegeben. Die dabei entstehende „Verlängerung" der klinischen Krone, die auch auf das Ergebnis der Mobilitätsmessung Einfluß nimmt, kann bei mehrwurzeligen Zähnen zu *freiliegenden Furkationen* führen. Ist der interradikuläre Raum nach Knochenabbau bindegewebig ausgefüllt, ist die Indikation für die Überkronung kaum eingeschränkt. Ist der interradikuläre Raum nicht ausgefüllt, ist bei Patienten mit sehr sorgfältiger Mundhygiene eine parodontalchirurgische Vorbehandlung nicht notwendig. In anderen Fällen sind plaqueakkumulationshemmende, die Reinigung verbessernde Maßnahmen durch parodontalchirurgische Eingriffe wie Osteoplastik, Hemisektion (Abb. 64) und Wurzelamputation hingegen indiziert (Mucko, 1983; Löst, 1985; Fournier, 1987; Goultschin et al., 1989).

Bei Zähnen mit *reduzierter oder fehlen-*

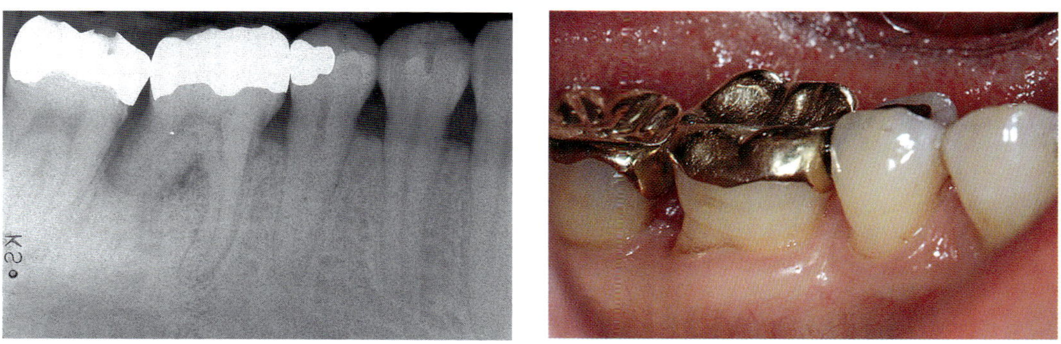

a b

Abb. 63 Parodontalchirurgische Vorbehandlung (gesteuerte Geweberegeneration, Sammlung Dr. Treinen, Poliklinik für Zahnerhaltung der Universität Mainz).

a) Ausgangssituation (Röntgenbild). Bei einer 35jährigen Patientin, die an Diabetes mellitus (juveniler Typ) leidet, liegt vor allem im Bereich der distalen Wurzel des Zahns 46 ein starker Knochenabbau vor. Die Furkation ist nicht mehr knöchern konsolidiert.

b) Klinische Situation fünf Monate nach Implantation einer Vicryl-Membran. Die distale Wurzel liegt ca. 3mm frei; der Sulcus-Blutungs-Index (0) und die Sondierungstiefe (1,5 mm) sind als physiologisch anzusehen.

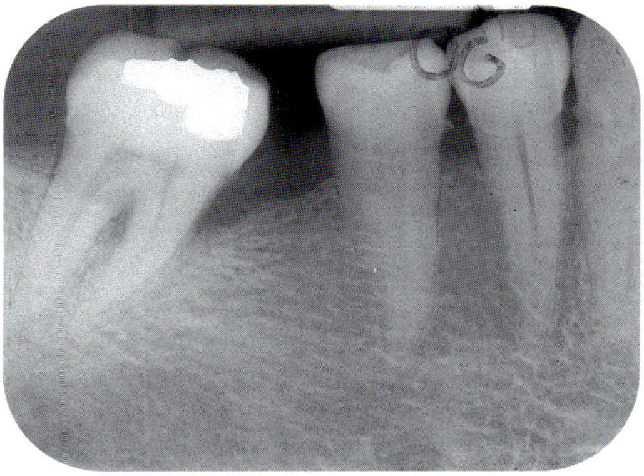
a

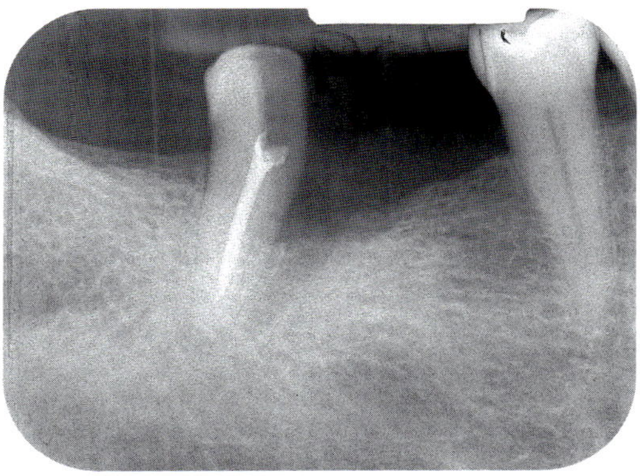
b

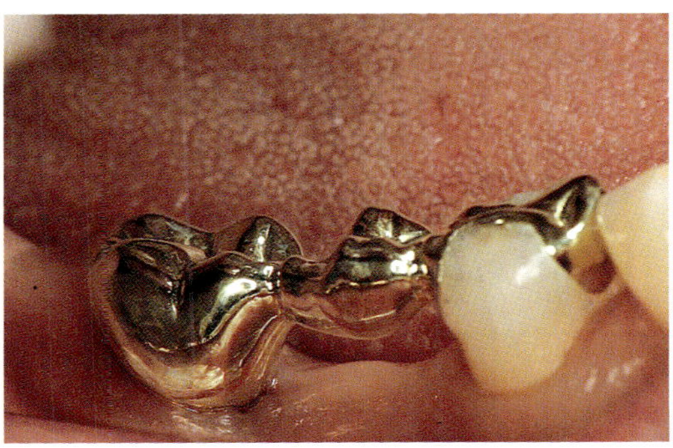
c

Abb. 64 Parodontalchirurgische Vorbehandlung (Hemisektion).

a) Ausgangssituation (Röntgenbild). Zahn 47 zeigt klinisch im Bereich der mesialen Wurzel eine chronisch rezidivierende Parodontitis.

b) Röntgenzahnfilm. Nach der endodontischen Behandlung wurde Zahn 47 unter Belassen der distalen Zahnhälfte hemiseziert. Bei der Trennung wurde darauf geachtet, keinen Überhang im Bereich der Bifurkation zu belassen.

c) Nach Aufbau der Zahnhälfte 47 durch einen stiftverankerten Stumpfaufbau prothetische Versorgung mit einer Endpfeilerbrücke.

der Zone befestigter Gingiva verbessern *mukogingivalchirurgische Eingriffe* (Bänderexzision, Vestibulumplastik, Schleimhauttransplantation) die Voraussetzung für die Überkronung. Verschiebeplastiken nach koronal zur Verbesserung der Ästhetik und zur Abdeckung empfindlicher Zahnhalsbereiche zeigen klinisch dagegen auf Dauer keinen befriedigenden Erfolg. *Parodontalchirurgische Eingriffe* zur Verlängerung der klinischen Krone mit dem Ziel, die Ästhetik zu verbessern oder die Friktion der künstlichen Krone zu verstärken, sind aus ethischen Gründen vertretbar, wenn es sich um ausschließlich gingivoplastische Maßnahmen ohne Reduktion des dentoalveolären Faserapparates handelt.

Im Rahmen der **konservierenden Vorbehandlung** ist eine endodontische Maßnahme beim pulpitischen und beim pulpamortalen Zahn notwendig. Als Minimalvoraussetzung für die Überkronung gilt eine *wandständige Wurzelfüllung* mit einem röntgendichten Material, das bis in das apikale Drittel der Zahnwurzel reicht (Abb. 65). Im idealen Fall reicht die Wurzelfüllung bis zum physiologischen Apex.

Die weitere prothetische Versorgung wird durch ein Wurzelfüllmaterial erleichtert, das *weicher* als Dentin ist und sich farblich davon unterscheidet. Zur Regeneration des apikalen Gewebes wird nach der Wurzelfüllung gefordert, den Zahn ein halbes Jahr nicht zu belasten und den Dauererfolg der endodontischen Behandlung abzuwarten. Erfahrungsgemäß ergibt sich jedoch in der Mehrzahl der Fälle die Notwendigkeit, die klinische Krone aus ästhetischen und okklusalen Gründen sofort mit der definitiven Krone zu versorgen. Sollten biologische Gründe zum Abwarten bis zur definitiven Versorgung zwingen, wird eine provisorische Versorgung durchgeführt (St. Arnault, 1991). Die Zeit bis zum definitiven Einsetzen hängt von individuellen Gegebenheiten ab. Bei einem Zahn nach Vitalexstirpation kann dies wenige Tage bis Wochen, bei einem Zahn nach Gangränbehandlung oder bei apikaler Ostitis einige Monate dauern (Guldner und Langeland, 1987; Eckerbom et al., 1991).

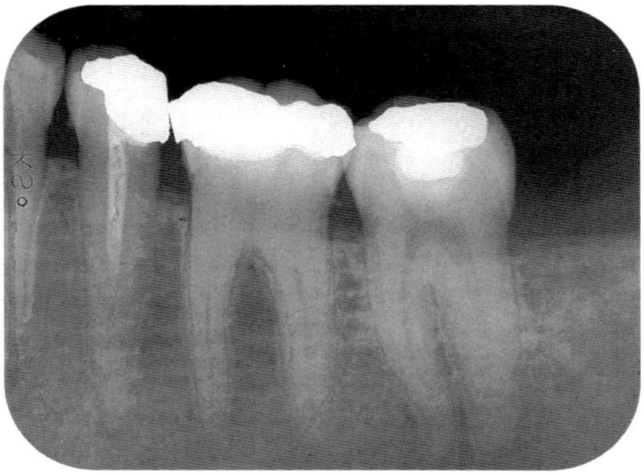

a

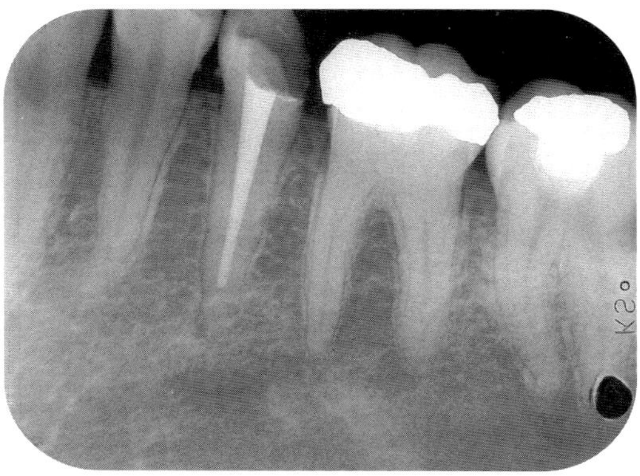

b

Abb. 65 Endodontische Vorbehandlung (Wurzelbehandlung). Günstige Voraussetzungen für die Überkronung eines marktoten Zahns sind eine wandständige und röntgendichte Wurzelfüllung, die bis zum physiologischen Apex reicht. Die Aufbereitung des Wurzelkanals wird durch ein Füllmaterial erleichtert, das weicher als Dentin ist und sich farblich davon unterscheidet.

a) Ausgangssituation (Röntgenbild). Wurzelfüllung bei Zahn 35 bis ins mittlere Drittel der Wurzel.
b) Röntgenzahnfilm. Situation nach Revision.

Die Indikation für eine *Vitalexstirpation mit nachfolgender Wurzelfüllung* aus prothetischen Gründen ergibt sich ausschließlich in dem äußerst seltenen Fall, in dem durch die künstliche Krone eine gravierende Stellungsanomalie des natürlichen Zahns kompensiert werden muß. Diese Indikation ist wegen der ungünstigeren Prognose des pulpamortalen Zahns differentialtherapeutisch gegenüber orthodontischen Maßnahmen besonders sorgfältig abzuwägen.

Weitere Maßnahmen in der Vorbehandlung erstrecken sich auf das *Bleichen* („bleaching") verfärbter pulpavitaler Zähne im sichtbaren Bereich. Bei der Veneer-Technik ebenso wie bei der Überkronung eines stark verfärbten Zahns durch Mantelkronen schimmert das verfärbte Dentin durch die Keramik, wodurch die Farbe der künstlichen Krone meist nachteilig verändert wird. Farbliche Beeinträchtigungen entstehen ggf. auch durch belassene verfärbte Wurzelanteile, die infragingival den Farbton des Gingivalsaums verändern und supragingival farblich ungünstig gegenüber der Kronenfarbe wirken (Cohen und Wallace, 1991). Das Bleichen erleichtert in diesem Fall die Farbangleichung der künstlichen Krone an die natürlichen Zähne.

Zähne mit *großer Ausdehnung der Pulpa,* wie sie meist im jugendlichen Gebiß zu finden sind, erlauben oft nicht den erforderlichen Präparationsumfang, den eine Versorgung mit Kronen mit sich bringt. In diesen Fällen kann durch sog. *Reizfüllungen* eine Retraktion der Pulpa erzielt werden. Am Zahnhals werden dazu labiale, orale und, soweit zugänglich, approximale Kavitäten präpariert und mit Phosphatzement für ca. zwei bis drei Monate gefüllt. Das Ergebnis in Form einer Reduktion des Pulpakavums wird durch eine enorale Röntgenaufnahme kontrolliert.

Zu den konservierend vorbehandelnden Maßnahmen sind weiterhin die Behandlungen der Caries profunda durch die direkte oder die indirekte *Überkappung* zu zählen. In der Regel kann drei bis vier Monate nach der indirekten Überkappung bei ausreichender Sekundärdentinbildung die definitive Versorgung durch Kronen erfolgen. Bei der direkten Überkappung muß nach regelmäßiger Sensibilitätskontrolle unter Umständen länger abgewartet werden. Wegen des fraglichen Erfolgs ist vor allem bei älteren Patienten eher eine endodontische Therapie in Betracht zu ziehen.

Vorbehandelnde **chirurgische Maßnahmen** beziehen sich bei der Versorgung mit Einzelkronen auf dentoalveoläre Eingriffe. Neben parodontalchirurgischen Eingriffen sind hier vor allem die *Wurzelspitzenresektion* und die *transdentale Fixation* zu nennen (Abb. 66). Die Wurzelspitzenresektion

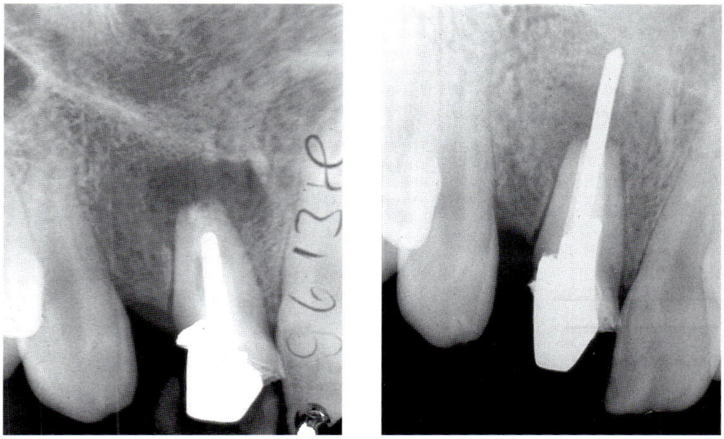

a b

Abb. 66 Chirurgische Vorbehandlung (Wurzelspitzenresektion mit transdentaler Fixation, Sammlung Dr. Graf).

a) Ausgangssituation (Röntgenbild). Apikale Osteolyse bei Zahn 11, der mit einem stiftverankerten Stumpfaufbau versorgt ist.
b) Zustand vier Monate nach Apektomie (Röntgenbild). Der über den Neoapex hinausreichende Titanstift fixiert den Zahn transdental.

ist indiziert bei apikalen Prozessen und bei Wurzeln, deren apikales Drittel aus morphologischen Gründen mechanisch nicht aufbereitet werden kann. Die transdentale Fixation dient der Stabilisierung einer parodontal insuffizienten Wurzel und kann deren gesteigerte Mobilität reduzieren. Gegenüber dem enossalen Implantat hat die transdentale Fixation in der letzten Zeit an Bedeutung verloren.

Als **prothetische Vorbehandlung** bei der Überkronung von Einzelzähnen gilt die Versorgung mit *Langzeitprovisorien* nach *minimaler Präparation.* Sie ist in den Fällen indiziert, in denen z.B. erst eine Verkleinerung des Pulpakavums (z.B. durch Reizfüllungen) den für die Versorgung mit definitiven Kronen notwendigen Substanzabtrag erlaubt. Sie sind ebenfalls indiziert, wenn bei bereits präparierten Zähnen die parodontale Vorbehandlung eine Retraktion der Gingiva erwarten läßt. Es sollte in diesen Fällen so lange mit der Abformung für die definitive Versorgung gewartet werden, bis sich ein biologisch stabiles parodontales Gleichgewicht eingestellt hat. Der Zeitpunkt richtet sich im allgemeinen nach dem Ausmaß der parodontalen Vorbehandlung im Zusammenhang mit der individuellen biologischen Reaktionslage und kann so wenige Wochen bis sechs Monate betragen.

Provisorische Versorgungen als vorbehandelnde Maßnahmen kommen für die Kronenprothetik auch dann in Frage, wenn bei Patienten mit okklusionsbedingten Myoarthropathien *Veränderungen der Kieferrelation* notwendig werden (Abb. 67). Vor der definitiven Behandlung muß sich

a 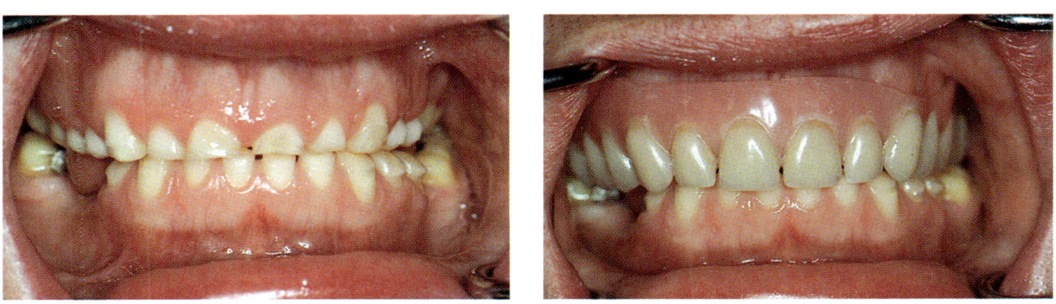 b

Abb. 67 Prothetische Vorbehandlung.

a) Amelogenesis imperfecta hereditaria bei einem 42jährigen Patienten. Im Zusammenhang mit parafunktionellen Muskelaktivitäten resultiert eine gravierende Veränderung der Kieferrelation.
b) Rekonstruktion der Kieferrelation durch eine abnehmbare Prothese im Oberkiefer (Cover denture) als vorbehandelnde Maßnahme.

die therapeutische Kieferrelation erst über einen Zeitraum von mindestens sechs Wochen bewähren. Der angegebene beschwerdefreie Zeitraum gilt ebenfalls für Vorbehandlungen durch Okklusionsschienen oder durch subtraktive Maßnahmen (Einschleifen).

Die in diesem Abschnitt angesprochenen Fragen der „Vertretbarkeit" und „Verweildauer" lassen sich schwer objektivieren. Sie hängen von der klinischen Erfahrung des Zahnarztes, dem individuellen biologischen Faktor und der Erwartungshaltung des Patienten, seiner Bereitschaft zur Mitarbeit und von sozialökonomischen Richtlinien ab.

In aller Regel sollte der Zahnarzt einen Zahn dann nicht überkronen, wenn er aufgrund der genannten Kriterien die Verweildauer der Krone nicht mit mindestens sechs bis acht Jahren einschätzt.

7.2 Pulpavitaler Zahn

Vorbereitende Maßnahmen zur Überkronung eines pulpavitalen Zahns beginnen mit der Entfernung bestehender Füllungen und kariöser Zahnsubstanz. Dieser Behandlungsgang kann im Regelfall in direktem zeitlichen Zusammenhang mit der Präparation für die künstliche Krone durchgeführt werden, was sich unter ergonomischen Aspekten anbietet. Bei fraglicher Ausdehnung kariöser Veränderungen ist dieser Behandlungsschritt im Rahmen der Vorbehandlung empfehlenswert, um „Zwischenfälle" bei der eigentlichen Präparation zu vermeiden.

Das *Entfernen kariöser Substanzen* erfolgt nach den Regeln der konservierenden Zahnheilkunde. Dieser Schritt beinhaltet auch das vollständige Entfernen bestehender Füllungen zum Ausschluß sekundär-kariöser Veränderungen. Das Entfernen einer Füllung und das Eröffnen einer Kavität im Schmelz erfolgt in dem Drehzahlbereich zwischen 160 000–200 000 U/min bei biologisch vertretbarer Anpreßkraft (bis maximal 1 N) und ausreichender Wasserkühlung (mind. 50 cm^3/min, Temperatur 18–20 °C).

Zum *Entfernen der Füllungen* bieten sich Hartmetallfräser oder diamantierte Instrumente in Zylinderform mit einem Durchmesser von bis zu 2 mm an. Das durch die Kühlflüssigkeit entstehende Aerosol (Spraynebel) wird mit dem Sauger (Kanülendurchmesser ca. 10 mm) entfernt. Dies erfüllt die Forderungen der Hygiene, bietet den Vorteil der Beseitigung von Schadstoffen (Amalgamreste, Quecksilberdämpfe) und trägt durch die entstehende Verdunstungskälte zu einer leichten Unterkühlung des Zahns bei. Beim Entfernen der Füllungen sollte eine *Traumatisierung der Gingiva* vermieden werden, um der Gefahr zu begegnen, daß Füllungspartikel in das verletzte Gewebe eindringen. Diese Fremdkörper führen zu ästhetisch störenden Pigmentierungen und kommen als potentielle Noxen (z.B. Metallose) in Betracht.

Kariöses Dentin wird mit Rosenbohrern, deren Durchmesser nach der Größe des jeweiligen Defekts zu wählen ist, in einem Drehzahlbereich von bis zu 3000 U/min ohne Spraykühlung entfernt und die Kavität mit 3%iger H_2O_2–Lösung gereinigt. Diamantierte Instrumente sind wegen der Ineffektivität des Abtrags kariösen Dentins nicht zu dessen Entfernung geeignet.

Der *Aufbau des Zahns vor der Präparation* zur Aufnahme einer Krone richtet sich nach der Größe und nach der Lokalisation der Kavität. Kavitäten, deren Rand supragingival oder mindestens 2 mm oberhalb der präsumtiven Präparationsgrenze liegt, sind mit *Zinkoxid-Phosphatzement* zu füllen. Größere Kavitäten, bei denen der Füllungsrand infragingival liegt und nicht deutlich (mindestens 2 mm) von der Krone überschritten werden kann, werden mit *Gußfüllungen* versorgt. Der Rand der später einzufügenden Krone kann bei weit infragingivaler Lage des Randes der Gußfüllung in deren supragingivalen Bereich verlaufen (Abb. 68). Durch Gußfüllungen als Aufbau unter Kronen wird daneben die mechanische Widerstandsfähigkeit des Kronenstumpfs am sichersten gewährleistet. Diesem Vorteil steht der Nachteil einer weiteren Behandlungssitzung und einer nach dem Einsetzen

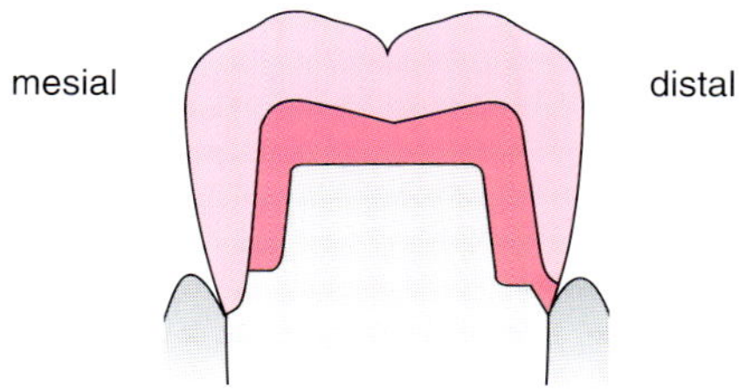

Abb. 68 Nach Entfernen der kariös veränderten Zahnsubstanz entstehen häufig distal-approximale Kavitäten, deren Rand weit infragingival liegt. Nach der Füllung mit einem plastischen Material und anschließender Präparation ist in diesen Fällen nicht sicher zu kontrollieren, ob die Präparation und damit die später einzufügende Krone die Kavität ausreichend überschreiten. Wird die Kavität mit einer Gußfüllung versorgt, kann der Rand der Krone im supragingivalen Bereich der Füllung verlaufen.

sowie Nachbearbeiten der Gußfüllung nochmals erforderlichen Abformung gegenüber (Schmeissner, 1974).

In der Regel empfiehlt es sich, *inkorporierte, zu erneuernde Kronen* schon im Rahmen der Vorbehandlung zu entfernen (Oliva, 1979; Smith, 1991). Durch dieses Vorgehen werden die parodontalen Vorbehandlungen erleichtert und der Zerstörungsgrad des Stumpfs sowie die Prognose der Pulpa schon in der Planungsphase besser beurteilbar. Zum Entfernen wird die Kronenwandung vestibulär und ggf. okklusal aufgeschlitzt. Hierzu haben sich im Bereich der Keramikmassen flammenförmige diamantierte Instrumente mit einem Durchmesser von 1,2–1,5 mm bei 160 000 bis 200 000 U/min und maximaler Menge an Kühlflüssigkeit bewährt. Im Bereich von Kunststoffen und bei metallenen Kronenwandungen werden kreuzverzahnte zylindrische bis leicht konische Hartmetallfräser gleichen Durchmessers bei gleicher Drehzahl sowie gleicher Menge der Kühlflüssigkeit eingesetzt. Im Hinblick auf eine ausreichende Schneidleistung und eine geringe Temperaturentwicklung sollten *scharfe* Fräser verwendet werden. Erschwerend kommt hinzu, daß der Zutritt des Kühlstrahls im Schlitz eingeschränkt ist. Als Antriebsaggregat scheiden luftgetriebene Dentalturbinen aus, da sich die in ihnen befestigten Fräser durch Rückpralleffekte leichter verhaken und abbrechen können.

Der Schlitz verläuft von *zervikal nach okklusal.* Bei der Durchtrennung der Kronenwandung ist ein vorsichtiges Vorgehen notwendig, um Schädigungen der Zahnhartsubstanzen zu vermeiden. Als Leitlinie kann dabei der Zementfilm dienen. Der Bereich von infragingival gelegenen Kronenrändern sollte zur Vermeidung von Traumatisierungen der Gingiva mit einem spitzen, diamantierten Schleifer bearbeitet werden. Anschließend werden die Ränder aufgebogen und die Krone entfernt. Auf diese Weise werden die parodontalen Gewebe nicht so stark belastet wie durch spezielle Kronenentferner (z.B. sog. Hirtenstab, Crown Butler).

Als Alternative zur mechanischen Methode wird empfohlen, den Befestigungszement der zu entfernenden Krone mit *Ultraschall* zu zertrümmern. Auch wenn der theoretische Vorteil darin zu sehen ist, die Krone zerstörungsfrei entfernen zu können, gelingt nach der klinischen Erfahrung die Entfernung nur selten (Pfeiffer, 1991).

Die entfernten Kronen können bei geringem Zerstörungsgrad als provisorische Versorgung wiederverwendet werden, indem ihre Lumina mit autopolymerisierendem Kunststoff (z.B. Luxatemp Automix®) ausgefüllt werden. Da die entfernten Kronen aber meist nur durch zeitaufwendige Maßnahmen als funktionstüchtige Provisorien zu gestalten sind, stellt die Neuanfertigung aus Kunststoff in der Regel die rationellere und funktionsgerechtere provisorische Versorgung dar (zur Methodik s. Kap. 12).

7.3 Pulpamortaler Zahn

Die Vorbereitung des pulpamortalen Zahns vor der Überkronung hängt vom Zerstörungsgrad der klinischen Krone und der Anzahl der Zahnwurzeln ab.

Pulpamortale Frontzähne und pulpamortale Prämolaren müssen durch einen *Stift* in dem endodontisch vorbehandelten Wurzelkanal versorgt werden. Dieser Stift stabilisiert die Wurzel sowie die klinische Krone und beugt somit Frakturen vor (Helfer et al., 1972; Assif, 1979; Guzy und Nicholls, 1979; Schmeissner, 1983; Barkhordar et al., 1989).

Molaren bedürfen in der Regel keiner Stabilisierung durch Stifte. In diesem Fall wird der Stumpf mit *plastischem Füllungsmaterial* aufgebaut und die Präparation analog dem Vorgehen beim pulpavitalen Zahn durchgeführt.

Als Restaurationsform kommen nur *höckerschützende Teilkronen* oder *Vollkronen* in Frage, um einer Höckerfraktur vorzubeugen (Leggett, 1979; Littman et al., 1983). Ist die klinische Krone eines Molaren dagegen stark zerstört, so daß für eine künstliche Krone kein ausreichender Halt gegeben ist, wird die Aufbaufüllung durch einen Stift im Wurzelkanal verankert (Shillingburg und Kessler, 1982). Der Wurzelstift ist zylindrisch und im apikalen Drittel konisch geformt (Assif et al., 1979). In der Regel sollte der Anteil des Stifts in der Wurzel so lang sein wie die klinische Krone. Vom Ende der Wurzelfüllung wird ein Sicherheitsabstand von ca. 3 mm gefordert. Der Durchmesser des Stifts beträgt durchschnittlich 0,7–0,9 mm. Seine Dimensionierung hängt letztlich von seinen Werkstoffeigenschaften und vom Wurzeldurchmesser ab (Assif und Bleicher, 1986; Wegmann, 1987). Der Stift besteht aus korrosionsfesten und gegenüber Belastungen widerstandsfähigen Metallegierungen (Plasmans et al., 1989).

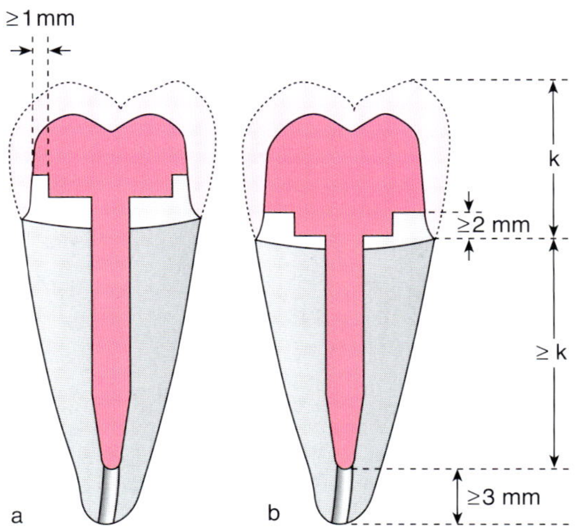

Abb. 69 Vorbereitung des pulpamortalen, wurzelbehandelten Zahns mit Hilfe eines stiftverankerten Stumpfaufbaus. Es ist günstig, wenn der Stift eine zylindrisch-konische Form aufweist. Der zylindrische Anteil fördert die Friktion, der konische apikale Anteil verringert die Gefahr der Wurzelperforation. Das Stiftende soll vom apikalen Ende der Wurzelfüllung einen Sicherheitsabstand von minimal 3 mm besitzen. Das Verhältnis der Stiftlänge im Kanal zur Höhe der künstlichen Krone ist für den Halt des Stiftes bedeutsam. Als Verhältnis wird mindestens 1:1 zugunsten der Stiftlänge gefordert. Die mechanische Widerstandsfähigkeit des Zahns wird erhalten, wenn die künstliche Krone die Grenze des Stumpfaufbaus um mehr als 2 mm überschreitet.

a) Die natürliche Substanz der Zahnkrone muß nicht total entfernt werden. Sie wird nur so weit abgetragen, daß nach der zirkulären Präparation noch eine ausreichend widerstandsfähige Schicht von minimal 1 mm Stärke besteht.
b) Weitergehende Reduktion der klinischen Krone bei geringerer Stärke der Höckerwände.

Bei sehr kurzen, für die Verankerung nutzbaren Wurzelkanälen (z.B. nach Resektion der Wurzelspitze) werden neben Aufbauten mit einem zweiten Stift *parallelwandige* Stifte und Schrauben empfohlen (Jones, 1983). Sie beinhalten allerdings erhöhte Risiken bei der Aufbereitung des Wurzelkanals durch Perforation oder Wurzelsprengung und bei der Befestigung durch einen Zementstau (Arvidson und Wroblewski, 1979).

Der Stumpfaufbau wird so gestaltet, daß er der Form eines pulpavitalen Zahns nach der Präparation zur Aufnahme einer Krone entspricht (Abb. 69). Der Aufbau wird dem konfektionierten Stift angegossen, seine Werkstoffeigenschaften müssen denen des Stiftmaterials entsprechen.

Stumpfaufbauten aus plastischem Material (Amalgam, Komposit), verankert an parakanalären Stiften oder Stiften im Wurzelkanal, ebenso wie Stifte mit konfektionierten Aufbauten werden von Guldner und Langeland (1987) beschrieben. Nach den Untersuchungen von Wirz et al. (1980) besteht bei Verwendung verschiedener Legierungen für Stift und Stumpfaufbaumaterial ein erhöhtes Risiko für *Korrosionserscheinungen*. Bei Verwendung von Kompositen (Hormati und Denehey, 1972; Käyser et al., 1987) besteht die Gefahr der *Perkolation*. Die bei der Verwendung von Amalgam beim pulpavitalen Zahn beschriebenen Gefährdungen biologischer Gewebe bestehen beim pulpamortalen Zahn in gleicher Weise.

Eine **absolute Indikation** für die Verwendung gegossener, individuell gestalteter stiftverankerter Stumpfaufbauten ergibt sich bei starker Zerstörung der klinischen Krone und fehlender Wandständigkeit des Stifts nach der Aufbereitung des Wurzelkanals. In diesem Fall ist es günstiger, einen konfektionierten Stift im Angußverfahren wandständig zu gestalten, als den stiftverankerten Stumpfaufbau nach Abformung des Wurzelkanals im Einstückgußverfahren herzustellen (Bruhn, 1989). Die Präparation für einen stiftverankerten Stumpfaufbau beinhaltet das Aufbereiten des Wurzelkanals, das Einpassen des Stifts und die Abformung.

Zur Aufbereitung des Wurzelkanals sind *Systeme* geeignet, bei denen die Stifte durch Länge und Stärke den individuellen Verhältnissen angepaßt sind. Durch die Normung von Kanalaufbereiter, Kanalerweiterer und Stiften für das Provisorium sowie für den definitiven Aufbau ergibt sich eine *exakte Passung*, eine *günstige Kraftverteilung* und zusammen mit dem Befestigungszement eine *gute Friktion* im Wurzelkanal. Die Aufbereitung des endodontisch vorbehandelten Zahns erfolgt bei einer Drehzahl von 300 U/min ohne Wasserkühlung (Saunders und Saunders, 1989). Nach Erreichen der primären Eindringtiefe wird mit dem Stift im Wurzelkanal eine Röntgenmeßaufnahme durchgeführt und ggf. bis zur definitiven Tiefe aufbereitet.

Die verbliebene Substanz der Zahnkrone muß nicht total entfernt werden. Sie ist im Gegenteil bis zu einer ausreichend widerstandsfähigen Stärke der Zahnhartsubstanz zu belassen. Sind die Voraussetzungen hierfür nicht gegeben, wird der klinische Kronenanteil mit einem diamantierten Instrument bei 160 000–200 000 U/min mit Kühlflüssigkeit gekürzt und plangeschliffen. Im Bereich des Kanaleingangs wird vor allem bei Frontzähnen und unteren Prämolaren ein im Querschnitt *ovaler Kasten* mit einem zylindrischen diamantierten Instrument bei 60000 U/min mit Wasserkühlung präpariert. Dieser Kasten *verstärkt den Übergang* vom Stift zum gegossenen Aufbau und trägt zur *Erhöhung der frikativen Wirkung* sowie zur *Verhinderung einer Rotation* bei (Schmeissner, 1979). Das Aufsitzen des Aufbaus auf den horizontalen Anteilen des Zahns (Kasten, Stumpf- bzw. Wurzeloberfläche) verhindert das tiefere Eindringen des Stifts und schließt dadurch Keilwirkungen auf die Wurzel aus (s. Abb. 69).

Die Aufbauten lassen sich auf indirektem und auf direktem Wege herstellen. Die **indirekte Herstellung** erfolgt nach einzeitiger Abformung der Zahnsubstanz mit dem im Wurzelkanal fixierten Stift. Zur Abformung bewähren sich Polyäthermassen (z.B. Impregum® F) wegen ihrer Härte und Rückstellkraft. Dabei sind die Kavitäten des Zahns mit Hilfe einer Abformspritze blasenfrei zu erfassen. Verbleibt der Stift nach Entfernen der Abformung im Wurzelkanal, kann er vorsichtig in die Abformung reponiert werden. Zur Abformung ist die Verwendung von *Teillöffeln* ausreichend, wenn sich die Modellation des Stumpfaufbaus an den Nachbarzähnen orientieren kann. Bei komplizierteren interokklusalen Verhältnissen ist jedoch die Gesamtabformung der Zahnreihe sowie die des Gegenkiefers angezeigt.

Bei der **direkten Technik** entfallen die Abformung und die Modellherstellung ebenso wie die Dimensionsänderungen, die diese Werkstoffkette betreffen. Als Vorteil ist ebenfalls zu werten, daß sich ein Behandlungstermin erübrigt. Der Nachteil dieser Methode ist vor allem darin zu sehen, daß die Behandlungszeit sich verlängert und durch das problematische Ausfließen der Modelliermasse (Modellierkunststoffe, z.B. GC Pattern Resin®) die notwendige Präzision in aller Regel nicht erzielt werden kann.

Der Aufbau bei der indirekten Methode wird im Labor auf dem Modell so hergestellt, daß er der Form des präparierten Zahnstumpfs eines pulpavitalen Zahns entspricht. Dabei ist anzuraten, sich bei der Modellation an den Nachbarzähnen zu orientieren. Bei Zahnfehlstellungen können durch entsprechende Modellation Korrekturen durch den Aufbau erfolgen. Der Vorteil der indirekten Methode liegt auch darin begründet, daß die Kontur der Krone sowie ihre Randstärke schon bei der Modellation berücksichtigt werden können, um nach dem Festsetzen des Stiftaufbaus umfangreiche und zeitaufwendige Korrekturen durch die Präparation einzusparen.

Nach dem Anguß des Aufbaus an den Stift ist der Stumpfaufbau, mit Ausnahme der evtl. den definitiven Abschluß zum Zahn darstellenden Regionen (Federrand), roh zu bearbeiten. Der hochglänzende Federrand stellt dann diesen Abschluß zum Zahn her, wenn die Grenze des Aufbaus aufgrund weit infragingivaler Lage nicht um mehr als 2 mm durch die künstliche Krone überschritten werden kann (s. Abb. 68).

Die provisorische Versorgung erfolgt zweckmäßigerweise direkt im Mund des Patienten. Hierzu finden genormte Stifte entsprechender Größe Verwendung, die nach Isolierung vor allem der Hilfskavität in den Kanal eingeführt werden. Als Stiftmaterial für die provisorische Versorgung kommen vor allem *Titan- und Aluminiumstifte* zum Einsatz. Diese sollten in ihrem okklusalen Anteil mit Querrillen zur besseren Retention des Provisorium-Kunststoffs versehen werden. Die weitere Versorgung durch ein Provisorium entspricht in ihrer Methodik der provisorischen Versorgung pulpavitaler Zähne.

Der Stiftaufbau wird nach Entfernen der provisorischen Versorgung und Reinigung des Wurzelkanals zementiert. Bei der Reinigung des Kanals ist darauf zu achten, daß dieser nicht erweitert wird. Als Reinigungslösungen werden nacheinander 3%ige H_2O_2-Lösung (Desinfektion, mechanische Reinigung durch Schaumbildung) und Orthoskavident® C (Entfettung, Trocknung) verwendet.

Der Befestigungszement (Zinkoxid-Phosphatzement) wird mit Hilfe einer Füllspirale (Lentulo) in den Kanal einrotiert und zusätzlich auf den Stift des Aufbaus gebracht. Das Einsetzen erfolgt langsam, um einen Zementstau zu verhindern (Gross und Turner, 1983). Nach dem Aushärten des Zements werden Überschüsse entfernt und – aus forensischen Gründen – eine Röntgenkontrollaufnahme angefertigt. Dadurch lassen sich Komplikationen wie z.B. Austritt von Befestigungsmaterial über Seitenkanäle in den Parodontalspalt oder mögliche Frakturen nachweisen. Um Lockerungen bei der nachfolgenden Präparation des Stumpfaufbaus durch Vibrationen zu verhindern, muß nach dem Erhärten des Zements eine Wartezeit von ca. einer halben Stunde eingehalten werden. Die Präparation muß die Grenze des Aufbaus um mindestens 2 mm überschreiten, so daß die später einzufügende Krone den Zahn zirkulär umfaßt. Dadurch wird erreicht, daß bei extraaxial einwirkenden Kräften die Übertragung auf die Zone der Hilfskavität und die Frakturgefährdung des Stifts wie der Wurzel minimiert werden (Schmeissner, 1972, 1977).

Liegt die Grenze des Aufbaus weit infragingival, kann der Kronenrand im Aufbau, der als definitiver Abschluß mit einem Federrand gestaltet ist, zu liegen kommen (analog pulpavitaler Zahn, s. Abb. 68). Mit dem Einfügen und Nachbearbeiten des stiftverankerten Stumpfaufbaus sind die vorbereitenden Maßnahmen vor der Überkronung eines pulpamortalen Zahns abgeschlossen.

Die *Entfernung eines bestehenden Stumpfaufbaus* ist z.B. wegen einer unvollständigen Wurzelfüllung oder kariösen Defekten vor der Neuversorgung notwendig (Warren und Gutmann, 1979; Machton et al., 1989). In aller Regel handelt es sich dabei um eine risikoreiche Behandlungsmethode, besonders bei Wurzeln mit langen Stiften, die eine hohe Friktion aufweisen. Dabei wird der Stift im Wurzelkanal mit einem Rosenbohrer (Durchmesser 0,2 mm) vorsichtig umbohrt, um die Wurzelwandungen möglichst wenig zu schwächen. Aufgrund des Wurzelquerschnitts geschieht dies bei den Frontzähnen und den Prämolaren eher in oro-vestibulärer als in mesiodistaler Richtung. Danach wird versucht, den Stift mit dazu geeigneten Instrumenten (z.B. Post Puller) vorsichtig zu luxieren und zu entfernen.

▷ Alle pathologischen Veränderungen im orofazialen System, die den Erfolg der kronenprothetischen Versorgung in Frage stellen, müssen im Rahmen der Vorbehandlungen beseitigt werden. Die Vorbehandlungen beziehen sich auf kieferorthopädisch-orthodontische, parodontologische, konservierende, chirurgische sowie prothetische und funktionstherapeutische Maßnahmen

▷ Die Vorbereitung des pulpavitalen Zahns geschieht nach den Regeln der konservierenden Zahnheilkunde

▷ Die Vorbereitung des pulpamortalen Zahns erfolgt bei den Frontzähnen und den Prämolaren mit Hilfe eines gegossenen, stiftverankerten Stumpfaufbaus. Molaren mit ausreichend Kronensubstanz können mit plastischem Füllungsmaterial aufgebaut werden

8 Werkstoffempfehlungen

Kenntnisse über die Werkstoffe, die im Rahmen einer prothetischen Behandlung eingesetzt werden, stellen die Voraussetzung dar, mögliche Schäden für das biologische Milieu zu vermeiden und den Therapieerfolg zu gewährleisten. Dem Zahnarzt kommt aus ärztlicher Verantwortung die Aufgabe zu, die Werkstoffe auszuwählen und korrekt zu verarbeiten. Er muß bei einer schwer zu überschauenden Vielzahl auf dem Markt befindlicher Produkte die jeweils indikationsgerechte Entscheidung treffen (Bundeszahnärztekammer, 1991). Bei der Werkstoffwahl muß er sich von Überlegungen leiten lassen, die auf gesicherten klinischen und wissenschaftlichen Erkenntnissen beruhen. Darauf basierend werden im folgenden unter Berücksichtigung klinischer Kriterien Empfehlungen zur Verwendung von Werkstoffen für die Kronenprothetik gegeben, die sich bewährt haben. Damit wird nicht ausgeschlossen, daß andere als die aufgeführten Werkstoffe den Anforderungen in der Kronenprothetik durchaus entsprechen können.

8.1 Kronen

Für die Vollkronen werden Metallegierungen, Kunststoffe und keramische Massen diskutiert.

Für die ausschließlich aus **Metall** gefertigten Vollkronen haben sich harte (Typ III nach DIN-Norm 13906) bis extraharte (Typ IV), für die Teilkronen mittelharte (Typ II) und harte (Typ III) *hochgoldhaltige Legierungen* (65–90% Au) bewährt. Diese Werkstoffe werden gegenüber edelmetallreduzierten (Behneke und Reiber, 1985) und edelmetallfreien (Häßler et al., 1983; Kelly und Rose, 1983; Lenz, 1985, 1991; Gehre, 1986) bevorzugt, weil langjährige Erfahrungen in der klinischen Anwendung wie auch in der labortechnischen Verarbeitung gezeigt haben, daß das Risiko von Unverträglichkeitserscheinungen (Geschmacksirritationen, Dysästhesien, Allergien, Verfärbungen, Schleimhautreaktionen) gering ist. Die erzielbare *Paßgenauigkeit* ist durch den „Präzisionsgoldguß" hoch. Ebenso erlauben diese Legierungen eine sehr *gute Adjustierung der Okklusion* und im Antagonistenkontakt ein *harmonisches Abrasionsverhalten.* Das okklusale Tastempfinden wird im Vergleich zu keramisch verblendeten Okklusalflächen als gegenüber dem natürlichen Vorbild nur wenig verändert empfunden.

Die Vollkrone aus **Kunststoff** stellt trotz der Entwicklung neuerer Kunststoffe auf Kompositbasis *keine dauerhafte Versorgung* dar (Buth et al., 1979; Harzer und Landmesser, 1979; Drummond, 1993). Hierfür sind in erster Linie die werkstoffbedingte Wasseraufnahme und Quellung, die nicht dauerhafte Farbbeständigkeit (exogene und endogene Faktoren) sowie die geringe Abrasionsfestigkeit der Kunststoffe verantwortlich (Hung et al., 1993). Sie kommen daher nur zur temporären (Langzeitprovisorium) oder provisorischen Versorgung in Frage (Anders, 1989; Bienek et al., 1989). Für *Langzeitprovisorien* werden mikrogefüllte, den Kompositen ähnliche, zum Teil lichthärtende Kunststoffe empfohlen.

Zur provisorischen Versorgung von Einzelkronen für kurze Zeit werden Epimine, Methylmethacrylate, Äthyl- und Isobutylmethacrylate sowie Bisphenol-A-Glyzide angegeben. Dabei sind die *Epimine* wegen der Schleimhautreaktionen und fehlender Reparaturfähigkeit als nicht geeignet und die *Methylmethacrylate* wegen der relativ hohen Polymerisationswärme (bis ca. 80°C) sowie des relativ hohen Restmonomergehaltes als bedingt geeignet anzusehen (Purnajeva und Koompiroj, 1983; Lauer, 1986; Tijan et al., 1989). Weniger schädigend sind die *„höheren" Methacrylate* (z.B. Trim®) und die *Bisphenol-A-Glyzide* (z.B. Luxatemp Automix®), die zwar weniger Wärme abgeben (ca. 40–50°C), aber bezüglich der Stabilität dünner Partien (Äthyl- und Isobutylmethacrylate) oder der Polierbarkeit (Bisphenol-A-Glyzide) als problematisch anzusehen sind.

Für die kunststoffverblendete Vollkrone werden als Metallegierungen die bei der Vollkrone abgehandelten empfohlen. Zur Verblendung haben sich die Kunststoffe mit anorganischen Füllkörpern durchgesetzt, wobei Silanisierungen und makromechanische Retentionen des Gerüsts die Haftung der Verblendung am Metallgerüst erhöhen (Naumann, 1983; Weiskopf et al., 1983; Musil und Tiller, 1988).

Als Werkstoff für die Vollkrone bzw. Teilkrone (Overlay, Veneer) aus **keramischen Massen** sind Glaskeramiken (Aluminiumoxidkeramiken) empfehlenswert (Josephson et al., 1991; Anusavice, 1993; Bienek und Marx, 1994). Hierfür stehen das *Empress®*- und das *InCeram®-Verfahren* zur Verfügung. Neben prinzipiellen Abweichungen in der Verarbeitungstechnologie besteht der Unterschied der beiden Werkstoffe in der Biegefestigkeit, die bei der InCeram®-Krone höher ist.

Die definitive Befestigung erfolgt bei den Empress®-Kronen durch die *Adhäsivtechnik.* Als Grund hierfür wird neben dem guten Dentin-Keramikverbund (Halt der Krone, Stabilisierung der Krone) die bessere ästhetische Wirkung durch einen zahnfarbenen Befestigungszement angeführt (Crispin et al., 1991; Scherrer und de Rijk, 1993; Touati und Miara, 1993).

Die Vollkrone aus InCeram® kann dagegen mit *Zinkoxid-Phosphatzement* festgesetzt werden. Wegen der zeitaufwendigen Befestigungsmethodik und der möglichen biologischen Nachteile bei der Säureätztechnik für zirkulär-präparierte, pulpavitale Zähne wird der InCeram®-Vollkrone der Vorzug gegeben. Die Verblendschalen (Veneers) müssen in jedem Falle durch die Adhäsivtechnik festgesetzt werden, wobei die erwähnten grundsätzlichen Bedenken bestehen, wenn Dentinareale durch die Präparation freigelegt sind.

Für die **keramikverblendete Vollkrone** sind spezielle, aufbrennbare und extraharte Edelmetallegierungen einzusetzen (Castellani et al., 1994). Die Oxidbildung, die für die Bindung der keramischen Massen am Metall sorgt, wird durch Beigabe eines geringen Anteils von Nichtedelmetallen erzielt (Espevik et al., 1979). Die *hochgoldhaltigen extraharten Aufbrennlegierungen* zeigen überwiegend eine silbergraue Farbe, nur wenige sind blaßgoldfarben. Besteht der Wunsch des Patienten nach einer goldfarbenen Legierung, muß ein geringer Härteverlust der Legierung in Kauf genommen werden, der aber bei der Einzelkrone klinisch vertretbar ist. Die keramischen Massen zur Verblendung müssen auf die Eigenschaften, speziell auf den linearen thermischen Ausdehnungskoeffizienten, der jeweiligen Metallegierung abgestimmt sein (Schwickerath, 1983). Dennoch führen die Keramikbrände zu einer Verschlechterung der primären Gerüstpassung (Freesmeyer et al., 1979; Rosenstiel, 1987). Zur Vermeidung sichtbarer, ästhetisch ungünstiger Metallränder werden *spezielle keramische Schultermassen* empfohlen, die kein Metallgerüst als Basis benötigen. Diese metallrandfreie Form der keramikverblendeten Krone ist allerdings mit Einschränkungen im Hinblick auf die Passung und die Stabilität im Randbereich zu bewerten (Biffar und Weltzsch, 1981; Kaiser und Newell, 1989; Chaffee et al., 1991; Boyle et al., 1993).

Die labortechnische Herstellung der Krone durch die Funkenerosion ist von Körber (1987) beschrieben. Titan als Werkstoff für Einzelkronen wird heute in zunehmendem Maße diskutiert (Andersson et al., 1989) sowie die computergesteuerte Fräsung von Metall- und Keramikkronen. Bei vielversprechenden ersten klinischen Berichten (Karlsson, 1993) stehen Langzeiterfahrungen aus.

8.2 Abformmaterialien

Zur Herstellung eines Zahnreihenmodells des nicht zu behandelnden Gegenkiefers finden schnellabbindende *Alginate* (Typ I) Verwendung, die eine ausreichend genaue Abformung und Modellherstellung ermöglichen (z.B. Palgaflex® Quick). Voraussetzung dafür ist allerdings, daß die Herstellerangaben zum Mischungsverhältnis von Pulver und Wasser berücksichtigt werden. Dies wird dadurch unterstützt, daß das Alginatpulver aufgeschüttelt wird und indem man Dosierhilfen sowie Wasser mit definierter Temperatur (ca. 21 °C) benutzt.

Für die Stumpfabformung in der Kronenprothetik werden folgende **Abformmethoden** angewandt:

▷ Einzeitig-einphasige Abformung (Monophasenverfahren)
▷ Einzeitig-zweiphasige Abformung (Doppelmischverfahren)
▷ Zweizeitig-zweiphasige Abformung (Korrekturverfahren)

Bei der einzeitig-einphasigen Abformung finden *thixotrope Elastomere* (z.B. Polyäther) von vorzugsweise mittlerer Viskosität (z.B. Impregum® F) Verwendung (Meiners, 1978). Bei den zweiphasigen Techniken ist die Anwendung von *additionsvernetzenden Polysiloxanen* (z.B. Contourprint-Duo®) zu empfehlen. Für die einzeitig-zweiphasige Abformung werden auch *Hydrokolloide* verwendet, deren Vorteile in ihren hydrophilen Eigenschaften und ihrem günstigen Preis liegen. Als Nachteil sind die geringe Reißfestigkeit dünner Fahnen, die sich bei infragingivaler Abformung ergeben können, und die relativ geringe Rückstellkraft zu werten. Das gleiche gilt für den apparativen Aufwand und die Notwendigkeit zur sofortigen Modellherstellung.

Die Vorteile der **Monophasentechnik** gegenüber dem Korrekturverfahren sind im Zeitaufwand (nur ein Abbindevorgang, kein Beschneiden der Primärabformung) und in einer geringeren Gefahr der Dimensionsverfälschung zu sehen (Lehmann und Burgdorf, 1978 a, b; Gelbard et al., 1994). Die methodisch schwierige, blasenfreie Applikation und die niedrigere Stempelwirkung bei der Monophasentechnik lassen diese besonders für die *Abformung innerer Verankerungsformen* (Overlays, Teilkronen) und bei *supragingivaler Lage der Präparationsgrenze* als geeignet erscheinen.

Bei der **Korrekturabformung** ist die Stempelwirkung für das dünnfließende Material am höchsten, weswegen sie sich für *infragingival abzuformende Bezirke* empfiehlt. Die Gefahr von elastischen Deformationen ist allerdings bei Kavitäten, okklusalen und approximalen Kästen so groß, daß sie nur bei Zähnen, die für Vollkronen präpariert sind, angewandt werden sollte (Lehmann, 1986, 1989).

Bei der **Doppelmischtechnik** wird ein höherer Stempeldruck ohne die Gefahr von Deformationen dadurch erreicht, daß *zwei unterschiedlich viskose Materialien* kombiniert werden. Die Verbindung von Primär- und Sekundärmaterial ist inniger als bei der zweizeitigen Methode, bei der es bisweilen zum Ablösen der Korrekturmasse kommt. Der Indikationsbereich der Doppelmischtechnik ist daher relativ groß. Andererseits führt sie in extremen Fällen, z.B. bei weit infragingivaler Lage der Präparationsgrenze, nicht zum Erfolg. Ebenso entstehen häufig bei stark zur Einschubrichtung des Löffels sich verjüngenden Bereichen (Zahnhals) defizitäre Bezirke, in denen das Material abfließt und somit nicht präzise abformt.

8.3 Modelle

Als Material für das Sägeschnittmodell sowie für das Modell des Gegenkiefers finden *Spezialhartgipse* (Typ IV) Verwendung (Lehmann und Lange, 1973; Lehmann, 1984). An das Präparationsmodell sind folgende **Anforderungen** zu stellen (Hofmann, 1972; Lehmann, 1993):

▷ Präzise Wiedergabe der Oberfläche der präparierten Zähne
▷ Korrekte Beziehung zu den Nachbarzähnen und Antagonisten (horizontal und vertikal)
▷ Möglichkeit der Entnahme und exakten Reposition der Modellstümpfe
▷ Fehlerfreie Reproduktion der Okklusalflächen der nichtpräparierten Zähne
▷ Sichere Fixierung, Entnahme und Repositionierung des Modells nach der Artikulatormontage

Diese Anforderungen werden am ehesten von den *Sägeschnittmodellen* erfüllt, bei denen der Zahnkranz durch einen Gipssockel (z.B. Pindex®) oder eine dimensionsstabile Platte (z.B. Zeiser®, Kiefer®) fixiert wird. Letztere haben sich durch den dimensionsstabilen Sockel als präziser erwiesen, da der Zahnkranz nicht ungehindert expandieren kann und die Fehler durch die Abbindexpansion des Sockelgipses entfallen (Reiber und Dertinger, 1988).

Zur Entnahme des Sägeschnittmodells aus dem Artikulator und zur Reposition bieten sich **Split-Cast-Systeme** an, die einen vorgefertigten Primär- und Sekundärsockel besitzen (z.B. Splitex®). Dadurch wird die Modellposition besser reproduzierbar als nach der Entnahme des Modells aus dem Artikulator zusammen mit der Montageplatte. Experimentelle Untersuchungen (Fuchs et al., 1976; Reinicke et al., 1995) belegen, daß die Abweichungen beim Split-Cast-System nicht mehr als 0,06 mm betragen, während bei der Entnahme des Modells zusammen mit der Sockelplatte Differenzen von bis zu 0,15 mm auftreten. Als weiterer Vorteil der Split-Cast-Systeme ist die Möglichkeit der Gleichschaltung von Artikulatoren und Montagegeräten untereinander zu sehen. Dadurch werden die Artikulatoren weniger beansprucht (Transport, Verunreinigung mit Montagegips), und im klinischen sowie labortechnischen Betrieb kann ihre Anzahl minimiert werden.

8.4 Befestigungsmaterialien

Die **Provisorien** werden mit speziellen Zementen temporär befestigt. In der Regel werden dabei *Zinkoxid-Eugenolpasten* (z.B. Kerr® Temp Bond) angewandt, deren Haftkraft durch Zusätze (z.B. Vaseline, Zinkoxidpulver) in Abhängigkeit von der Friktion der Kronen modifiziert werden kann. Die Zinkoxid-Eugenolzemente sind seit langem bewährt, da sie die Pulpa relativ wenig irritieren und aufgrund ihrer geringen Mundlöslichkeit sowie ihres dichten Verschlusses der Dentintubuli einen guten Schutz darstellen (Hodosh et al., 1993).

Bei ihrer Anwendung ist allerdings zu beachten, daß sie die *Polymerisation von Acrylaten (Adhäsivtechnik) hemmen* und *polymerisierte Acrylate (Langzeitprovisorien) erweichen*. In diesen Fällen sollten eugenolfreie Zemente (z.B. GC Freegenol® Temporary Pack) verwendet werden, die die Gingiva weniger irritieren.

Das **definitive Zementieren** ist für die Prognose der Behandlung mit Kronen von hoher Relevanz. Die klinischen Forderungen an einen geeigneten Befestigungszement sind gute Pulpaverträglichkeit, große Haftfestigkeit und geringe Löslichkeit im Mundmilieu. Neben den *Zinkoxid-Phosphatzementen* (z.B. Harvard Cement®) finden *Glasionomer-* und *Carboxylatzemente* Anwendung. Als Vorteil der letztgenannten wird die relativ gute Säurebindung (keine Schmerzreaktion beim Zementieren) bzw. das Einbeziehen von Ca^{++}-Ionen der Dentinoberfläche in den Zementverbund angegeben (Brännström und Nyborg, 1977; Tijan et al., 1991; Curtis et al., 1993; Jabbar und Eskander, 1993)

Dem stehen klinische Erfahrungen und Ergebnisse experimenteller Untersuchungen gegenüber, denen zufolge sich mit Glasionomer- oder Carboxylatzementen befestigte Kronen verfrüht von den Stümpfen lösen (Curtis et al., 1993; Niemann, 1985). Demnach sind nach wie vor die feinkörnigen Zinkoxid-Phosphatzemente (Korngröße ca. 20 µm) als Befestigungszemente am besten geeignet (Black und Charlton, 1989; Utz et al., 1989; White et al., 1994 b).

Für die adhäsive Befestigung von Kronen aus keramischen Massen stehen eine Vielzahl von *Kunststoffen auf Bis-GMA-Basis* zur Verfügung. Neben den von den Herstellern des betreffenden Keramiksystems empfohlenen (z.B. Empress® Cem Kit) sind eine Reihe praxisbewährter Befestigungsstoffe (z.B. Microfill pontic®, Comspan opaque®) geeignet.

- ▷ Kenntnisse über die Werkstoffe, die indikationsgerechte Auswahl und ihre präzise Verarbeitung stellen eine wesentliche Voraussetzung für den Therapieerfolg dar
- ▷ Als Materialien für provisorische Kronen werden Methacrylate und Bisphe-

nol-A-Glyzide, als Materialien für definitive Kronen Gold-Basislegierungen und dentalkeramische Massen empfohlen. Für Keramikmantelkronen sind am besten neuere Glaskeramiken geeignet

▷ Für die Abformung der Zahnreihe des Gegenkiefers sind Alginate ausreichend. Die Stumpfabformung wird mit dem Monophasen-, dem Doppelmisch- oder dem Korrekturverfahren durchgeführt. Verwendung finden dabei Polyäther oder additionsvernetzende Polysiloxane

▷ Das Modell des Gegenkiefers wie auch das Präparationsmodell werden aus Spezialhartgips hergestellt. Für das Präparationsmodell werden Systeme empfohlen, die einen dimensionsstabilen Sockel aufweisen. Split-Cast-Systeme führen zusätzlich zu einer höheren Präzision und ergonomischen Verbesserungen

▷ Als Befestigungsmaterial für provisorische Kronen werden in der Regel Zinkoxid-Eugenolpasten empfohlen. Bei Anwendung der Adhäsivtechnik muß das Material frei von Eugenol sein. Kronen werden mit Hilfe von Zinkoxid-Phosphatzementen definitiv befestigt, dagegen kommen bei einigen Keramiksystemen nur Kleber auf Bis-GMA-Basis in Frage

9 Artikulatoren

Die Aufgaben der Artikulatoren bestehen auf dem Gebiet der Kronenprothetik darin, die Lagebeziehung der Kiefermodelle in der Statik und Dynamik entsprechend den klinisch relevanten, individuellen Werten (Frontzahnführung, Kondylarbahnneigung) mechanisch wiederzugeben. Dies ermöglicht die *Reproduktion der Okklusion,* die in der Kronenprothetik bei Diagnose und Therapie erforderlich ist.

Die sog. *Okkludatoren* simulieren ausschließlich eine bestimmte statische Lagebeziehung sowie eine biologisch nicht relevante Öffnungs- und Schließbewegung um eine einzige starre Achse. Sie sind zur Herstellung von Kronen *kontraindiziert.*

Beispiele für den Einsatz von Artikulatoren stellen in der Diagnostik die *instrumentelle Okklusionsanalyse,* die *Mandibular-Positionsanalyse* sowie das *Probeeinschleifen* und das *diagnostische Aufwachsen* dar. Beispiele in der Therapie liegen in der labortechnischen *Herstellung von Okklusionsschienen* und von *Kronen.* Für diese Aufgaben stehen unterschiedliche Artikulatoren zur Verfügung. Sie lassen sich allgemein einteilen in:

▷ Nicht-justierbare Artikulatoren
▷ Justierbare Artikulatoren

Die **nicht-justierbaren Artikulatoren** besitzen im allgemeinen eine mittelwertig fixierte horizontale Kondylarführung von 15° bezogen auf die Sagittalebene und eine sagittale Kondylarführung von 34° sowie eine Frontzahnführung von 15° bezogen auf die Camper-Ebene. Die **justierbaren Artikulatoren** erlauben dagegen die individuelle Einstellung dieser Werte nach Registrierung am Patienten.

In den Konstruktionsprinzipien unterscheiden sich die Arcon- von den Non-Arcon-Artikulatoren. Beim **Arcon-Gerät** befindet sich die Kondylarkugel am Unterteil, die Kondylarführung am Oberteil. Beim **Non-Arcon-Artikulator** ist die Bauweise umgekehrt: Kondylarkugel am Oberteil, Kondylarführung am Unterteil. Entgegen der allgemeinen Auffassung, wonach das Arcon-Gerät dem natürlichen Vorbild entspricht, ist das *funktionelle Prinzip des orofazialen Systems* im Non-Arcon-Artikulator verwirklicht: Analog der klinischen Situation bleibt die Kondylarführung stationär, die Kondylarkugel bewegt sich.

Bei der Mehrzahl der Arcon-Artikulatoren ist die Kondylarführung aufhebbar. Dies kann als gravierender Nachteil gewertet werden, weil damit die eigentliche Aufgabe des Artikulators, die posteriore Führung vorzugeben, nicht sicher gewährleistet ist. Bei Arcon-Artikulatoren neuerer Konstruktion mit nicht aufhebbarer Kondylarführung erschwert das höhere Gewicht des Oberteils die Handhabung. Aus den angeführten Gründen wird in der Kronenprothetik der Verwendung von Non-Arcon-Artikulatoren der Vorzug gegeben (Fuhr und Reiber, 1986).

Unabhängig von den geometrischen Konstruktionsmerkmalen gelten für Artikulatoren folgende **relativierende Betrachtungen** im Hinblick auf die Wiedergabe biologischer Funktionen. Eine Gegenüberstellung biologischer, mechanischer und werkstoffkundlicher Faktoren verdeutlicht dies:

▷ *Biologische Faktoren*
- Zahnbeweglichkeit
- Elastische Deformation der Zähne und der Kiefer
- Resilienz temporomandibulärer Gewebe
- Neuromuskuläres System

▷ *Artikulatorbedingte mechanische Faktoren*
- Präzision und Stabilität
- Konstruktionsbedingte Limitierung in der Mechanik der Bewegung

▷ *Werkstoffbedingte Faktoren*
- Dimensionsverhalten (Gipse, Wachse, Abformmaterialien)

In der Kronenprothetik soll der einstellbare **Non-Arcon-Artikulator** folgenden Forderungen entsprechen (Reiber und Hille, 1989 a, b):

- ▷ Präzision, Stabilität, geringer Verschleiß
- ▷ Zentrikverriegelung
- ▷ Transversalspiel der Scharnierachse justierbar
- ▷ Frontzahnführung justierbar
- ▷ Sagittale Kondylarführung gekrümmt und justierbar
- ▷ Horizontale Kondylarführung justierbar
- ▷ Retrusionsführung
- ▷ Bestandteil eines Systems mit Registrierbogen, Gesichtsbogen und Transfereinrichtungen
- ▷ Modellsockelsystem zur Gleichschaltung
- ▷ Einfache Handhabung

Die Indikation der verschiedenen Registrierverfahren, Übertragungsmethoden und

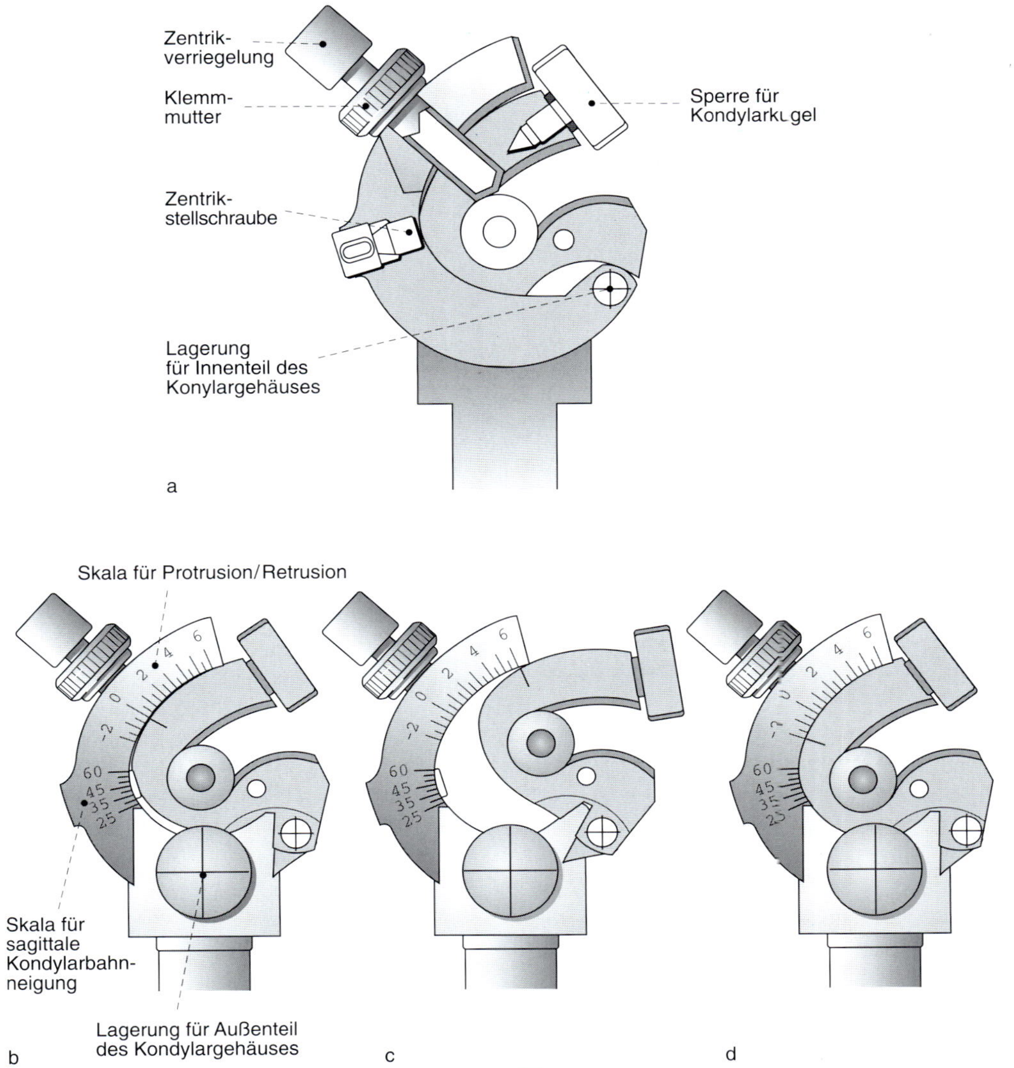

Abb. 70 Kondylarelement des Artex®-TR-Artikulators.

a und b) Das Kondylargehäuse ist zweigeteilt. Der äußere Teil ermöglicht die Justierung der sagittalen Kondylarbahnneigung, der innere Teil den Versatz der Kondylarkugel um bis zu 2 mm nach retral und bis zu 6 mm nach ventral. Durch die Zentrikstellschraube wird die Nullposition definiert.
c) Protrusion um 6 mm.
d) Retrusion um 2 mm.

Artikulatorjustierungen hängt von der individuellen okklusalen Führung des Patienten ab. In Gebissen mit einer **steilen Frontzahnführung** ist die Simulation der Gelenkbahn weniger bedeutungsvoll als bei einer Molarenführung. Im Fall der steilen Frontzahnführung wird das Modellpaar nach dem *Bonwill-Dreieck* in den Artikulator eingesetzt und die *Kondylarelemente den Mittelwerten* angepaßt. Klinisch hat es sich in der Kronenprothetik als günstig erwiesen, die sagittale Neigung auf 30° und die horizontale auf 20° einzustellen. Dieses Vorgehen, den allgemein angegebenen Mittelwert sagittal zu reduzieren und horizontal zu erhöhen, verringert die Wahrscheinlichkeit, daß die Kronen im Mund okklusale Interferenzen in der Dynamik zeigen.

Bei Vorliegen einer **Molarenführung** werden die Modelle achsenbezüglich nach arbiträrer Bestimmung der Scharnierachse mit einem *Mittelwertgesichtsbogen* montiert und die Kondylarelemente mit Hilfe von *Positionsregistraten* eingestellt. Muß bei der Versorgung mit Kronen die vertikale Kieferrelation verändert werden, erfolgt die Einstellung der Kondylarelemente nach achsiographisch ermittelten Gelenkbahnregistrierungen. Die Modelle werden in diesem Fall mit einem Transferbogen nach individueller Lokalisation der Scharnierachse übertragen.

Verläuft die Gelenkführung weniger straff und lassen sich **Abrasionsmarken** an den Zähnen des Molarenbereichs nachweisen, werden die Kondylarführungen des Artikulators so eingestellt, daß die Abrasionen bei Artikulatorbewegungen in Kontakt treten. Diese Einstellung gilt jedoch nur für die Fälle, in denen die Abrasionen *nicht Ausdruck pathologisch veränderter Funktionen* sind. Die Einstellung des Artikulators mit Hilfe pathologischer Abrasionen würde zur Fixierung der pathogenen Okklusion führen. In diesem Fall wären funktionstherapeutische Maßnahmen (z.B. Okklusionsschienen, Einschleifkorrekturen) als Vorbehandlung angezeigt.

Bei der **Rekonstruktion der Frontzahnführung** durch Einzelkronen läßt sich der *Inzisalteller* des Artikulators *individuell ausformen*. Hierzu werden die Situationsmodelle in den Artikulator eingesetzt. Durch Führung des Artikulators über die Situationsmodelle wird ein Autopolymerisat im Frontzahnteller ausgeformt. Nach Aushärtung des Polymerisats, das eine lange plastische Formbarkeit und eine geringe Polymerisationsschrumpfung aufweisen muß, werden die Präparationsmodelle in den Artikulator montiert. Der Inzisalstift übernimmt hier die durch das Autopolymerisat geschaffene Führung. Auch wenn der Führungsteller zweizeitig im Korrekturverfahren hergestellt ist, läßt sich aufgrund der polymerisationsbedingten Kontraktion keine ganz exakte Reproduktion erwarten (Huber, 1986).

Das für die besprochenen Maßnahmen in der Kronenprothetik empfohlene Artikulatorsystem ist in den Abbildungen 70 bis 72 dargestellt.

- ▷ Für den Einsatz in der Kronenprothetik sind justierbare Artikulatoren vom Non-Arcon-Typ indiziert. Forderungen an den Artikulator sind Präzision, Stabilität, Zentrikverriegelung, justierbares Transversalspiel der Scharnierachse, justierbare Frontzahn- sowie Kondylarführung (sagittal und horizontal), Retrusionsführung, Bestandteil eines umfassenden Registriersystems, Modellsockelsystem zur Gleichschaltung und einfache Handhabung
- ▷ Bei steiler Frontzahnführung werden die Modelle entsprechend dem Bonwill-Dreieck montiert, die Kondylarelemente nach Mittelwerten justiert
- ▷ Bei Molarenführung werden die Modelle nach arbiträrer Scharnierachsenbestimmung achsenbezüglich montiert, die Kondylarelemente werden mit Hilfe von Positionsregistraten justiert
- ▷ Bei Vorliegen mäßiger, physiologischer Abrasionsmarken an den Zähnen werden die Kondylarführungen so justiert, daß die Abrasionen bei Artikulatorbewegungen in Kontakt treten

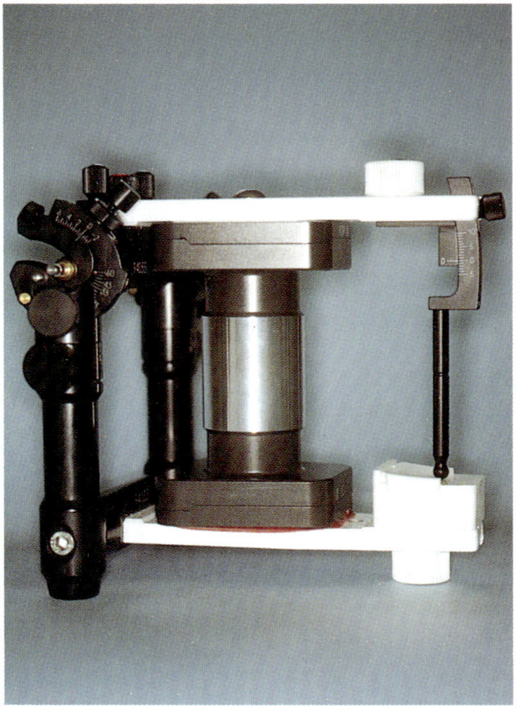

Abb. 71 Teiljustierbarer Non-Arcon-Artikulator Artex®-TR mit Magnetsockel-System (Splitex®). Mit Hilfe eines Schlüssels können die Artikulatoren untereinander sowie mit einem Montagegerät gleichgeschaltet werden. Wesentliche Vorteile sind darin zu sehen, daß der Transport des Gerätes zwischen Praxis und Labor sowie Verunreinigungen durch Montagegips entfallen.

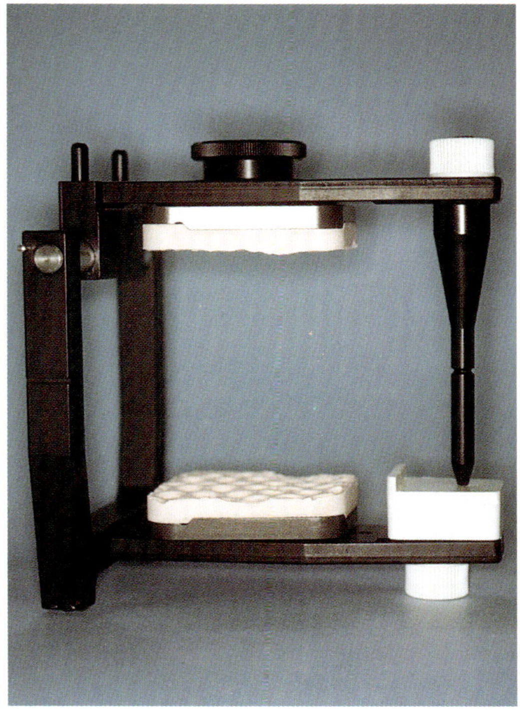

Abb. 72 Okkludator, der mit dem Artikulator gleichgeschaltet ist und als Montagegerät dient. Auf dem Magnetsockel befinden sich zur Modellmontage paßgenaue Platten aus Extrahartgips.

Klinisches Vorgehen bei der Versorgung mit Kronen

10 Untersuchung des Patienten

Schon die Defekte eines Einzelzahns stellen eine funktionelle Störung in einem biologischen System dar. Der Zusammenhang zwischen Einzelzahn, parodontalen Geweben, Muskulatur und Kiefergelenken sowie die Vielfalt der oralen Funktionen und Dysfunktionen einschließlich der Mimik sind in die Untersuchung und Befunderhebung einzubeziehen, um die prothetische Versorgung mit Kronen planen und durchführen zu können (Gordon, 1991).

10.1 Bewertung des äußeren Erscheinungsbildes des Patienten

Grundlage einer jeden zahnmedizinischen klinischen Untersuchung ist die Anamnese, der eine Bewertung des äußeren Erscheinungsbildes vorangeht. Schon bei Betreten des Sprechzimmers gewinnt der Zahnarzt einen ersten Eindruck vom Patienten, der im Laufe der weiteren Untersuchung durch die Diagnose bestätigt werden kann. So erlauben z.B. der *Gesichtsausdruck* des Patienten, seine *Körperhaltung,* sein *Konstitutionstyp,* sein *Händedruck* und seine *Sprache* Rückschlüsse auf die **innere Grundhaltung,** als einer für die Beziehung zwischen Zahnarzt und Patient (Compliance) wichtigen Voraussetzung.

Die **Physiognomie** erlaubt Rückschlüsse auf das Verhältnis des Untergesichts zum Mittelgesicht als Ausdruck der *vertikalen Kieferrelation* und, ebenso wie das Lippenprofil, auf *mögliche Dysgnathien.* Die Lachlinie, die Breite der Mundspalte, das Ausmaß der sichtbaren Zahnflächen beim Lächeln, die Zahnfarbe lassen die *ästhetischen Aspekte* im Hinblick auf die Versorgung erkennen und bewerten. Gesichtsasymmetrien und sichtbare Veränderungen der Kaumuskulatur geben Hinweise auf *Funktionsstörungen,* ebenso wie Schwellungen auf *akute pathologische Prozesse.* Die spätere Palpation dieser Bezirke informiert über den qualitativen Charakter der Veränderung.

Rückschlüsse auf Veränderungen der vertikalen Kieferrelation oder der Frontzahnbeziehungen lassen sich aus *Phonationsstörungen* sowie aus der Beurteilung der *Gesichtsproportion* gewinnen. Der interokklusale Sprechabstand sollte mindestens 1–2 mm betragen, für die Zungenspitze muß ein ungehinderter Kontakt mit den Palatinal- bzw. Lingualflächen der Frontzähne möglich sein. Störungen in der regelrechten Führung des Luftstroms lassen z.B. auf Speicheldurchtritt durch inkorrekt gestaltete Interdentalräume im Frontzahnbereich schließen.

10.2 Gespräch mit dem Patienten

Die eigentliche Anamnese beginnt mit dem Gespräch zwischen Patient und Zahnarzt. Es besteht aus der **allgemeinen** und der **speziellen Anamnese**, die sich wiederum in einen *prothetischen*, einen *funktionellen* und einen *sozialen* Teil untergliedert (Abb. 73). Zu Beginn des Gesprächs wird der Anlaß des Besuchs erfragt, aus dem sich schon Hinweise über die quantitativen und qualitativen Aspekte der Behandlung ergeben. Berichtet der Patient über klinisch schwer oder gar nicht zu objektivierende Erscheinungen (z.B. „Spannungen" im gesamten orofazialen System), die möglicherweise schon durch andere medizinische Disziplinen nicht abzuklären waren, liegt der Verdacht auf einen komplizierteren Behandlungsverlauf nahe. Auch die individuellen, höchst heterogenen Wünsche und Erwartungen des Patienten in bezug auf die Behandlung bedingen nicht selten eine abweichende Bewertung durch den Zahnarzt, was die Priorität und die Realisierbarkeit der Behandlung betrifft.

Stehen ausschließlich Anforderungen an die Ästhetik der Kronen im Vordergrund des Patienteninteresses, empfiehlt sich eine grundsätzlich andere Vorgehensweise als z.B. bei einem Blasmusiker, dessen Berufs-

Anamnesebogen

Universität Leipzig
Poliklinik für Zahnärztliche Prothetik und Werkstoffkunde
Direktor: Prof. Dr. Th. Reiber

Patientenname ____________________ **Pat.-Nr.** ____________

I-Zahl --- / --- / 19--- **Datum** --- / --- / 19---

1. Allgemeine Anamnese

	nein	ja	welche? (Klartext)
Infektionen	☐	☐	____________
Hepatitis	☐	☐	A☐ B☐ Non A- Non B (C) ☐ D☐
HIV	☐	☐	
Herz-Kreislauf-Erkrankungen	☐	☐	____________
Allergien	☐	☐	Penicillin☐ LA☐ weitere ____________
Hämatologische Erkrankungen	☐	☐	____________
Atemwegserkrankungen	☐	☐	____________
Erkrankung der Verdauungsorgane	☐	☐	____________
Hormonelle Erkrankungen	☐	☐	____________
Gelenkerkrankungen	☐	☐	____________
Neurologische Erkrankungen	☐	☐	____________
Psychische Erkrankungen	☐	☐	____________
Traumata/Unfälle	☐	☐	____________
Schwangerschaft	☐	☐	
Operationen	☐	☐	____________
Medikamente	☐	☐	____________
Sonstiges	☐	☐	____________

2. Spezielle Anamnese

a) Prothetisch

Art des vorhandenen Ersatzes festsitzend☐ abnehmbar☐ : partiell☐ total☐ kombiniert☐ keiner☐

Alter des vorhandenen Ersatzes OK 19 --- UK 19 --- Tragegewohnheiten immer☐ tags☐ nie☐

Zahnverlust nein☐ ja☐ : Trauma☐ Karies☐ PA☐ unbekannt☐ erster Zahnersatz 19 ---

Letzte Röntgenaufnahme im MKG-Bereich ---/---/ 19---

b) Funktionell

	ja	nein
Schwierigkeiten☐ Schmerzen☐ bei der Mundöffnung	☐	☐
Klemmen☐ Steckenbleiben☐ Ausrenken☐ des Kiefers	☐	☐
Schwierigkeiten☐ Schmerzen☐ beim Kauen☐ Sprechen☐ oder sonstigen Kieferbewegungen☐	☐	☐
Gelenkgeräusche	☐	☐
Regelmäßiges Steifheits-☐ Spannungs-☐ Ermüdungsgefühl☐ im Kiefer	☐	☐
Schmerzen in den oder in der Gegend der Ohren☐ Schläfen☐ Wangen☐	☐	☐
Häufig Kopfschmerzen☐ Nackenschmerzen☐	☐	☐
Kürzlich Verletzung des Kopfes☐ Nackens☐ Kiefers☐	☐	☐
Veränderung des Bisses in der letzten Zeit	☐	☐
Bisherige Behandlung von Kiefergelenkerkrankungen 19---	☐	☐

c) Sozial

Beruf/Ausbildung/Tätigkeit

____

____

Lebenssituation

____

____

Abb. 73 Anamnesebogen.

ausübung z.B. durch defekte oder gelockerte Frontzähne in Frage gestellt ist. Eine intensive Aufklärung über das Verhältnis von Nutzen und Schaden einer Überkronung und die spezifische Reaktion des Patienten stellen oft den probaten Versuch für den Zahnarzt dar, entscheiden zu können, ob die Behandlung ohne interdisziplinäre (psychosomatische bzw. psychiatrische) Konsultation durchgeführt werden kann.

Das Gespräch mit dem Patienten im Rahmen der Anamnese erlaubt zu einem sehr frühen Zeitpunkt *prognostische Aussagen* über den Erfolg der durchzuführenden Behandlung. Je widersprüchlicher die anamnestischen Angaben des Patienten sind, um so vager gestalten sich die Diagnose und Prognose. In diesen Fällen ebenso wie bei umfangreichen Versorgungen sollte die Anamnese sehr ausführlich gestaltet werden. Es empfiehlt sich ein systematisches Erfassen aller Befunde in einem Schema, was vor allem für den jungen Zahnarzt als unabdingbar zu bezeichnen ist. Mit zunehmender klinischer Erfahrung lernt der Zahnarzt, die anamnestischen Angaben schnell zu einer Verdachtsdiagnose zusammenzufassen und das weitere diagnostische Vorgehen zielgerichtet zu gestalten.

Fragen zur allgemeinen Anamnese bezwecken in der Kronenprothetik vor allem das Erfassen jener **Krankheitsprozesse,** die sich direkt oder indirekt auf das orofaziale System auswirken. Hierdurch ist zu klären, ob diese allgemeinen Erkrankungen das methodische Vorgehen bei der Behandlung beeinträchtigen und die definitive Versorgung in Frage stellen. Als wichtigstes Beispiel hierfür sind *Risikofaktoren für die Lokalanästhesie* anzuführen. Mißempfindungen an der Schleimhaut (Brennen) können z.B. als Folge einer *perniziösen Anämie* auftreten, sind aber auch ursächlich mit einer *Allergie* gegenüber Kronenwerkstoffen im Zusammenhang zu sehen. *Psychosomatische Störungen* können sich ebenfalls in Mißempfindungen äußern. Erkrankungen wie *Diabetes mellitus* und *Störungen des Wasserhaushalts* (Nierenfunktionsstörung) führen oft zu einem häufig wechselnden Turgor der Schleimhäute und zu einer sehr schwankenden Belastungsfähigkeit parodontaler Gewebe. Die *Xerostomie* läßt sich sowohl auf allgemeine Erkrankungen (z.B. Sjögren-Syndrom) als auch auf Medikamenteneinwirkung (z.B. trizyklische Antidepressiva) oder die Folgen einer Radiatio zurückführen. *Infektionskrankheiten* zwingen bei der Behandlung zu besonderen hygienischen Schutzmaßnahmen für den Zahnarzt, die Assistenz und den Zahntechniker. Der Verlauf der Behandlung wird dadurch in erheblichem Maße beeinflußt, ihr Umfang möglicherweise stark eingeschränkt. Die Manifestation infektiöser Erkrankungen gewinnt im Rahmen der Therapie Bedeutung, wenn die erkrankten Gewebe mit der Krone in Kontakt geraten.

Im Zusammenhang mit einer kronenprothetischen Versorgung ist auch das *Alter* des Patienten zu berücksichtigen. Die **somatische Adaptationsfähigkeit** wird allgemein in Abhängigkeit vom biologischen Alter gesehen. Die Adaptationsfähigkeit wird aber auch durch psychische Alterationen herabgesetzt, die nicht unbedingt altersabhängig sind. *Seelische Erkrankungen* bis hin zur Psychose erschweren die Adaptation trotz des Fehlens somatisch objektivierbarer Veränderungen. Dies kann bis zur Unmöglichkeit reichen, dem Patienten durch die zahnärztliche Behandlung zu helfen.

Finden sich daher in dem Gespräch mit dem Patienten Hinweise, die den Verdacht auf eine psychische Erkrankung mit der Folge einer *psychogenen Kronenintoleranz* nahelegen, sind fünf diagnostische Kriterien beschrieben (Müller-Fahlbusch, 1991; Egle, 1993), durch die der Verdacht bestätigt werden kann:

- ▷ Auffällige Diskrepanz zwischen Befund und Befinden
- ▷ Auffällige Fluktuation der Beschwerden
- ▷ Diagnosis ex non juvantibus
- ▷ Mitbeteiligung der Persönlichkeit
- ▷ Koinzidenz oder Konkordanz von Beginn oder Verlauf der Beschwerden mit biographisch-situativen Ereignissen

Die interdisziplinäre Zusammenarbeit mit Ärzten der Psychosomatik oder der Psychiatrie ist dann notwendig, wenn diese Kriterien ganz oder teilweise erfüllt sind. Danach ist zu entscheiden, ob und wann der Patient prothetisch versorgt werden kann.

Die Angaben des Patienten zur **sozialen Situation** sind ein wichtiger Bestandteil der speziellen Anamnese. Gerade die *Lebensumstände* sowie die *familiäre* und *berufliche Situation* zeigen vielfältige Bezüge zu geäußerten Beschwerden, zu den Erwartungen an die Behandlung und letztlich zur Prognose. So sind im Rahmen der prothetischen Anamnese z.B. Angaben zur Behinderung bei der Berufsausübung durch vorhandene Kronen für die Entscheidung bedeutungsvoll, ob eine erneute Überkronung überhaupt erfolgversprechend durchzuführen ist. Die Ansprüche des Patienten sind dabei sehr kritisch zu überprüfen, um sie bei der Neuversorgung berücksichtigen zu können. Dies gilt in verstärktem Maße für Angaben zu „Allergien" durch eingefügte Kronen. Lassen sich diese Angaben durch fachspezifische Untersuchungen (z.B. Epikutan-Testung) nicht objektivieren, ist die Kronenversorgung nur selten als Ursache der subjektiven Problematik anzusehen. Hier kommen eher psychische Faktoren in Betracht, die vor der Neuversorgung fachspezifisch abzuklären und ggf. zu behandeln sind.

Die Fähigkeit zur Adaptation an künstliche Kronen ist im Gespräch mit dem Patienten durch weitere Fragen nach der bisherigen Versorgung zu beurteilen. Diese Fragen beziehen sich dann auf die Tragedauer der eingefügten Kronen und darauf, wie schnell sich der Patient an seine gegenwärtige Vorsorgung gewöhnt hat. Beim Kronenersatz kann es dabei oft hilfreich sein, den Patienten nach seinen *Eßgewohnheiten* (Hackbiß, Mahlen) und nach seiner *Kaufähigkeit* mit den eingefügten Kronen zu fragen.

Im Gespräch mit dem Patienten erhält der Zahnarzt auch Eindrücke von den **phonetischen, ästhetischen** und **physiognomischen Aspekten.** Die anamnestischen Angaben können gelegentlich durch *Fotoaufnahmen* des Patienten unterstützt werden, auf denen z.B. die Farbe und Stellung der natürlichen Zähne, ihr Verhältnis zu den Lippen, die Kieferrelation, die Gesichtsproportion sowie der Tonus der Muskulatur (Faltenbild) erkannt werden können. Im Rahmen des Gesprächs ist es empfehlenswert, den Patienten darüber zu informieren, daß der ehemalige Zustand der natürlichen Zähne durch die neuen Kronen oft nicht exakt wiedergegeben werden kann, wobei auf den grundsätzlichen Unterschied in Form und Funktion zwischen natürlichen Zähnen und künstlichen Kronen hinzuweisen ist.

Die Kriterien der **funktionellen Anamnese** betreffen Schmerzen, Störungen der Bewegungsfunktion, Mißempfindungen, Gelenkgeräusche und ätiologische Faktoren. Angaben zu Schmerzen oder Störungen der Bewegungsfunktion sind für das subjektive Befinden des Patienten weitaus gravierender als diejenigen zu Mißempfindungen, Gelenkgeräuschen oder ätiologischen Faktoren. Gerade beim ausschließlichen Vorliegen von Gelenkgeräuschen sollten ängstlichen Patienten schon in dieser Phase der Untersuchung irrationale Befürchtungen genommen werden. Entsprechend ist ohne einen Leidensdruck, der subjektiv eher durch erhebliche Funktionseinbußen oder Schmerzen entsteht, die spätere Indikation für eine umfangreiche oder gar invasive Funktionstherapie nur selten gegeben. Zur Indikationsstellung werden die funktionellen Befunde der Anamnese und der klinischen Untersuchung mit einer *Maßzahl* bewertet (s. Kap. 11).

Die Anamnese stellt so für den Zahnarzt eine wichtige Entscheidungshilfe dar, ob eine Therapie Aussicht auf Erfolg hat oder ggf. unterbleiben muß. Sie gestattet darüber hinaus, zu einem frühen Zeitpunkt der Behandlung das Zahnarzt-Patient-Verhältnis einzuschätzen, womit die Grundlage einer erfolgversprechenden Therapie gegeben ist.

10.3 Klinische Untersuchung des orofazialen Systems

Die Überlegungen zur Bedeutung der Elemente des orofazialen Systems haben gezeigt, daß grundsätzlich alle beteiligten anatomischen Strukturen und funktionellen

Zahn- und Funktionsstatus
- Basisuntersuchung -

Universität Leipzig
Poliklinik für Zahnärztliche Prothetik und Werkstoffkunde
Direktor: Prof. Dr. Th. Reiber

PB		
Freil. Zahnhals		
Abrasion		
Mobilität		
Sondierungstiefe	V	
	O	
Sensibilität		

Datum:

..../..../19....

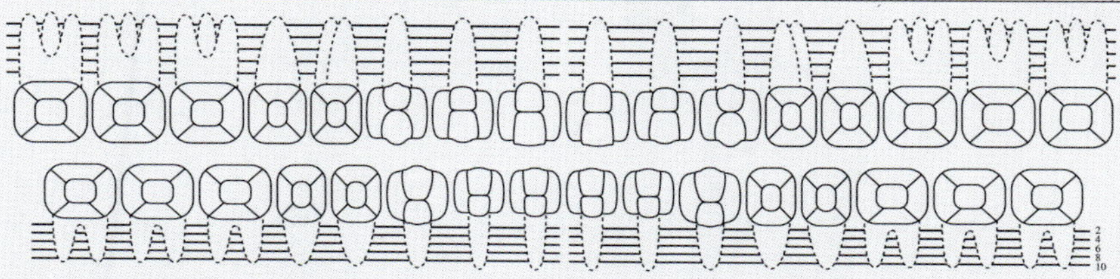

Sensibilität		
Sondierungstiefe	O	
	V	
Mobilität		
Abrasion		
Freil. Zahnhals		
PB		

OPG: ..../..../19.... ..../..../19....
Röntgenstatus: ..../..../19.... ..../..../19....
Zahnfilme: ________ ________
Funktionsstatus: ..../..../19.... ..../..../19....

Funktioneller Befund

Gelenkgeräusche:
Reiben re_/li_; Knacken re_/li_
Druckdolenzen:
M. masseter re_/li_;
M. temporalis re_/li_;
Kiefergelenk re_/li_;
Asymmetrien: ja_/nein_;

Öffnung __mm;__
Protrusion __mm;__
Laterotr. li __mm;__
Laterotr. re __mm;__

Diff. RKP-IKP
re__mm; li__mm
Interokkl. Freiraum __mm
Stat. Okklusion:
Nonokklusion__;
Frühkontakt __;

Dyn. Okklusion:

	Frontzähne	Prämolaren	Molaren	Balancen
Protrusion	___	___	///	___
Laterotr. li	___	___	___	___
Laterotr. re	___	___	___	___

Anleitung zum Zahn- und Funktionsstatus

fehlender Zahn — Elongation, Wanderung/Kippung — Lückenschluß — Lückenbildung — freiliegende Furkation, keilförmiger Defekt — vertikaler Knochenabbau, Verlauf des Limbus alveolaris

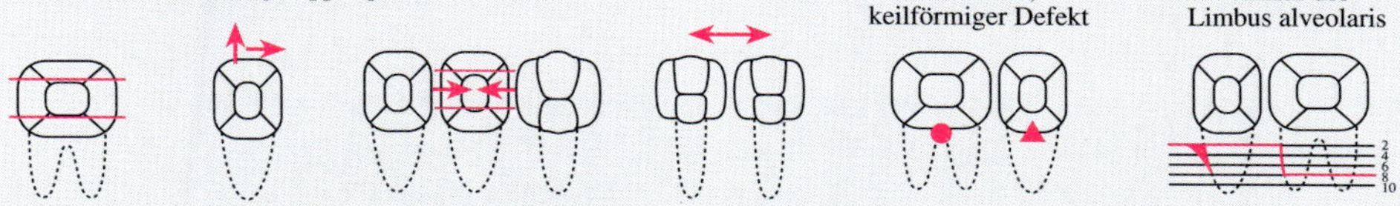

Karies, ap. Veränderung, Wurzelfüllung — Füllung, mangelhafter Randschluß — Krone, Wurzelstift — Brücke/Verblockung

a Ankerzahn
b Brückenglied
e abnehmbarer Ersatz
i Implantat

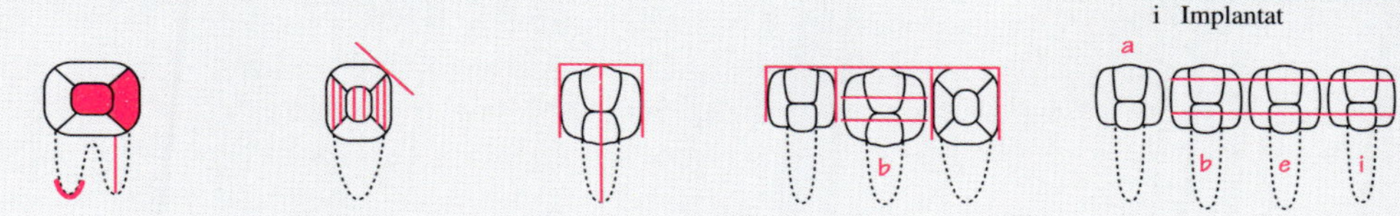

Papillenblutung:
0 Keine Blutung
1 Ein Blutungspunkt
2 Blutungspunkte, -linie
3 Dreieck
4 Tropfen

Abrasion:
– Keine
\+ Leichte
++ Starke

Zahnmobilität:
0 Physiologisch
I Fühlbar, bis 1 mm horizontal
II Sichtbar, über 1 mm horizontal
III Auslösbar durch Zungendruck und/oder axial

Bewegungskapazität des UK:
0 Physiologisch
\+ Erhöht
– Eingeschränkt

Abb. 74 Zahn- und Funktionsstatus (Basisuntersuchung) mit Anleitung.

Einheiten für die Orthofunktion verantwortlich sind. Es ist daher folgerichtig, daß durch die klinische Untersuchung auch in der Kronenprothetik alle Anteile des orofazialen Systems extraoral und intraoral in einem Zahn- und Funktionsstatus durch eine Basisuntersuchung zu erfassen sowie zu dokumentieren sind (Abb. 74).

Auf die **extraorale Untersuchung** wurde im Rahmen der Anamnese zum Teil schon eingegangen. Der aufrecht sitzende Patient wird en face und en profil betrachtet (Abb. 75). Dabei werden mögliche *Asymmetrien* des Gesichts und der Gesichtsproportionen ebenso beurteilt wie das *Kolorit* und der *Turgor der Haut,* wobei pathologischen Veränderungen besondere Aufmerksamkeit zu schenken ist. Die *Breite der Mundspalte,* der Verlauf des *Lippenrots* und der *Lippenstufe* (positiv, negativ) sowie der Verlauf der *Bipupillarlinie* sind für physiognomische und ästhetische Aspekte sowie für die Funktion der Frontzähne in der Kronenprothetik bedeutungsvoll.

Die *submandibulären Lymphknoten* geben durch ihre Vergrößerung, Konsistenz, Druckdolenz und Verschieblichkeit Auskunft über entzündliche oder tumoröse Prozesse im orofazialen System. Die Palpation der *Austrittsstellen des Nervus trigeminus* an den Foramina supraorbitalia, infraorbitalia und mentalia läßt jeweils im Seitenvergleich Rückschlüsse auf mögliche Sensibilitätsstörungen zu. Durch Spitzen der Lippen, durch Anheben der Mundwinkel und durch den Lidschluß werden die *Motorik* der mimischen Muskulatur und die *Funktion des Nervus facialis* überprüft.

Die Befunde des klinischen Funktionsstatus (Fuhr und Reiber, 1995) werden durch eine **Basisuntersuchung** gewonnen. Die Basisuntersuchung beinhaltet die wichtigsten Befunde des Kiefergelenks, der Muskulatur und der Okklusion. Analog der funktionellen Anamnese werden die klinischen Befunde nach Schmerzen, Störungen der Bewegungsfunktion, Mißempfindungen, Gelenkgeräuschen und weiteren Symptomen sowie ätiologischen Faktoren gewichtet.

Zusammen mit den Befunden der funktionellen Anamnese bilden die klinisch-funktionellen Befunde eine *Dysfunktionszahl,* die darüber entscheidet, ob eine Funktionstherapie indiziert ist (s. Kap. 11). Diese Zahl bestimmt ebenfalls, ob zusätzliche funktionsdiagnostische Maßnahmen wie z.B. eine *eingehende klinische Funktionsanalyse* (Klinischer Funktionsstatus der Arbeitsgemeinschaft für Funktionsdiagnostik in der DGZMK), eine *instrumentelle Funktionsanalyse* (z.B. Gelenkbahnregistrierung, Kondylenpositionsanalyse) oder Un-

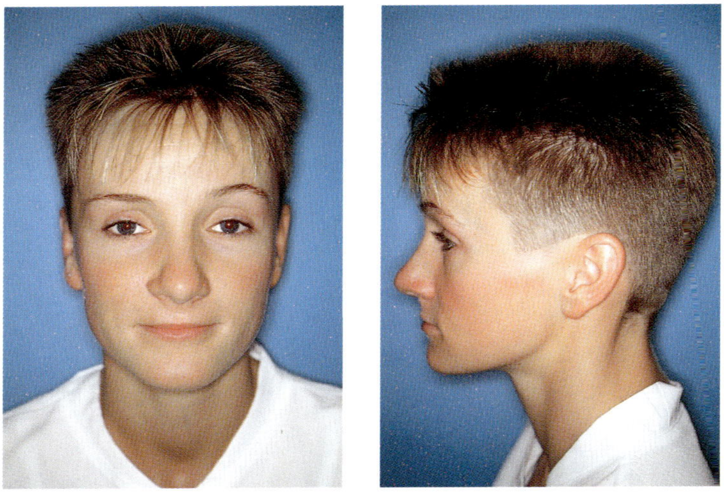

a b

Abb. 75 En-face- (a) und En-profil-Ansicht (b) einer 25jährigen Patientin.

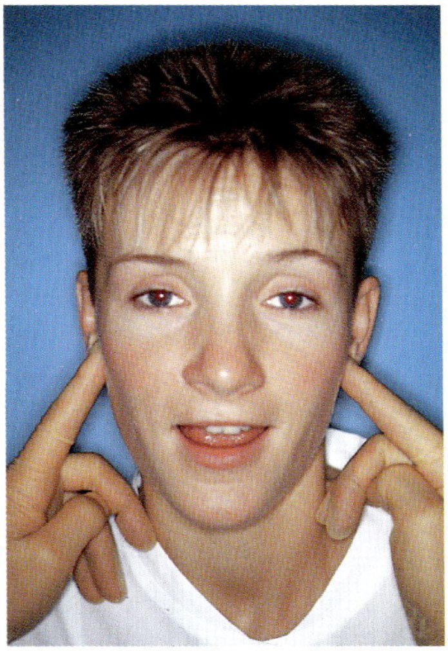

Abb. 76 Palpation der lateralen Kondylenpole bei geschlossenem Mund und in der Öffnungs- und Schließfunktion.

tersuchungen mit Hilfe spezieller *bildgebender Verfahren* (z.B. Magnetresonanztomographie) durchzuführen sind.

Durch gleichzeitig beidseitiges Auflegen des Zeigefingers auf den lateralen Kondylenpol bei geschlossenem Mund und in der Öffnungs- und Schließfunktion werden die **Kiefergelenke palpiert** (Abb. 76). Das Einlegen der Fingerbeere des kleinen Fingers in den Meatus acusticus externus erlaubt die *Beurteilung der Position des Kondylus* und des *funktionellen Ablaufs der Gelenkbewegungen,* wobei Reibe- und Knackgeräusche in den jeweiligen Bewegungsphasen palpatorisch oder auskultatorisch registriert werden. Anhand dieser Untersuchung lassen sich die Bewegungskapazität der Kiefergelenke feststellen und pathologische Veränderungen ausschließen. Der Zahnarzt erhält so Auskunft über das Bewegungsmuster des Unterkiefers, das im Rahmen der rehabilitierenden Maßnahmen zu berücksichtigen ist.

Die **Muskulatur** wird ebenfalls gleichzeitig und beidseitig auf ihren Tonus, auf ihren Verlauf, ihre Größe, Konsistenz und auf Druckdolenzen palpiert. Vor allem liefert die Palpation der gut zugänglichen Adduktoren (Musculus masseter, Musculus temporalis) Hinweise auf okklusogene Myalgien und Myopathien sowie auf die Stärke der Muskelaktivitäten, die im orofazialen System wirksam sind. Bei der Untersuchung der Muskulatur kommt auch die Kombination von extraoraler und intraoraler Palpation zur Anwendung. Diese Palpationsmethode betrifft vor allem die Mm. masseteres (Vorderrand) und die Mm. temporales (Ansatzsehne).

Die Untersuchung der **Bewegungskapazität des Unterkiefers** beginnt mit der Überprüfung der maximalen Schneidekantendistanz. In der Regel wird für eine funktionell akzeptable Schneidekantendistanz ein Wert von 40 mm angegeben. Zu berücksichtigen ist dabei, daß die Schneidekantendistanz interindividuellen Schwankungen unterliegt. Daher sind *schmerzhafte Reaktionen* bei der Überprüfung der Mobilität des Unterkiefers sowie *Deviationen* am Beginn, während oder am Ende der Öffnungs- oder Schließbewegung und *deutliche Seitenunterschiede* bei lateralen Exkursionen sowie ein *transversales Abweichen* während der Protrusion von größerem diagnostischen Wert.

Die Kieferrelation wird im Bereich der Zähne beurteilt. Neben den extraoralen Befunden (Höhe des Untergesichts, Supramentalfalte, Mundwinkel) ist für die Einschätzung der *vertikalen Kieferrelation* vor allem der interokklusale Freiraum bedeutungsvoll. Er sollte als Differenz zwischen der interkuspidalen Okklusionsposition und der Ruhehaltung des Unterkiefers mindestens 1 mm betragen.

Die *horizontale Kieferrelation* wird mit Hilfe der Differenz zwischen der interkuspidalen und der retralen Okklusionsposition beurteilt und läßt Rückschlüsse auf die durch die Interkuspidation vorgegebene Kondylenlage zu. Dabei wird der Unterkiefer in retraler Kondylenposition bis zum ersten Zahnkontakt geführt. Durch anschließendes festes Schließen kann im Prämolarenbereich der Unterschied in der Sagittalen und im Frontzahnbereich in der Transversalen zwischen beiden Okklusionspositionen überprüft werden.

Die **Analyse der Okklusion,** die einen wichtigen ätiologischen Faktor für orofaziale Myoarthropathien darstellt, ist obligat. Sie informiert über die Zahnbeziehungen in Statik und Dynamik sowie über Störungen in der Okklusion durch z.B. vorzeitige Kontakte oder Gleithindernisse. Frühkontakte bzw. Disharmonien beim Kieferschluß lassen sich auch durch Palpation mit der Fingerbeere oder auskultatorisch (dumpfer Mehrklang) ermitteln. Abrasionsmarken und Schliffacetten innerhalb und außerhalb des Funktionsbereichs der Okklusalflächen können auf eine dysfunktionelle Beanspruchung des orofazialen Systems hinweisen (Abb. 77).

Die *pathologische Bedeutung der Abrasionsmarken* wird kontrovers diskutiert (Koeck, 1981). Einerseits werden Schliffacetten, solange sie in Anzahl und Umfang altersentsprechend bleiben und nicht das Dentin freilegen, als okklusionsadaptiver Vorgang gewertet. Dies gilt insbesondere dann, wenn sich weitere Symptome einer Dysfunktion nicht diagnostizieren lassen. Andererseits werden exzessive, hochglänzende Schliffacetten als pathologische Abrasion angesehen. Als weitere Indizien für dysfunktionelle Beanspruchungen werden keilförmige Defekte, Schmelzrisse und parodontale Reaktionen (Stillman-Spalten, McCall-Girlanden) bezeichnet. So ist nachgewiesen, daß 80% der Patienten mit Bruxismus eines oder mehrere der genannten Anzeichen einer dysfunktionellen Belastung aufweisen (Koeck, 1993; Fuhr und Reiber, 1995). Aus diesen Gründen wird empfohlen, schon bei der klinischen Okklusionsanalyse im Hinblick auf die Planung der definitiven Therapie durch künstliche Kronen eine *sichere Diagnose* zur Pathologie der Schliffacetten zu stellen. Wird dabei die Veränderung als pathologisch eingestuft, erfolgen entsprechende Vorbehandlungen. Im anderen Fall ist die Überkronung der Zähne zur Therapie der Okklusion nicht indiziert.

Im Rahmen der Basisuntersuchung sollen neben Asymmetrien der Zahnreihen *grobe Okklusionsstörungen* aufgespürt werden (Abb. 78). Dies gelingt häufig ohne Hilfsmittel auf visuellem, palpatorischem oder auskultatorischem Weg. Unklare Befunde müssen zusätzlich durch den Einsatz von *Okklusionsindikatoren* abgesichert oder durch eine *instrumentelle Okklusionsanalyse im Artikulator* ergänzt werden (Reiber et al., 1989 a, b). Bei der Analyse der Okklusion wird die Verlängerung der Antagonisten über die Okklusalfläche hinaus ebenso beachtet wie frühzeitige Okklusionskontakte und Nonokklusionen. Die Okklusionsanalyse umfaßt auch die Okklusion während der Exkursionen des Unterkiefers. Beispiele für pathogene Befunde stellen vorzeitige Kontakte auf der Mediotrusionsseite und auf der Laterotrusionsseite sowie während der Protrusionsbewegung dar.

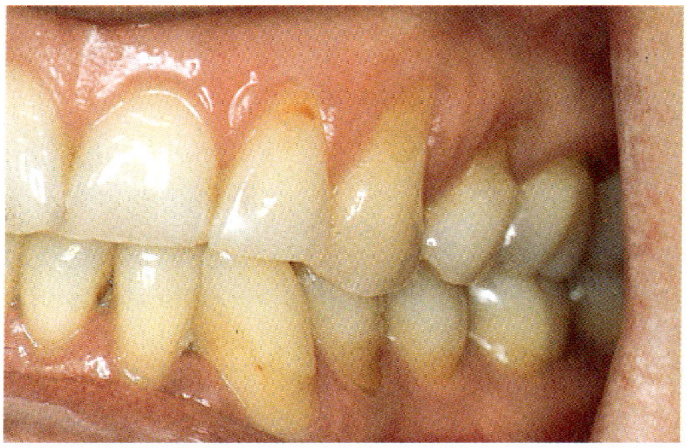
a

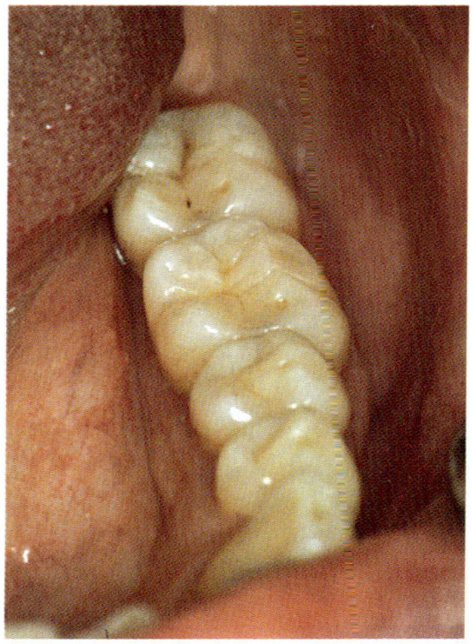
b

Abb. 77 Keilförmige Defekte im Zahnhalsbereich (a) sind häufig mit fehlenden kontaktfreien Zonen verbunden. Die großflächigen Abrasionen an den äußeren Abhängen der bukkalen Höcker (b) belegen dies.

a

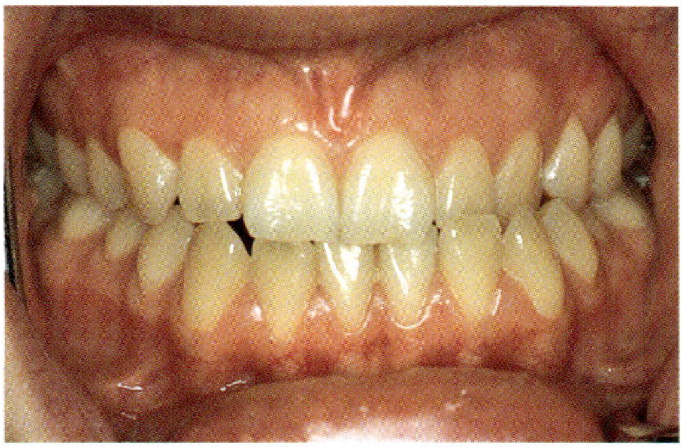

b

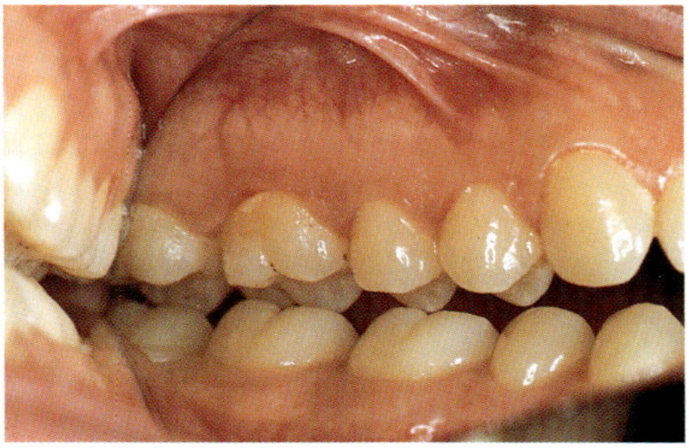

Abb. 78 Kreuzverzahnung im Eckzahnbereich links in der Statik (a). In der Dynamik (b) sind Mediotrusionsinterferenzen auf der rechten Seite die Folge (spiegelverkehrt).

Für die prothetische Versorgung mit Kronen ist ein ausführlicher **Zahnstatus** zu erheben. Somit ist das gesamte Gebiß kariologisch, endodontologisch, parodontologisch und gebißphysiologisch zu bewerten. Hierzu sind die für eine Überkronung vorgesehenen Zähne besonders sorgfältig zu untersuchen, wodurch einerseits über ihre Erhaltungswürdigkeit und andererseits über ihre Belastungsfähigkeit und Eignung zur Verankerung einer Krone entschieden wird. Diese Eignung wird von den folgenden Faktoren bestimmt:

▷ Morphologie der Krone
▷ Zerstörungsgrad der Krone
▷ Zustand der Pulpa
▷ Anzahl und Form der Wurzeln und Kronen-Wurzel-Verhältnis
▷ Stellung des Zahns
▷ Zustand der parodontalen Gewebe
▷ Mundhygiene

Anomalien in der **Morphologie der Krone** stellen eine Besonderheit dar. Irregulär geformte überzählige Zähne werden als *Mesiodentes* zwischen den oberen mittleren Schneidezähnen beobachtet, mesiodensähnliche Zähne treten lateral der Medianebene als Zapfenzähne mit einer Häufigkeit von bis zu 2% auf. *Para-* oder *Distomolaren* werden nur in etwa 0,3% der untersuchten Fälle beobachtet. In der Regel sind sie ebenfalls als Zapfenzähne ausgebildet. Weitere morphologische Veränderungen der Einzelzahntypen wie z.B. *Schaufelform* der oberen Schneidezähne, *überzählige Höcker* der Seitenzähne, ausgeprägtes Tuberculum Carabelli und Varianten im Fissurenmuster treten mit einer Häufigkeit von bis zu 30% auf (Koeck, 1993).

Auch *genetisch bedingte Dysplasien,* bei denen Veränderungen des Schmelzes oder des Dentins auftreten, sind bei der intraoralen Inspektion zu beachten. Die Amelogenesis imperfecta, die Dentinogenesis imperfecta und Dentindysplasien sind hereditäre Erkrankungen der Zahnhartsubstanzen, die meist an mehr als einem Zahn und oft bilateral symmetrisch auftreten.

Die zu beobachtenden Farb- und Formvariationen bis hin zu kegelförmigen Zahnkronen von gelb-brauner Farbe sind vielfältig. Allgemein sind *Veränderungen der Zahnfarbe* häufig zu beobachten: Exogene oder endogene Farbstoffeinlagerungen sowie Farbveränderungen aufgrund von Auflagerungen an der Zahnoberfläche betreffen die gesamte klinische Krone, aber auch nur Teile davon. Dunklere, gelblich-bräunliche Verfärbungen einer Zahnkrone deuten auf einen pulpamortalen Zahn, weißlich-opake Verfärbungen auf minderverkalkte Zonen.

Bei bestehendem Zahnersatz gibt der **Zerstörungsgrad der Krone** wertvolle Hinweise für den Grund eines möglichen Mißerfolgs. So deuten exzessive okklusale Schliffacetten und Perforationen der Okklusalfläche ebenso auf Okklusionsstörungen wie abgeplatzte Keramik. Kariöse Läsionen, Füllungen, keilförmige Defekte und angeborene oder erworbene Dys- und Hypoplasien verringern die mechanische Widerstandsfähigkeit des Zahns und damit seine Belastungsfähigkeit. Auch der durch eine Wurzelbehandlung bedingte Substanzverlust und die Versprödung pulpamortaler Zähne führen zu einer geringeren Belastbarkeit. Der Grad der Zerstörung bzw. der Defekte eines Zahns ist damit ebenfalls ausschlaggebend für die Differentialtherapie durch Füllungen, Teil- oder Vollkronen. Gerade bei unterminierten Höckern trägt die frühzeitige Entscheidung für die Therapie mit höckerschützenden Teilkronen und Vollkronen zur Zahnerhaltung auf Dauer bei.

Der **Zustand der Pulpa** wird klinisch mit Hilfe von Sensibilitätsprüfungen bewertet. Sie erfolgen durch Kältereizung oder durch Reizung mit faradischem Strom und nur in Ausnahmefällen durch eine Probepräparation. Insbesondere bei überkronten sowie bei gangränösen Zähnen sind die Ergebnisse der Sensibilitätsprüfungen kritisch zu sehen und können selten als absolut sichere Zeichen für die Vitalität bzw. Mortalität der Pulpa gewertet werden. Die Prognose für den zu überkronenden Zahn ist bei einer gesunden, vitalen Pulpa besser als bei Zähnen mit Caries profunda oder bei wurzelbehandelten Zähnen. Ergibt sich aufgrund der Vorschädigungen der Pulpa eine eingeschränkte oder fragliche Prognose, stellt der für die Überkronung vorgesehene Zahn ein höheres Risiko für das gesamte orofaziale System dar. Die Ausdehnung der Pulpa ist daher bei allen präparatorischen Maßnahmen ebenso zu berücksichtigen wie bei einschleifenden Maßnahmen elongierter, gekippter oder tordierter Zähne.

Die **Anzahl und Form der Wurzeln** sind aus mechanischen Gründen für die *Belastungsfähigkeit* eines zu überkronenden Zahns entscheidend (Spreizung, Pfahlwurzel). Seine Belastbarkeit wird auch von der Größe der funktionellen Wurzeloberfläche bestimmt (Jepsen, 1963). Ebenso ist die Belastbarkeit des Zahns vom **Kronen-Wurzel-Verhältnis** abhängig. Eine im Verhältnis zur funktionellen Wurzeloberfläche und zum Wurzelquerschnitt lange und breite Krone verschlechtert die Prognose im Hinblick auf die Belastbarkeit. Besteht eine Divergenz von Kronenachse und Wurzelachse, so wird der Zahn eher extraaxial belastet, und seine Prognose im Hinblick auf die Belastungsfähigkeit ist ungünstig.

Die **Stellung des Zahns** in der Zahnreihe entscheidet mit über seine funktionellen (Mastikation, Okklusion) und parafunktionellen Belastungen (Abb. 79). So werden auch bei eugnathen Verhältnissen die Frontzähne eher extraaxial als die Seitenzähne belastet. Aus diesem Grund muß die Frontzahnokklusion besonders sorgfältig rekonstruiert werden, da im anderen Fall starke okklusale Traumen resultieren. Nicht orthograd in der Zahnreihe stehende Zähne sind

a
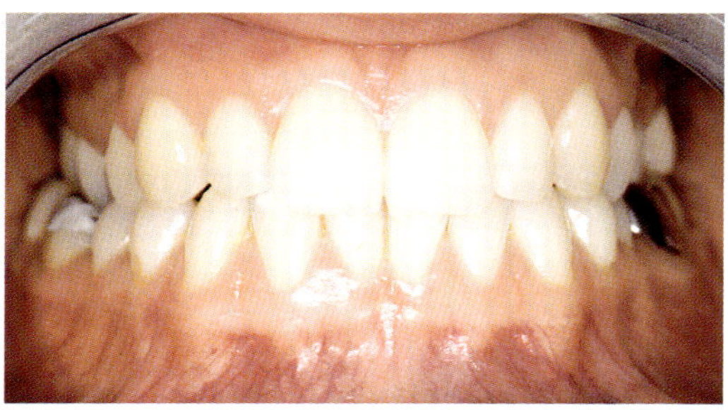

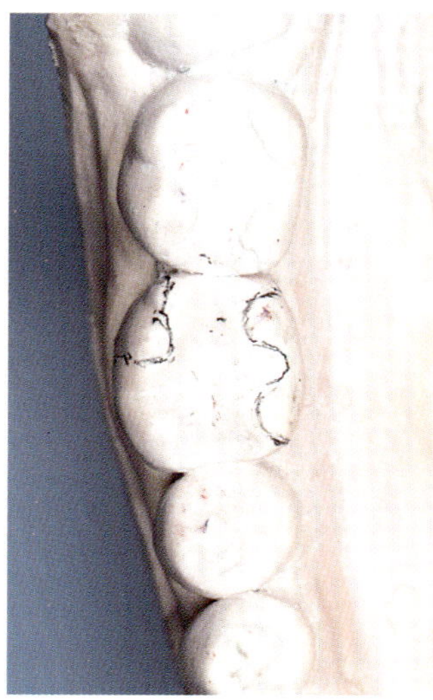
b

Abb. 79 Kreuzverzahnung im Bereich des zu versorgenden Zahns 46. Der bukkale Höcker wird zum weniger belasteten Scherhöcker, der linguale zum Stützhöcker (a). Dies hat zusammen mit dem Zerstörungsgrad der natürlichen Krone Konsequenzen für die Ausdehnung einer einzufügenden künstlichen Krone. Im vorliegenden Fall müssen die lingualen Höcker überkuppelt werden (Höckerschutz), der disto-bukkale dagegen nicht (b).

ebenfalls verstärkt extraaxialen Belastungen ausgesetzt. Darüber hinaus unterliegen sie einer höheren Plaqueretention und sind damit prognostisch ungünstiger zu bewerten.

Der **Zustand der parodontalen Gewebe** hat einen entscheidenden Einfluß auf die Erhaltungswürdigkeit, Prognose und Belastungsfähigkeit des Zahns. Im Rahmen einer Versorgung durch Einzelkronen ist nicht nur allein der parodontale Zustand der zu überkronenden Zähne, sondern auch derjenige der übrigen Zähne zu untersuchen, da die generelle parodontale Resistenz bzw. Insuffizienz über die Prognose der gesamten Rehabilitation mitentscheidet. Zeichen einer *hohen parodontalen Resistenz* sind ein geringer Lockerungsgrad auch bei fortgeschrittenem Knochenabbau. Ausgedehnte Abrasionen, lange pfahlförmige Wurzeln mit kurzen klinischen Kronen, gleichmäßig verlaufende Desmodontalspalten mit deutlich ausgebildeter Lamina dura und gelegentlicher Zementapposition an der Wurzel sind ebenso Zeichen einer hohen parodontalen Resistenz wie eine straffe, entzündungsfreie Gingiva.

Parodontal resistente Zähne stellen belastbare Zähne dar.

Eine ungünstige Prognose für die Versorgung ist dann zu befürchten, wenn das Restgebiß und besonders die zu überkronenden Zähne Zeichen einer *parodontalen Insuffizienz* zeigen. Diese Zeichen liegen in gesteigerter Mobilität auch bei vergleichsweise geringem Knochenabbau, in unregelmäßiger Form des Knochenabbaus (auch interradikulär) mit vertikaler Komponente sowie in kurzen, trichterförmig zulaufenden Wurzeln und rasch verlaufenden Zahnstellungsänderungen. Weitere Zeichen liegen in einem vertieften Gingivasulkus mit entzündlich veränderter Gingiva und in einem röntgenologisch nachweisbaren, verbreiterten Desmodontalspalt.

Bei rehabilitierenden Maßnahmen ist für jeden Zahn die Erfassung seiner Mobilität erforderlich. Die *Überprüfung der Zahnbeweglichkeit* ergibt physiologische oder pathologische Befunde. Nach der Klassifizierung der Deutschen Gesellschaft für Parodontologie läßt sich die Mobilität in die folgenden Grade einteilen:

- ▷ Grad 0 = physiologische Beweglichkeit
- ▷ Grad I = fühlbare Lockerung oder bis 1 mm horizontal
- ▷ Grad II = sichtbare Lockerung oder über 1 mm horizontal
- ▷ Grad III = durch Lippen- oder Zungendruck auslösbare Lockerung und/oder in axialer Richtung

Der Mobilitätsgrad I ist in der Regel durch lokale Maßnahmen reversibel, womit die prothetische Wertigkeit dieser Zähne nicht eingeschränkt ist. Beim Grad II ist die Reversibilität fraglich und beim Grad III in der Regel nicht gegeben. Geräte zur elektronischen Erfassung des Mobilitätsgrades (z. B. Periotest®) können die klinische und röntgenologische Untersuchung ergänzen. Nach der klinischen Erfahrung läßt sich jedoch eine sichere Objektivierung dieser Befunde nicht nachweisen.

Neben der Mobilität erstreckt sich die weitere Untersuchung der Parodontien (Abb. 80 und 81) in der Kronenprothetik auf:

- ▷ Vestibuläre und orale Sondierungstiefe
- ▷ Papillen-Blutungsindex (PBI)
- ▷ Zahnstein und Konkrementablagerungen, weiche Beläge

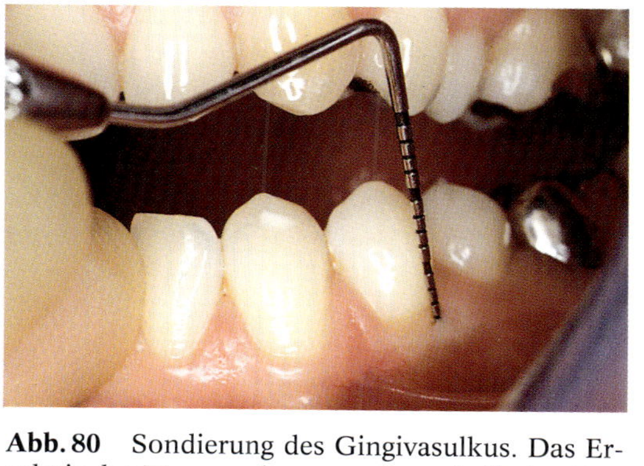

Abb. 80 Sondierung des Gingivasulkus. Das Ergebnis der Messung kann an einer skalierten Parodontalsonde als Tiefe des klinischen Sulkus abgelesen werden (hier: 1 mm).

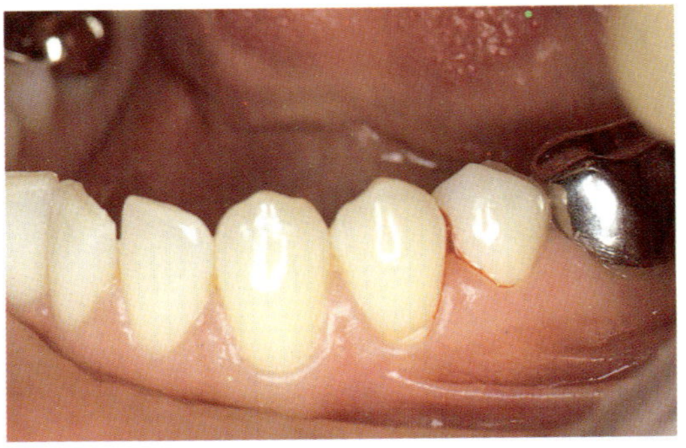

Abb. 81 Die Papillenblutung ist ein feinfühliger Indikator für den individuellen Zustand der Gingiva. Die Intensität der Reizblutung läßt Rückschlüsse auf die Schwere einer gingivalen Entzündung zu (hier: Grad 2).

▷ Freiliegende Zahnhälse, keilförmige Defekte
▷ Gingivaretraktion, Breite der fixierten Gingiva

Ergibt die Untersuchung der parodontalen Gewebe Hinweise auf eine parodontale Erkrankung, ist eine Vorbehandlung (z.B. Kürettage, Wurzelglättung) unabdingbare Voraussetzung für die definitive Versorgung durch Kronen.

Die **Mundhygiene** des Patienten ist in hohem Maße für den aktuellen Zustand der Zähne und den der parodontalen Gewebe und damit für die Prognose künstlicher Kronen verantwortlich. Nicht ausreichende Mundhygiene infolge mangelnder Instruktion und Information ist bei gleichzeitig hoher Kooperationsbereitschaft des Patienten prognostisch günstiger zu beurteilen als jene Fälle, in denen Fehlstellungen von Zähnen oder eine fehlerhafte prothetische Versorgung die Plaqueretention begünstigen. Die Prognose ist weiterhin bei Patienten ungünstig, die zur Mundhygiene nicht motivierbar oder durch körperliche Behinderung hierzu nicht in der Lage sind.

10.4 Modellanalyse und Fotodokumentation

Die Modelle der Zahnreihen stellen auch bei der Versorgung nur eines Zahns mit einer Krone eine obligate Befundunterlage dar. Für den oder die zu versorgenden Zähne erlauben sie häufig eine bessere Beurteilung der *antagonistischen Beziehungen* und von *Zahnfehlstellungen*. Die dabei gewonnenen Erkenntnisse beeinflussen die Planung und die Therapie. Besonders in bezug auf die Zahnpräparation ergeben sich wertvolle Hinweise im Hinblick auf das Verhältnis von Platzbedarf für die Krone (Minimalstärke bezüglich Stabilität und Ästhetik) und biologisch vertretbarem Substanzabtrag. Ebenso kann bei Zahnfehlstellungen die Indikation für die Kronenart oder für spezielle Präparationsformen, die Voraussetzung für den Ausgleich der Fehlstellung sind, erst nach der Modellanalyse sicher gestellt werden.

Bei Verdacht auf okklusogene orofaziale Funktionsstörungen oder eine pathologisch veränderte Kieferrelation (Abrasionsgebiß, Zahnwanderung aufgrund parodontaler Insuffizienz) werden die Kiefermodelle zur *instrumentellen Funktionsanalyse* verwendet (Abb. 82).

Durch *Probeeinschleifen* der Zahnreihenmodelle kann der Umfang einer möglichen subtrahierenden Okklusionstherapie bestimmt werden.

Die *scharnierachsenbezügliche Modellmontage* ist bei umfangreichen Überkronungen indiziert. In schwierigen Fällen geben eine Probepräparation und das diagno-

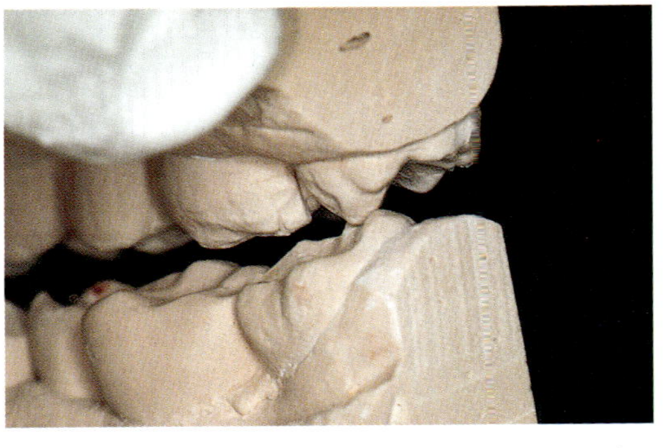

Abb. 82 Instrumentelle Okklusionsanalyse im Artikulator nach scharnierachsenbezüglicher Montage der Zahnreihenmodelle. Durch den Einblick vom Zungenraum können Mediotrusionsführungen im Molarenbereich zweifelsfrei diagnostiziert werden.

stische Aufwachsen der Kronen Aufschluß darüber, inwieweit die Therapieziele realisiert werden können. Im Frontzahnbereich kann eine gegebene physiologische okklusale Führung nach Ausformen eines individuellen Frontzahnführungstellers besser rekonstruiert werden.

Die Modelle dienen der *Dokumentation der Ausgangssituation.* Diese Dokumentation ist aus forensischen Gründen obligat. Sie besitzt im Rahmen der kassenrechtlichen Genehmigung von Überkronungen und bei Rechtsstreitigkeiten große Bedeutung. Gerade strittige Fragen zur Form von Kronen oder zur Kieferrelation lassen sich mit Hilfe von Modellen der Ausgangssituation besser beurteilen.

Die Kiefermodelle stellen bei der weiteren *labortechnischen Herstellung* für den Zahntechniker eine Hilfe dar, die künstlichen Kronen zu gestalten. Die ursprünglichen Konturen sind leichter wiederherzustellen oder gezielt zu modifizieren. Dies gilt insbesondere für die therapierelevanten Bezirke des zu überkronenden Zahns wie den Zahnäquator, die Approximalfläche und die Okklusalfläche. Die Matrize für das Provisorium, die durch Tiefziehen einer thermoplastischen Kunststoffolie auf dem Modell hergestellt wird, kann nach dem diagnostischen Aufwachsen so gestaltet werden, daß die provisorischen Kronen schon die Form der definitiven Versorgung zeigen.

Die Anfertigung *extraoraler Fotoaufnahmen* ist empfehlenswert, wenn bei geplanten Änderungen der Kieferrelation oder bei Überkronungen der Frontzähne die Physiognomie betroffen ist. Bedeutsam sind auch *enorale Aufnahmen,* wenn bei der Versorgung des Patienten besondere ästhetische Aspekte berücksichtigt werden müssen. Die Aufnahmen lassen Abschätzungen der Form und Farbe von Zähnen zu. Sie geben allerdings meist die Farben nicht originalgetreu wieder. Die individuellen Farbcharakteristika sollten vom Zahntechniker am Patienten festgelegt werden. Die Fotoaufnahmen gewinnen forensische Bedeutung, wenn über das ästhetische Ergebnis der Behandlung unterschiedliche Auffassungen bestehen.

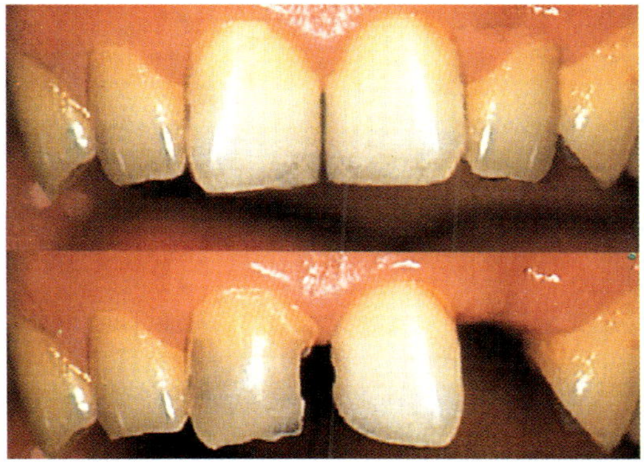

Abb. 83 35jähriger Patient mit umfangreichen Defekten der oberen Frontzähne (unten). Mit Hilfe eines „Imaging"-Systems können diese bildlich rekonstruiert werden (oben). Der gravierende Nachteil dessen Anwendung besteht darin, daß falsche Erwartungen beim Patienten geweckt werden, sofern die simulierte Situation aufgrund der morphologischen oder funktionellen Gegebenheiten nicht zu realisieren ist. So ist im vorliegenden Fall fraglich, ob die Form und die Länge der Schneidezähne mit der Forderung nach orthofunktioneller Okklusion (hier besonders bei Protrusion) in Einklang zu bringen sind. Ebenso ist zweifelhaft, ob die analog dem Zahn 12 simulierte Implantatkrone 22 zusammen mit dem periimplantären Weichgewebe auch bei Anwendung moderner Techniken der Knochenaugmentation und des „Weichgewebemanagements" als Ergebnis zu erzielen ist. Gerade letztgenanntes Verfahren führt häufig zu einer erheblichen Erschwerung der Hygiene.

In jüngerer Zeit finden *„Imaging"-Systeme* Anwendung, mit denen Foto- bzw. Filmaufnahmen des Patienten computergestützt verändert werden können. Sie ermöglichen es, im Rahmen der Aufklärung und der Beratung verschiedene Therapieformen (z.B. Keramikkronen bzw. Metallkronen) in ihrem Einfluß auf die Ästhetik zu demonstrieren. Sie gestatten es weiterhin, die Vorstellungen und Erwartungen des Patienten zu visualisieren und zu diskutieren (Abb. 83). Die konstruierte Kontur der Kronen wird als Bild ausgedruckt und dient dem Labor als Vorlage. Bedenken bestehen darin, daß durch das Imaging-System morphologische Variationen simuliert werden können, die klinisch-funktionell nicht zu realisieren sind und so beim Patienten falsche Erwartungen erwecken.

10.5 Röntgenuntersuchung

Röntgenbilder sind bei der Versorgung mit Kronen unabdingbar. Übersichtsaufnahmen wie z.B. Orthopantomogramme scheiden trotz technischer Weiterentwicklungen in den letzten Jahren zur differenzierten Beurteilung der Zahnkrone, der Zahnwurzel oder des Zahnhalteapparates aus. Allgemeines Ziel der Röntgenuntersuchung ist es, pathologische Veränderungen, die klinisch nicht oder nur unsicher zu erfassen sind, auszuschließen. Folgende Informationen müssen aus den **enoralen Röntgenbildern** eines Zahns gewonnen werden:

▷ Koronaler Zustand
- Ausdehnung der Pulpa
- Karies und deren Pulpanähe
- Randschluß einer bestehenden Füllung und deren Pulpanähe
- Randschluß einer bestehenden Krone
- Ausdehnung der approximalen Kontaktzonen

▷ Parodontaler Zustand
- Desmodontalspalt
- Horizontaler und vertikaler Knochenabbau
- Längenverhältnis von klinischer Wurzel zu klinischer Krone
- Anzahl und Form der Wurzeln
- Periapikale Veränderungen
- Knochenstruktur

Die genannten Anforderungen erfüllen am besten Aufnahmen, die nach der *Rinn-Technik* angefertigt werden. Aus forensischer Sicht ist zwar nur die Darstellung der zu überkronenden Zähne zu fordern, medizinische Überlegungen legen es jedoch nahe, alle Zähne des jeweils betroffenen Kiefers abzubilden. Der Grund liegt darin, daß die Prognose der Versorgung eines einzigen zu überkronenden Zahns letztlich auch von der Prognose aller übrigen Zähne abhängt. Diese ist nur umfassend einzuschätzen, wenn zusätzlich zu den klinischen Befunden auch Röntgenbilder vorliegen.

Häufig werden auf Röntgenaufnahmen *zufällig pathologische Befunde* wie z.B. apikale oder parodontale Veränderungen entdeckt, die für die Planung Bedeutung gewinnen. In diesem Zusammenhang ist besonders auf die Bedeutung des Zahnfilms in der Diagnose der *Approximalkaries* hinzuweisen. Gerade bei ausgedehnten approximalen Kontaktzonen läßt sich eine kariöse Veränderung klinisch kaum diagnostizieren. In solchen Fällen ist häufig röntgenologisch, trotz geringer Aufhellungszone im Schmelz, eine größere Ausdehnung im Dentin zu erkennen (Abb. 84).

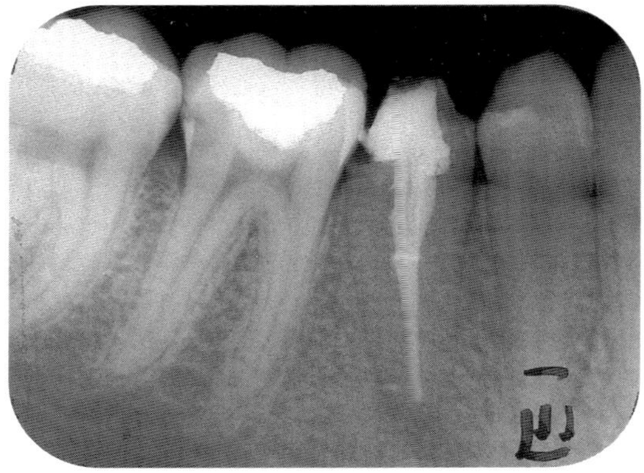

Abb. 84 Der Röntgenzahnfilm ist ein unverzichtbares Verfahren zur Darstellung des Parodontiums. Daneben läßt sich häufig die Approximalkaries nur röntgenologisch diagnostizieren. Im vorliegenden Fall liegt bei Zahn 47 distal eine ausgedehnte Dentinkaries und eine nur dünne Aufhellungszone im Schmelz vor, die klinisch kaum als Schmelzkaries diagnostiziert werden kann.

In der letzten Zeit hat sich die **digitale Radiographie** als ein weiteres röntgenologisches Verfahren zur Darstellung von Zähnen etabliert (Abb. 85). Dabei ermöglicht die Umwandlung von Röntgenstrahlen in sichtbares Licht durch einen Sensor eine Strahlenreduktion um bis zu ca. 90% gegenüber einem konventionellen Zahnfilm. Auch wenn die Auflösung zur Zeit noch nicht ganz an die des Zahnfilms heranreicht, sind als weitere gewichtige Vorteile die *computergestützte Bildbearbeitung* (Kontrastverstärkungen, Zoom-Modus) sowie die *Bilddarstellung* und *-dokumentation* durch moderne Medientechniken zu nennen. Die relativ geringe Belastung mit Röntgenstrahlen sowie die Optionen der Bildbearbeitung und Dokumentation lassen

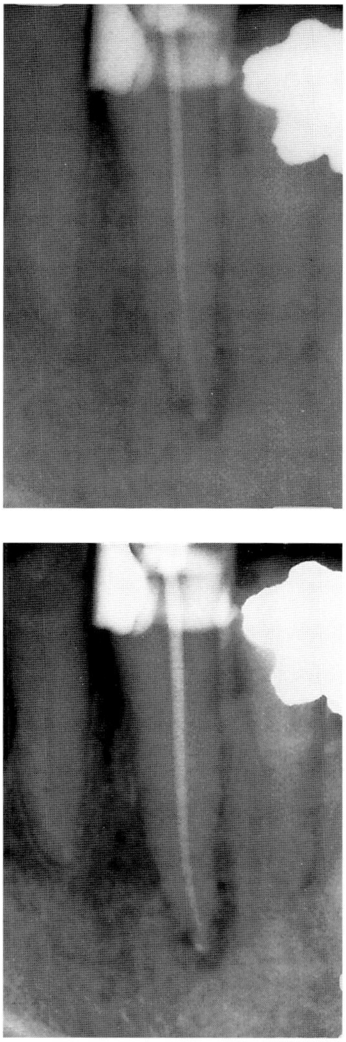

a

b

Abb. 85 Digitale Radiographie des Zahns 33 (a). Durch die Kontrastverstärkung ist die Osteolyse besser zu erkennen (b).

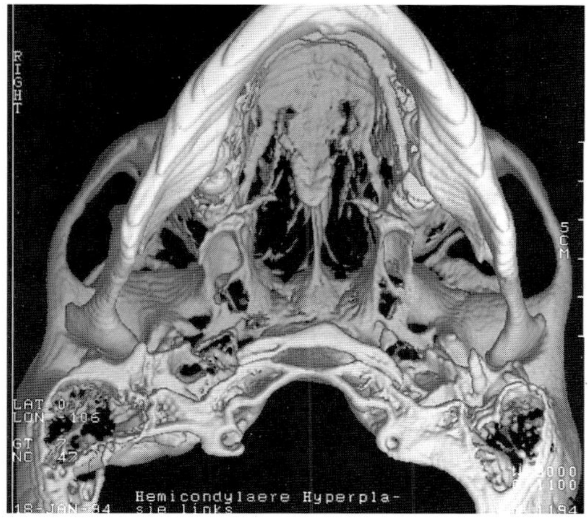

Abb. 86 Die Computertomographie erlaubt die detaillierte Darstellung knöcherner Anteile des Kopfes. In der dreidimensionalen Rekonstruktion ist hier im Seitenvergleich die Hyperplasie des linken Kondylus und die Seitenabweichung des Unterkiefers zur rechten Seite zu erkennen.

die digitale Radiographie als Verfahren der Zukunft erscheinen.

Die bildliche **Darstellung der Kiefergelenke** ist indiziert, wenn die klinische Funktionsanalyse den Verdacht auf eine *Arthropathie* ergibt. *Verfahren zur bildlichen Darstellung* sind:

▷ Summationsröntgenaufnahmen
▷ Computertomographie
▷ Magnetresonanztomographie

Die *transkranielle Darstellung* der Kiefergelenke in der Projektion nach Schüller liefert Befunde zur Position des Processus articularis in der Fossa articularis und über die Morphologie der knöchernen Anteile. Sie hat in den letzten Jahren an Bedeutung verloren, da aus ihren Befunden bei funktionellen Kiefergelenkerkrankungen meist *keine* eindeutigen therapeutischen Konsequenzen resultieren. In Anbetracht der Belastung des Patienten mit Röntgenstrahlen ist ihre Indikation vorwiegend bei Verdacht auf Form- oder Strukturänderungen der knöchernen Kiefergelenkanteile zu sehen.

Die *Computertomographie* erlaubt dagegen eine dreidimensionale Darstellung (Abb. 86) bei gleichzeitig geringerer Strahlenbelastung. Der relativ hohe ökonomische und zeitliche Aufwand legt es nahe, die Indikation sehr sorgfältig zu stellen.

Zur Darstellung des Discus articularis hat sich bei Verdacht auf eine Dislokation die *Magnetresonanztomographie* als wichtiges diagnostisches Verfahren bewährt. Ein gewichtiger Vorteil dieses Verfahrens liegt darin, daß die Belastung des Patienten durch Röntgenstrahlen entfällt. Auch wenn bei Anwendung der Magnetresonanztomographie in vielen Fällen Diagnosen aufgrund der klinischen und instrumentellen Untersuchung abgesichert werden können, begründet der hohe apparative Aufwand eine strenge Indikationsstellung. Die Hauptindikation ist daher weniger für die Routinediagnostik als für die Entscheidung über eine operative Intervention am Kiefergelenk gegeben.

11 Diagnose

Die zusammenfassende und vergleichende Bewertung aller Befunde führt nach der Identifizierung eines Krankheitsbildes zur *medizinisch definierten Diagnose.*

Diese Diagnose lautet, bezogen auf den Einzelzahn, in der Kronenprothetik: Funktionseinbuße im orofazialen System infolge von Zahndefekten, die nicht durch füllungstherapeutische Maßnahmen zu beheben sind.

Diese Diagnose ist zur Planung der Krone unter *therapeutischen* und *tertiärprophylaktischen* Gesichtspunkten jedoch *nicht ausreichend.* Zur Konstruktion der Krone sind neben den erkrankten Geweben auch die Charakteristika der gesunden Gewebe zu erfassen (naturwissenschaftlich definierte Diagnose). Die Diagnose der physiologischen Funktionen gesunder Strukturen im orofazialen System ist notwendig, um diese durch das Therapeutikum Krone nicht zu schädigen. Sie erlaubt darüber hinaus, die Erfolgswahrscheinlichkeit der Krone *(Prognose)* einzuschätzen. Die Wertigkeit jeder einzelnen Struktur im orofazialen System wird so durch die *naturwissenschaftlich definierte Diagnose* bestimmt, wodurch die in der Kronenprothetik relevanten Gewebe mit ihren speziellen Befunden erfaßt werden:

- ▷ Extraorale Regionen des orofazialen Systems
- ▷ Kiefergelenke
- ▷ Muskulatur
- ▷ Zähne
- ▷ Parodontien
- ▷ Mundhygiene
- ▷ Allgemeine Erkrankungen
- ▷ Äußeres Erscheinungsbild
- ▷ Biographie
- ▷ Adaptationsfähigkeit

Als *spezielle Befunde der naturwissenschaftlich definierten Diagnose* bei der Versorgung mit Kronen seien beispielhaft genannt:

- ▷ Extraorale Regionen des orofazialen Systems (Asymmetrie, verkürztes Untergesicht, Sensibilitätsstörungen)
- ▷ Kiefergelenke (physiologische Bewegungskapazität, Knacken)
- ▷ Muskulatur (Hypertrophie, Druckdolenz, Inkoordination, Inaktivitätsatrophie)
- ▷ Zähne (Verfärbung, Zapfenzahn, Kippung, hoher Zerstörungsgrad, Caries profunda, Vitalität positiv, Pfahlwurzel, Wurzelfüllung)
- ▷ Parodontien (Parodontitis marginalis, Stillman-Spalte, Mobilität Grad I, physiologische Sondierungstiefe, Papillenblutungszahl 1, Verbreiterung des Desmodontalspalts, apikale Ostitis)
- ▷ Mundhygiene (gut, ausreichend, verbesserungsbedürftig)
- ▷ Allgemeine Erkrankungen (Nierenfunktionsstörungen, Allergie)
- ▷ Äußeres Erscheinungsbild (Hyperaktivität der orofazialen Muskulatur)
- ▷ Biographie (Alter, Beruf, Geschlecht)
- ▷ Adaptationsfähigkeit (hoch, eingeschränkt)

Die funktionellen Befunde der Anamnese und diejenigen der klinischen Untersuchung werden entsprechend ihrer Bedeutung für die Ätiopathogenese, für den Schweregrad orofazialer Myoarthropathien und für das subjektive Befinden des Patienten mit *Bewertungszahlen* gewichtet. Dabei gelten Schmerzen und Störungen der Bewegungsfunktion (Bewertungszahl 3) als gravierend im Vergleich zu Mißempfindungen, Gelenkgeräuschen und ätiologischen Faktoren/weiteren Symptomen (Bewertungszahl 1). Bei einer Summe der Bewertungsziffern von 0–5 liegt keine behandlungsbedürftige Dysfunktion vor (D0). Ab einer Gesamtzahl von 6 (D1, D2) ist eine Therapie notwendig, ggf. weitere diagnostische Maßnahmen (Tab. 5).

Tabelle 5 Screening für orofaziale Funktionsstörungen. Gewichtung anamnestischer und klinischer Befunde der Basisuntersuchung.

	Anamnestischer Befund	**Klinischer Befund**
Schmerzen	3	3
Störungen der Bewegungsfunktion	3	3
Mißempfindungen	1	1
Gelenkgeräusche	1	1
ätiologische Faktoren/Symptome	1	1

Gesamtbewertungszahl (Score)

0–5	keine behandlungsbedürftige Dysfunktion	(D0)
6–11	leichte Dysfunktion	(D1)
≥12	schwere Dysfunktion	(D2)

Score ≥6 macht weitere diagnostische Maßnahmen bzw. eine Therapie notwendig

12 Methodik der Versorgung mit Kronen

Das klinische Vorgehen bei der Versorgung mit Kronen orientiert sich an Maßnahmen, die in ihrem systematischen Ablauf in *Arbeitsflußplänen* zusammengefaßt werden können. Diese Maßnahmen, die zum Teil einen hohen zeitlichen Aufwand darstellen, dienen als Leitlinie für das methodische Vorgehen und haben sich klinisch bewährt. Wegen der großen Variationsbreite der orofazialen Systeme sind im individuellen Fall Abweichungen davon möglich oder sogar notwendig. Auch bei der Versorgung mit Kronen besteht die ethische Verpflichtung, die Schäden durch das Therapeutikum auf ein Minimum zu reduzieren. Somit hat die Behandlung in der Mehrzahl der Fälle zum Ziel, eine früher vorhandene physiologische Kontur der Krone wiederherzustellen. Wird der methodische Aufwand, der zur Erfüllung allein dieser Forderung notwendig ist, unterschätzt, sind iatrogene Schädigungen des orofazialen Systems die zwangsläufige Folge.

Der geforderte hohe Aufwand liegt darin begründet, daß schon die Versorgung mit einer einzelnen Krone eine komplexe Therapie darstellt (Lipkin und Hoffer, 1989). Deren Erfolg setzt ein *spezifisches Wissen* über die *biologischen Zusammenhänge*, die *Kenntnis der Werkstoffe* und ein *präzises methodisches Vorgehen* durch den Zahnarzt voraus. Ebenso bedeutsam ist die *labortechnische Herstellung* des Therapiemittels. Die Therapie mit Kronen kann auf Dauer nur erfolgreich sein, wenn die klinischen Entscheidungen zur Indikation und die Überlegungen zur Konstruktion zahntechnisch umgesetzt werden. Dies unterstreicht die Notwendigkeit der intensiven Kommunikation und des fachlichen Austauschs zwischen Zahnarzt und Zahntechniker.

Die *zahnmedizinische Indikation* beruht auf diagnostischen Erkenntnissen. Dagegen ergeben sich in vielen Fällen Konflikte mit *ökonomischen Zwängen*, die aus betriebswirtschaftlichen oder versicherungsrechtlichen Vorgaben resultieren. Als Beispiele hierfür sind Maßnahmen zu nennen, die nach den derzeit geltenden Gebührenkatalogen nicht erstattungsfähig sind. Dennoch gibt die Verpflichtung, dem Patienten zu nützen oder zumindest nicht zu schaden, dem Zahnarzt die Entscheidung über den Aufwand der zahnmedizinisch indizierten Versorgung vor.

12.1 Pulpavitaler Zahn

Im folgenden wird die Versorgung einer 25jährigen Patientin mit einer Metallteilkrone für Zahn 46 exemplarisch geschildert (Abb. 87 bis 126). Einige Untersuchungsbefunde dieser Patientin sind in den Abbildungen 75, 76, 79 bis 81 und 83 dargestellt (s. Kap. 10).

Vor Beginn der Präparation muß der zu versorgende Zahn erneut auf seine *Pulpa-*

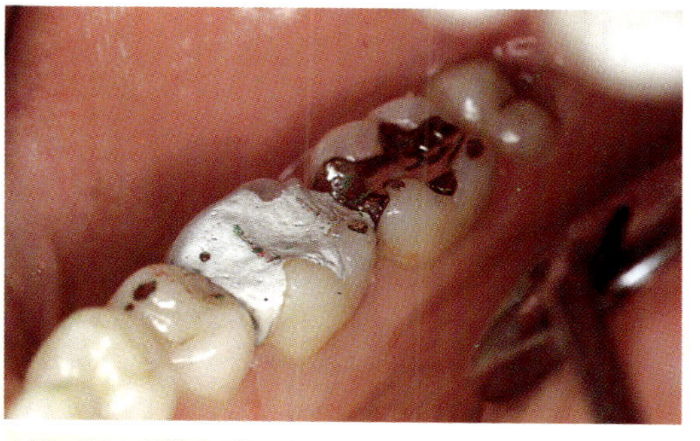

Abb. 87 Klinische Ausgangssituation. Der zu versorgende, pulpavitale Zahn 46 ist provisorisch mit Glasionomerzement gefüllt. Die Okklusionsmarkierungen (grün = Statik, rot = Statik/Dynamik) zeigen, daß auf dem Zahn mesio-bukkal und disto-lingual Okklusionskontakte in der Statik vorhanden sind, Kontakte bei Unterkieferbewegungen dagegen fehlen. Da in Regio 46 eine Kreuzverzahnung vorliegt (vgl. Abb. 79), müssen beide lingualen Höcker als stärker belastete Stützhöcker überkuppelt werden. Beim disto-bukkalen Höcker, der als Scherhöcker weniger belastet ist, kann auf den Höckerschutz verzichtet werden. Zahn 47 ist mit einer Gußfüllung aus einer Silber-Palladium-Legierung versorgt.

Tabelle 6 Chronologischer Ablauf bei der Versorgung des pulpavitalen Zahns mit einer Krone.

Klinische Maßnahmen	Labortechnische Maßnahmen
Bewertung des äußeren Erscheinungsbildes Gespräch klinische Untersuchung Situationsabformung Photodokumentation Röntgenuntersuchung	
	Situationsmodelle
Modellanalyse, instrumentelle Okklusionsanalyse Diagnose Aufklärung vorläufige Planung	
Vorbehandlungen Motivation und Instruktion	
definitive Planung Aufklärung Heil- und Kostenplan	
	evtl. Matrize für Provisorium
Anästhesie Farbbestimmung Abformung des Gegenkiefers Präparation Präparationsabformung provisorische Versorgung	
	Präparationsmodell Modellvorbereitung Modell des Gegenkiefers Registratträger
Gesichtsbogenübertragung Kieferrelationsbestimmung Modellmontage Artikulatorjustierung	
	Gerüst
Gerüsteinprobe Überabformung	
	Modell mit Gingivamaske, Rohverblendung
Roheinprobe	
	Fertigstellung
Kontrolle der Farbe und der Paßform Instruktion Zementieren Endkontrolle	
Nachsorge	

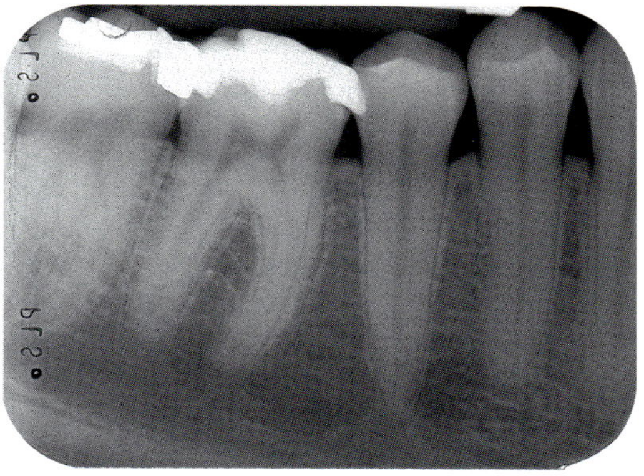

Abb. 88 Der Röntgenzahnfilm ist eine obligate Befundunterlage vor der Überkronung eines Zahns. Hier zeigt der Film, daß am Zahn 46 keine pulpanahen Kavitäten vorliegen. Mesial ist der Randschluß der provisorischen Füllung mangelhaft. Die parodontalen und apikalen Verhältnisse lassen keine Auffälligkeiten erkennen.

sensibilität geprüft werden (Abb. 87). Auf diese Weise kann ausgeschlossen werden, daß seit dem Zeitpunkt der Befunderhebung pathologische Veränderungen der Pulpa eingetreten sind. Zur schnellen, erneuten Orientierung sollte der *Röntgenzahnfilm* auch während der Präparation am Bildbetrachter präsent sein (Abb. 88).

Abformung des Gegenkiefers

In der Regel kann bei der Präparation und beim Abformen von Zähnen auf eine *Anästhesie* nicht verzichtet werden, da die Dentinwunde Schmerzen und Reaktionen verursacht, die ein präzises Vorgehen bei der Behandlung erschweren. Die Zeit bis zum Eintritt der Wirkung kann mit der *Abformung der Gegenkieferzahnreihe* mit Hilfe von Alginat ausgefüllt werden. Diese Abformung wird dann notwendig, wenn sich der für die Okklusion relevante Bereich z.B. durch eine Vorbehandlung seit der Befunderhebung verändert hat und somit das Situationsmodell, das als Ausgangsbefund vorliegt, nicht mehr die aktuellen Verhältnisse wiedergibt.

Der *Abformlöffel* sollte möglichst starr sein, keine Perforationen aufweisen und sich über alle abzuformenden Bezirke erstrecken. Dazu eignen sich vor allem Löffel aus Edelstahl, die in verschiedenen Formen und Größen angeboten werden. Durch Einproben oder mit Hilfe von Meßlehren wird der passende Löffel ausgewählt und ggf. durch starre, thermoplastische Kompositionsmassen oder Kaltpolymerisate angepaßt (z.B. verlängert).

Anschließend wird mit dem Patienten der *Ablauf der Abformung geübt.* Dabei muß der Patient lernen, die periorale Muskulatur und die Zunge zu entspannen, damit der Löffel ungehindert in den Mund eingeführt und während des Abbindevorgangs in Ruhe gehalten werden kann. Atemtechnik-Übungen und sonstige Ablenkung verringern die Gefahr von Würgereiz sowie der Aspiration von Abformmaterial. Es hat sich bewährt, nach der Einprobe den Löffel im Bereich der dorsalen Ränder und der Gaumenpartien mit Wachsleisten (z.B. Kerr® Boxing Wax Sticks) abzudämmen. Dadurch wird die Positionierung des Löffels erleichtert und der Fluß des Alginats zu den Zähnen gelenkt.

Um die *Haftung* des Alginats zu sichern, ist der Löffel mit einem Adhäsiv zu bestreichen. Die Haftung ist am größten, wenn es dünn und gleichmäßig aufgetragen wird und der Zeitpunkt der Abformung auf den optimalen Zustand des Klebers abgestimmt ist (ca. 5 min). Um Abformfehler zu vermeiden, sollte vor der Abformung viskoser und mukoider Speichel durch *Spülen* mit Wasser oder ggf. 2,5%iger Ammoniumalaunlösung (z.B. Muco Sol®) bei einer Spüldauer von ca. 30 Sekunden entfernt werden.

Das exakt dosierte und möglichst blasenfrei, eventuell maschinell angemischte Alginat wird in den Löffel gefüllt und auf die Okklusalflächen mit den Fingern vorgestrichen. Durch *kontrolliertes, langsames Einführen des Löffels* kann das Fließen des Alginats gesteuert und eine detailgenaue Abformung erzielt werden. Günstig ist die Abformung am *sitzenden Patienten,* wodurch die Gefahr des Würgens und der Aspiration von fließendem Alginat verringert wird.

Bis zum Ende der Abbindezeit muß der Löffel durch den Zahnarzt *sicher fixiert* werden. Im Unterkiefer muß der Abformlöffel bei möglichst *geringer Mundöffnung* und bei *zentrischer Kondylenposition* gehalten werden, da im anderen Fall durch die elastische Deformation der Mandibel bei größerer Sperrung klinisch relevante Modellungenauigkeiten resultieren.

Anschließend ist die Abformung ohne grobe Verkantung zügig aus dem Mund zu entnehmen. Dabei ist darauf zu achten, daß die Zahnreihe des Gegenkiefers nicht traumatisiert wird. Um die Gefahr der Infektion für Zahnarzt, Hilfspersonen und Zahntechniker zu reduzieren, wird die Abformung unter fließendem Wasser abgespült (Keimreduktion), auf Blasen und größere Defizite kontrolliert und zur weiteren Keimreduktion mit einem geeigneten *Desinfektionsverfahren* (z.B. Impresept®) behandelt (Borneff et al., 1983; Welker, 1991).

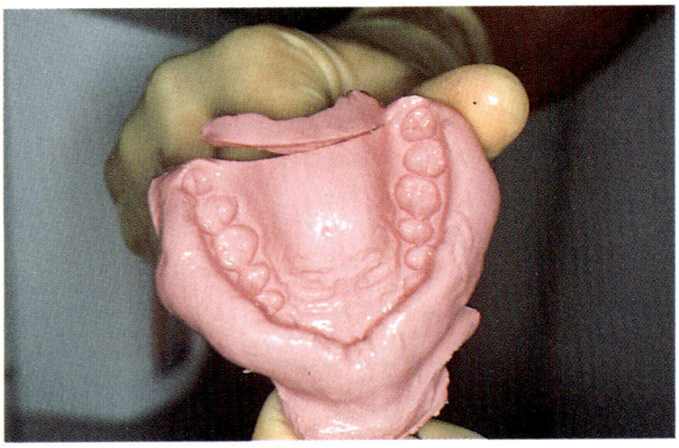

Abb. 89 Abformung des Gegenkiefers mit Alginat (z.B. Palgaflex® Quick). Die Unterstützung aller relevanten Bezirke ist für die Präzision des Zahnreihenmodells von entscheidender Bedeutung. Aus diesem Grund wird hier mit Hilfe eines Skalpells der überschüssige Anteil entfernt.

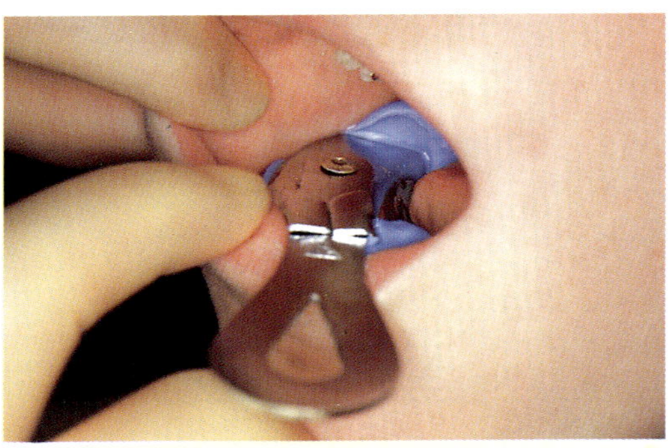

Abb. 90 Primärabformung des Zahns 46 mit einem hochviskosen Silikonmaterial (z.B. Contourprint-Duo®) zur Herstellung eines Provisoriums. Bei Einzelzähnen genügt die Abformung mit Hilfe eines Teillöffels, wobei mindestens die Nachbarzähne erfaßt sein müssen. Nach der Entnahme werden die Interdentalsepten mit dem Skalpell entfernt, um die spätere Reposition zu erleichtern. Günstig ist auch das Beschneiden im Zahnhalsbereich, da die provisorische Krone dadurch in ihrem Rand zur Ausarbeitung verstärkt wird.

Bevor die Abformung mit Modellmaterial ausgegossen wird, müssen die nicht von Löffelpartien unterstützten Abformungsbezirke abgeschnitten (Abb. 89) und der Wasserüberschuß vorsichtig mit dem Luftbläser entfernt werden. Die Alginatabformung sollte sofort ausgegossen bzw. bis zur Modellherstellung höchstens 20 Minuten z.B. in einem feuchten Tuch gelagert werden.

Zur *Herstellung der provisorischen Versorgung* nach der Präparation kann eine Abformung der betreffenden Zähne mit Hilfe eines knetbaren *Silikonabformmaterials* oder von *Alginat* erfolgen, wenn nicht im zahntechnischen Labor vorher eine Matrize auf dem Situationsmodell tiefgezogen wurde (Abb. 90). Als Vorteil des Silikonmaterials gegenüber dem Alginat ist die Lagermöglichkeit zu werten, die bei eventuellem Verlust des Provisoriums eine Neuanfertigung ermöglicht.

Präparation

Die Präparation des Zahns ist der Behandlungsschritt bei der Versorgung mit einer künstlichen Krone, der für den Patienten sowie für den Zahnarzt und die Assistenz als der belastendste angesehen werden kann. Die systematische Präparationstechnik (s. Kap. 5) hilft, diese Belastung zu verkürzen und zu reduzieren.

Die Präparation beginnt damit, kariöse Zahnsubstanz zu entfernen. Das bedeutet, daß bestehende Füllungen vollständig entfernt werden müssen, da sekundär-kariöse Veränderungen sonst nicht sicher auszuschließen sind (s. Kap. 7). Anschließend können mit Zinkoxid-Phosphatzement (z.B. Harvard Cement®) der Stumpf aufgebaut oder Kavitäten gefüllt werden (Abb. 91 bis 93). Das methodische Vorgehen bei der Präparation entspricht dem in Kapitel 5 be-

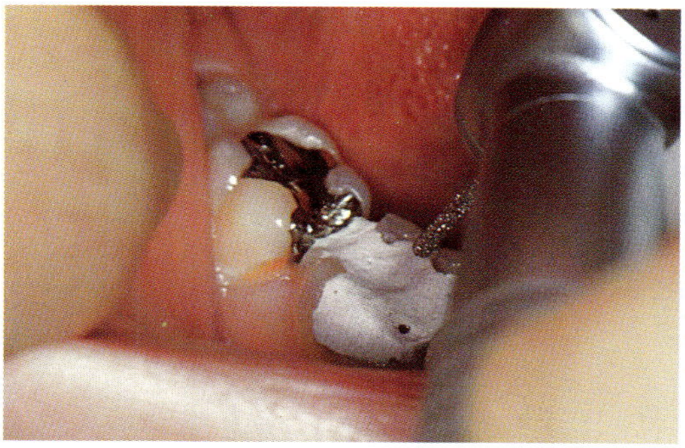

Abb. 91 Entfernung der bestehenden Füllung. Das zylinderförmige Instrument wird hier durch eine Turbine angetrieben. Für die eigentliche Präparation ist der Einsatz der Turbine kontraindiziert.

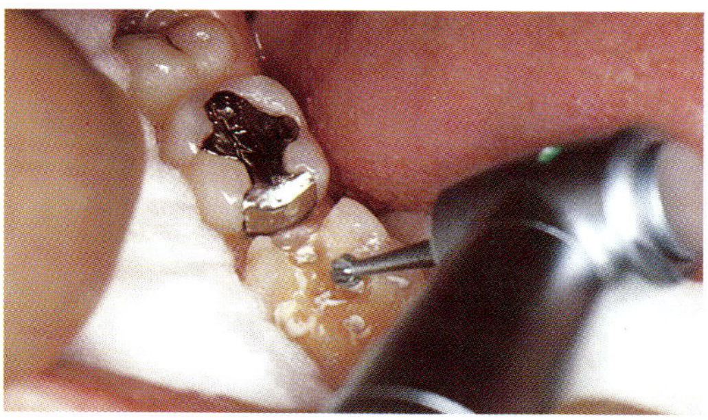

Abb. 92 Nach Trockenlegung können mit Hilfe von Rosenbohrern Reste des Füllungsmaterials und kariöses Dentin entfernt werden.

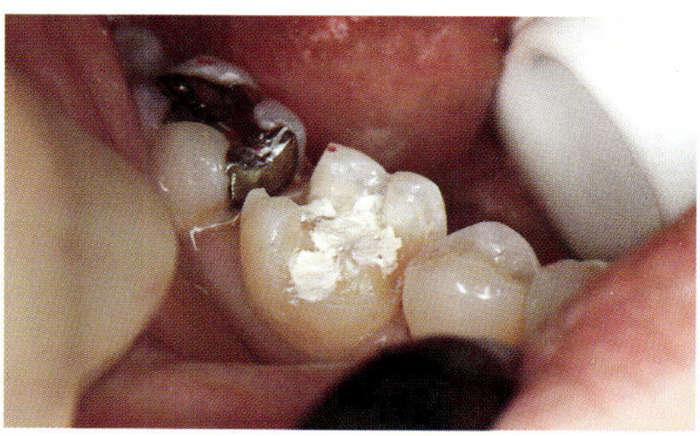

Abb. 93 Situation nach Füllen der Kavitäten. Okklusal baut die Füllung den Zahn nicht auf, da für die Friktion der später einzufügenden Teilkrone die Tiefe des okklusalen Kastens bedeutsam ist.

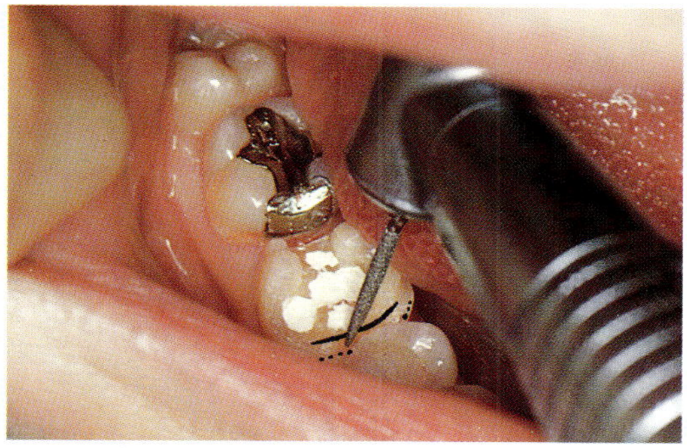

Abb. 94 Approximale Separation mit Hilfe des dünnen, flammenförmigen Präparationsinstruments mittlerer Diamantkörnung. Um eine Verletzung der Nachbarzähne zu verhindern, sollte eine schützende Schmelzlamelle während des Separiervorgangs erhalten bleiben. Ist dies bei tiefen, zervikalen Kontaktzonen nicht zu realisieren, kann ein Metallmatrizenband Schutz bieten. Ist der Zutritt des Kühlmediums z.B. bei tiefliegenden Kontaktzonen eingeschränkt, ist wie bei jeder infragingivalen Präparation die Drehzahl zu reduzieren.

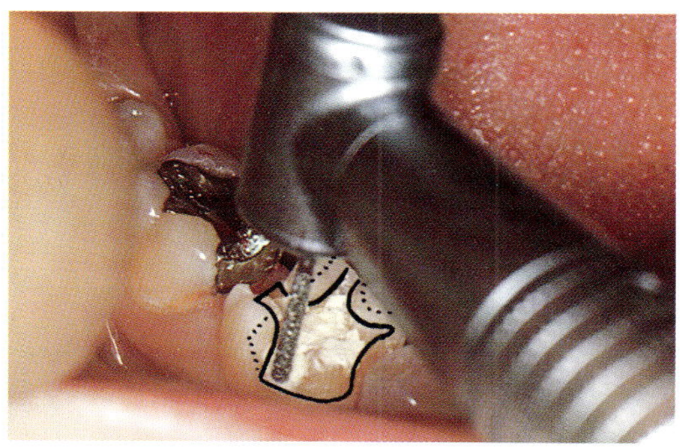

Abb. 95 Präparation okklusaler und approximaler Kästen mit Hilfe des zylinderförmigen Instruments mittlerer Diamantkörnung. Insbesondere ist darauf zu achten, daß die Achse der Kästen parallel zur Kronenachse verläuft, um eine Verletzung der Pulpa zu vermeiden. Da die Friktionsflächen in der Regel relativ kurz sind, darf der Präparationswinkel von 3–4° nicht überschritten werden. Der mesio-bukkale Höcker war bereits durch die zu erneuernde Füllung ersetzt, so daß im vorliegenden Fall dieser Höckerbereich niveaugleich mit dem okklusalen Kasten liegt.

schriebenen Ablauf der *Präparationsphasen* (Abb. 94 bis 98).

Das Ergebnis der Präparation wird kontrolliert, indem mit einer Sondenspitze der Verlauf und die Qualität der *Präparationsgrenze* abgetastet und die *Konvergenz-* bzw. *Divergenzform* kontrolliert werden (Abb. 99). Abschließend muß der interokklusale

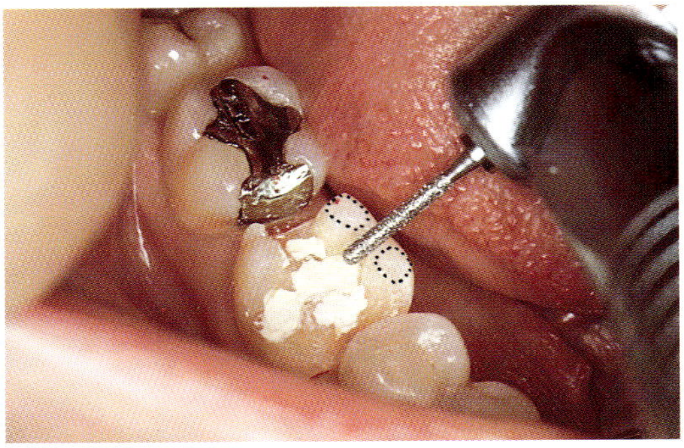

Abb. 96 Die okklusale Reduktion erfolgt ebenfalls mit Hilfe des zylinderförmigen Instruments. Dargestellt ist hier die Präparation der inneren Abhänge der lingualen Höcker.

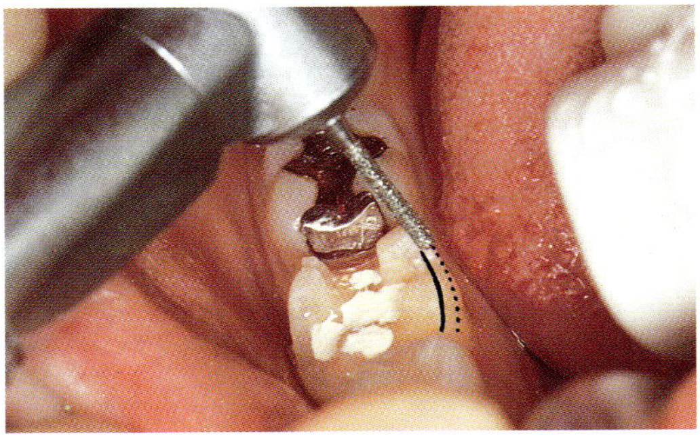

Abb. 97 Bei der axialen Präparation oral wird ebenfalls mit Hilfe des zylinderförmigen Instruments eine Stufe angelegt, da im vorliegenden Fall die Stützhöcker lingual gelegen sind. Der Präparationswinkel darf 3–4° nicht überschreiten, damit im Zusammenhang mit der lingualen Wand des okklusalen Kastens ausreichend Friktion entsteht.

Raum in der interkuspidalen Okklusionsposition und bei zahngeführten Unterkieferbewegungen kontrolliert werden. Dies gelingt sicher mit Streifen von Indikatorwachs, die auf der Zahnoberfläche adaptiert werden (Abb. 100).

Durch das Anschleifen der Dentintubuli entsteht eine *Weichteilwunde*, wobei je nach Bearbeitungsmethode sich eine lockere und eine dentinnahe festere Schmierschicht *(smear layer)* ausbildet. Diese Schicht führt zu einem mehr oder weniger starken Verschluß der Dentintubuli. Das Dentin sollte daher nach der Präparation mit einem wenig aggressiven Mittel (z.B.

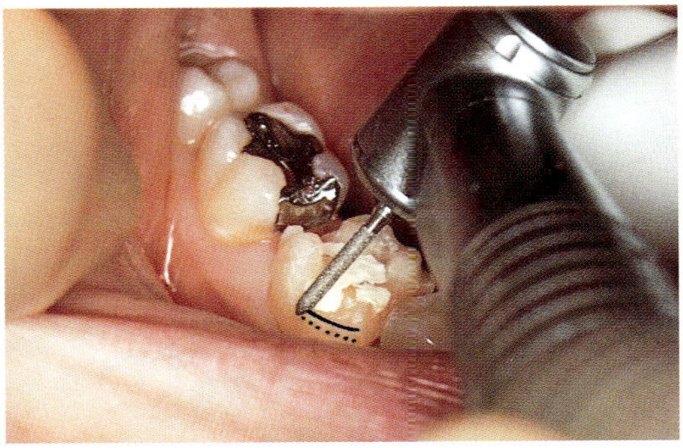

Abb. 98 Das Finieren erstreckt sich auf den gesamten Präparationsrand mit Hilfe feingekörnter Instrumente. Approximal wird dazu die Flamme verwendet. Die Stufen (hier: mesio-bukkal und lingual) sowie der okklusale Kasten am Übergang zum disto-bukkalen Höcker werden unter Verwendung des torpedoförmigen Instruments abgeschrägt.

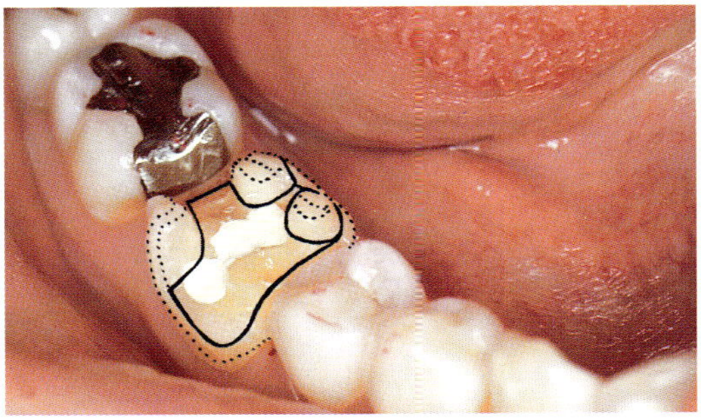

Abb. 99 Ergebnis der Präparation. Der Verlauf und die Qualität der Präparationsgrenze sowie die Konvergenz- bzw. Divergenzform werden kontrolliert.

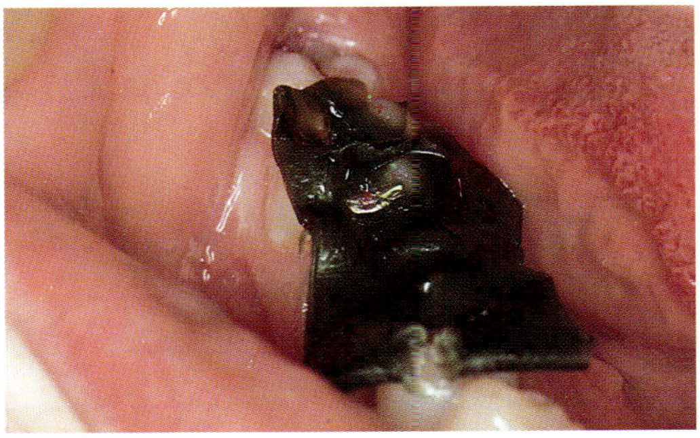

Abb. 100 Der minimale Platzbedarf beträgt okklusal für die Metallteilkrone 0,5–1 mm. Der interokklusale Raum kann sicher beurteilt werden, wenn Streifen von Indikatorwachs (z. B. Kerr® Occlusal Indicator) okklusal adaptiert werden und die Wachsstärke in der Statik sowie in der Dynamik beurteilt wird.

3%ige H_2O_2-Lösung, 2%ige Chlorhexidindigluconat-Lösung) gereinigt werden, damit der natürliche Verschluß wenig beeinträchtigt wird. Die Pulpa wird am besten dadurch geschützt, indem bei den folgenden Behandlungsschritten *schädigende Einflüsse* (z.B. chemische Noxen, starke Temperaturreize oder exzessive Trocknung) *vermieden werden.* Das bedeutet ebenfalls, daß z.B. nach pulpanaher Präparation vitaler Zähne auf die *direkte Herstellung* der Provisorien im Mund *verzichtet* wird. Daneben wird das Touchieren mit Kalziumhydroxid-Suspensionen oder Lacken auf Harzbasis empfohlen. Gesicherte Erkenntnisse über die klinische Relevanz ihrer Anwendung liegen nicht vor.

a

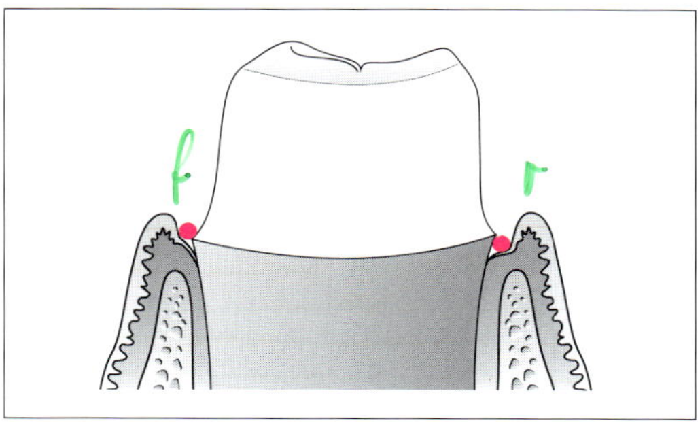

b

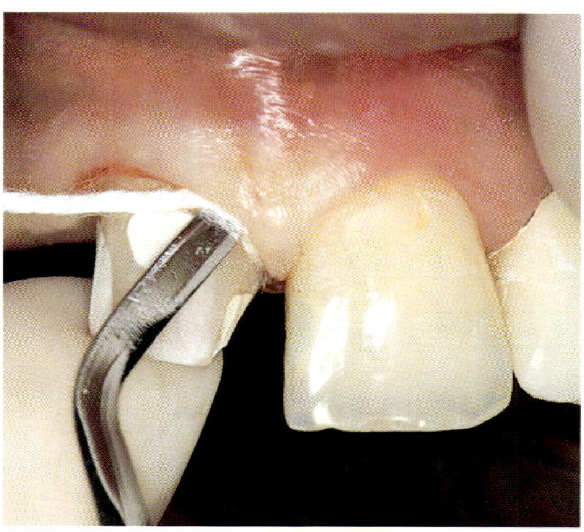

Abb. 101 Aufweitung des Sulcus gingivae mit Hilfe von Retraktionsfäden.

a) Links Position des Fadens nicht tief genug, rechts korrekte Lage.

b) Einbringen des Fadens mit dem Heidemann-Spatel. Dabei zeigt das Funktionsende des Spatels zum bereits applizierten Teil.

In der Regel erfolgen Präparation der Zähne und Abformung während desselben Behandlungstermins. Ist aufgrund entzündlicher Veränderungen oder eines Präparationstraumas die *Blutungsneigung* des marginalen Parodontiums *erhöht,* empfiehlt es sich, erst nach dem Abheilen und der definitiven Ausformung des Zahnfleischsaums (nach ca. sieben bis zehn Tagen) abzuformen.

Bei *infragingival gelegener Präparationsgrenze* ist sicherzustellen, daß das Abformmaterial in ausreichender Schichtstärke die Grenze erfaßt. Die Voraussetzungen hierfür können geschaffen werden, indem die Zahnfleischfurche durch Verdrängen oder durch Entfernen des Sulkusepithels erweitert wird. Als eine wenig traumatisierende Methode hat sich das *Aufweiten der Zahnfleischfurche mit Baumwollfäden* bewährt. Die Indikation dafür ergibt sich, wenn die Präparation infragingival ca. 1 mm koronal des Epithelansatzes endet.

Der Faden muß zur ausreichenden Aufweitung zwischen Epithelansatz und der Präparationsgrenze mindestens 3–5 Minuten liegenbleiben (Abb. 101). Die Fäden werden in verschiedenen Stärken (fein, mittel, stark) angeboten und können mit Wirkstoffen imprägniert werden, die gefäßverengend wirken. Dabei sind α-Sympathomimetika (z.B. Xylometazolin-HCl in 0,1%iger Lösung, Wirksubstanz von Schnupfenmitteln) günstiger zu bewerten als α- und β-Sympathomimetika, die unerwünschte Wirkungen auf die Herzmuskeltätigkeit besitzen (z.B. Epinephrin).

Die Stärke des Fadens sollte so gewählt werden, daß er leicht in die Tasche einzuführen ist. Dazu trägt ebenfalls bei, den Faden straff zu ziehen und möglichst fest und dünn zusammenzudrehen. Unter leichtem Druck wird – approximal beginnend und im Seitenzahnbereich zunächst von distal nach mesial – der getränkte, nicht tropfnasse Faden mit einem Füllspatel in die Zahnfleischfurche gelegt. Um die Lage des Fadens im Sulkus zu sichern, zeigt das Spatelende dabei zum bereits applizierten Teil. Der Druck auf den Faden muß ausreichen, ihn tief genug in der Tasche zu positionieren. Zu großer Druck verursacht Traumen, die während der Abformung zu Blutungen und später zu Gingivaretraktionen führen können.

Die Darstellung der Präparationsgrenze mit Baumwollfäden ist *kontraindiziert* bei sehr straffer Gingiva, bei der durch die Applikation „Quetschwunden" entstehen. Bei sehr weitem Sulkus ebenso wie bei ausgeprägter Hohlkehlpräparation wird der Gingivalsaum nicht genügend verdrängt bzw. kann der Faden sich wieder aus der Tasche bewegen. Erreicht bzw. überschreitet die Präparationsgrenze die Höhe des Epithelansatzes oder liegen lokale entzündliche Veränderungen vor (z.B. lokale Hyperplasien durch mangelhafte Füllungsränder), kann mit Hilfe der *Gingivektomie* die Präparationsgrenze freigelegt werden (Laswell und Bellanti, 1979; Azzi et al., 1985; De Vitre et al., 1985).

Im allgemeinen empfehlen sich zu diesem Zweck *elektrochirurgische Maßnahmen (Elektrotomie)*. Dabei fließt Hochfrequenzstrom über Schneideelektroden mit kleinem Querschnitt (= hohe Stromdichte) zum Gewebe, das an der Kontaktstelle durch den Strom erhitzt wird und verdampft. Der dabei entstehende Geruch wird abgesaugt. Um Austrocknungen des Dentins zu vermeiden, kann bei längerer Elektrotomiedauer der Zahn mit Vaseline abgedeckt werden. Moderne Geräte für den Einsatz in der Zahnmedizin verwenden gleichgerichteten und gefilterten Strom, dessen schneidende Eigenschaften stärker ausgeprägt sind als die koagulierenden bzw. hämostatischen.

Die *Stromstärke* ist so zu wählen, daß das Gewebe sich nicht dunkel verfärbt (zu hoch) oder an der Elektrode haften bleibt (zu niedrig). Kontakt mit Knochen oder den Zahnhartsubstanzen ist zu vermeiden. Die Elektrode muß drucklos und zügig, parallel zur Axialwand des Zahns geführt werden, um die Gingiva möglichst wenig zu traumatisieren (Abb. 102). Zwischen den Schnitten wird die Elektrode mit einem alkoholgetränkten Tuch gesäubert. Zum Abschluß wird der Sulcus gingivae mit Wattepellets und 3%iger H_2O_2-Lösung vorsichtig gereinigt. Elektrochirurgische Maßnahmen sind *kontraindiziert* bei Patienten mit *Herzschrittmachern*, deren Funktion durch äußere elektromagnetische Einflüsse gestört werden kann.

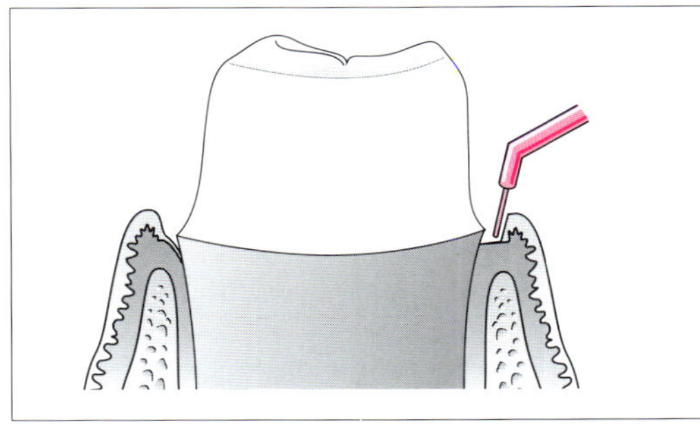

a

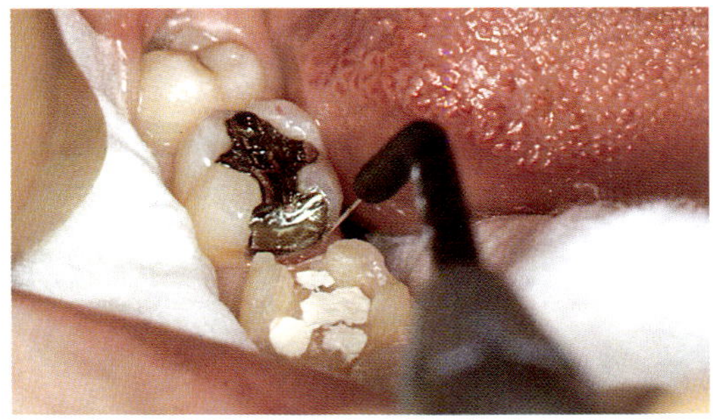

b

Abb. 102 Erweiterung des Sulcus gingivae durch elektrochirurgisches Entfernen des Sulkusepithels.
a) Position der Elektrode. Der Kontakt mit Hartsubstanzen muß vermieden werden. Werden Dentin oder Zement traumatisiert, treten Schäden auf, die nach Einfügen der Krone gerade im Bereich der Präparationsgrenze die Entstehung kariöser Schäden begünstigen.
b) Zur Darstellung der approximalen, infragingivalen Präparationsgrenze wurde im vorliegenden Fall die Elektrotomie gewählt, da Retraktionsfäden bei nur teilweise infragingivaler Lage nicht in ihrer Position bleiben.

Präparationsabformung

Am Anfang der Abformung steht die *Auswahl des passenden Abformlöffels* und die Instruktion des Patienten. In der Regel finden konfektionierte Löffel aus Edelstahl Verwendung. Vor allem beim Oberkieferlöffel kann die dorsale Abdämmung mit z.B. Kerr® Boxing Wax Sticks die Fließrichtung des Abformmaterials günstig beeinflussen sowie die gewünschte gleichmäßige

Schichtstärke gewährleisten. Um ein Lösen des Abformmaterials vom Löffel zu verhindern, wird ca. 10 Minuten vor der Abformung ein *Adhäsiv,* das auf den Löffel und das Abformmaterial abgestimmt sein muß, in dünner Schicht aufgetragen. Die Mundhöhle bzw. die Zahnoberflächen sollten gereinigt und sehr mukoider Speichel durch *Spülung* z.B. mit Ammoniumalaunlösung entfernt werden.

Um die Zähne präzise abzuformen, ist auf ein *trockenes Arbeitsfeld* Wert zu legen. Zu diesem Zweck muß die Assistenz die Weichteile (Zunge, Wange, Lippe) abhalten und mit einer Absaugkanüle Speichelzutritt verhindern.

Für die Stumpfabformung in der Kronenprothetik können das Monophasenverfahren, das Doppelmischverfahren oder das Korrekturverfahren angewandt werden.

Bei der **einzeitig-einphasigen Abformung (Monophasenverfahren)** finden *thixotrope Materialien* von vorzugsweise *mittlerer Viskosität* (z.B. Polyäther) Verwendung. Nach dem Anmischen durch eine zusätzliche Assistenz werden der Löffel beschickt und gleichzeitig mit einer Spritze das Material an die präparierten Stümpfe und auf die Okklusalflächen der restlichen Zähne transportiert (Abb. 103).

Der Retraktionsfaden wird vor der Entfernung aus dem Sulcus gingivae angefeuchtet.

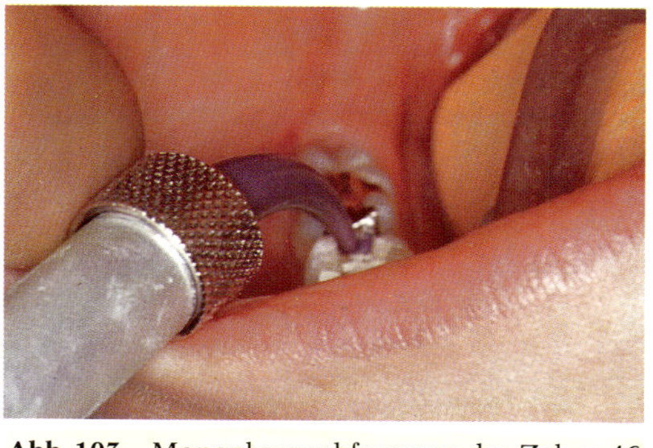

Abb. 103 Monophasenabformung des Zahns 46 unter Verwendung eines Polyäthermaterials (z.B. Impregum® F). Die Assistenz hält mit dem Spatel die Zunge ab und beseitigt mit dem Sauger den Speichel. Der Zahnarzt hält die Wange ab und appliziert von distal nach mesial mit einer Spritze blasenfrei das Abformmaterial.

Damit wird vermieden, daß der trockene Faden an den Weichteilen haftet und eine Blutung provoziert. Nachdem mit einer Pinzette der Faden an seinem freien Ende langsam herausgezogen ist, wird der Zahn erneut vorsichtig getrocknet.

Das Abformmaterial sollte nach Möglichkeit mit der Spritze so in den Sulkus appliziert werden, daß kein Absetzen nötig ist. Günstig ist es, den Anfangs- und Endpunkt an der am besten zugänglichen Stelle der Zahnfleischfurche zu wählen, um ein *blasenfreies Ineinanderfließen* zu gewährleisten. Um die Füllung der Furche kontrollieren zu können, darf nur ein dünner Strang Abformmaterial appliziert werden, wobei die Bewegungsrichtung der Spritze von der Fließrichtung des Materials weg zeigt.

Anschließend wird auf die ebenfalls trockenen Okklusalflächen der restlichen Zähne Abformmaterial gespritzt. Der mit demselben Material beschickte Löffel wird zügig in situ gebracht, wobei darauf zu achten ist, daß er *nicht „durchgedrückt"* wird. Ebenso muß der Löffel während des Abbindens drucklos in absoluter Ruhe gehalten werden. Nach dem Ende der Abbindezeit (ca. 5 min) ist der Löffel zügig, möglichst *ohne Verkantung* von der Zahnreihe zu entfernen. Damit können Verformungen der Abformmasse, die die Elastizitätsgrenze überschreiten und zu Verzerrungen führen, vermieden werden. In schwierigen Situationen (z.B. stark gekippte Zähne) sollte die gewöhnliche Abbindezeit um 2 Minuten überschritten werden, um durch Zunahme der Härte die Rückstellung zu verbessern.

Bei der **einzeitig-zweiphasigen Technik (Doppelmischverfahren)** wird ein *niedrigviskoses* Spritzenmaterial mit einem *mittel- oder hochviskosen* Löffelmaterial kombiniert (z.B. Contourprint-Duo®). Dabei wird zuerst das Spritzenmaterial angemischt. Während der Applikation, die entsprechend der Monophasentechnik durchzuführen ist, wird das zweite Material angemischt, auf den Löffel gebracht und mit dem auf dem Anmischblock verbliebenen dünnfließenden Material überschichtet. Anschließend härten beide Materialien im Mund gleichzeitig aus.

Bei der **zweizeitig-zweiphasigen Methode (Korrekturverfahren)** wird mit einem knetbaren Material primär abgeformt. Dabei sollten die *Retraktionsfäden nicht entfernt* werden, um bei der folgenden sekundären Abformung den Zahnfleischsaum nicht zu komprimieren. Der Faden fungiert damit auch als *Platzhalter* für das Korrekturmaterial. Mit einem Skalpell sind die Interdentalsepten und die unter sich gehenden Bezirke zu entfernen. Dies ermöglicht eine korrekte Reposition während der Zweitabformung.

Trotz des erwünschten Stempeldrucks für das Korrekturmaterial (Abformung infragingivaler Bezirke) ist es notwendig, *Abflußkanäle* in das Primärmaterial einzuschneiden. Da im Lumen der abgeformten Stümpfe durch überschüssiges Korrekturmaterial ein hoher Druck entstehen kann, werden so elastische Deformationen vermieden. Die Kanäle sollten jedoch *in keinem Fall bis in die Präparationsgrenze* reichen. Dadurch würde die dort gewünschte Stempelwirkung verringert und die Gefahr von Abformfehlern (z.B. Fließtrichter) erhöht. Nach dem Beschneiden ist die Reposition des Löffels, die durch zusätzliche Markierungskerben im Bereich der Schneidezähne erleichtert wird, zu überprüfen.

Nach der sorgfältigen Reinigung und Trocknung der Primärabformung schließt sich die *Verarbeitung des Korrekturmaterials* an. Dies wird sowohl auf die Zahnreihe als auch in den „individuellen Löffel" eingebracht. Bei der sekundären Abformung ist darauf zu achten, daß nach einer anfänglichen, kurzdauernden Kompression (ca. 5 s) der Löffel bis zum Ende des Abbindevorgangs (ca. 5 min) drucklos fixiert ist.

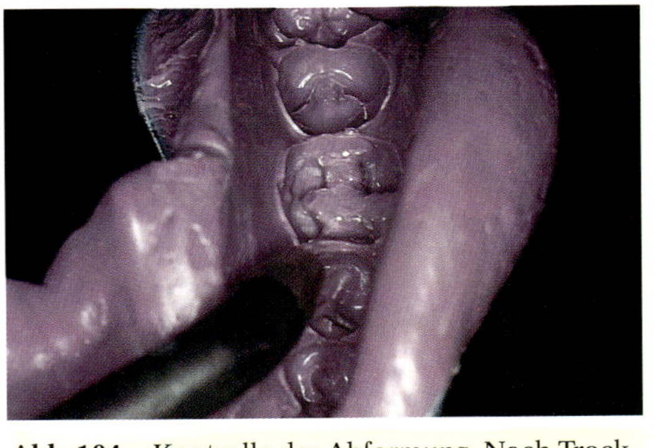

Abb. 104 Kontrolle der Abformung. Nach Trocknung werden vor allem die Kästen auf blasenfreies Ausfließen der relevanten Bereiche und die Bezirke der infragingivalen Präparation geprüft.

Nach der Entnahme aus dem Mund wird die Abformung unter fließendem Wasser gründlich von Blut- und Speichelresten gereinigt. Mit dieser Maßnahme wird bereits der größte Teil pathogener Keime entfernt. Bevor die Abformung desinfiziert wird, muß ihre Qualität kontrolliert werden (Abb. 104).

Die Kriterien für den Erfolg der Abformung sind:

- ▷ Feste Verbindung zwischen Löffel und Abformmaterial
- ▷ Unterstützung aller relevanten Bezirke durch Löffelanteile
- ▷ Abformmaterial durch bereits elastische Anteile während der Abformung nicht „verzogen"
- ▷ Abformung mindestens bis zur Präparationsgrenze deutlich erkennbar
- ▷ Keine Blasen an den präparierten Zähnen und auf den Okklusalflächen der restlichen Zähne
- ▷ Bei zweizeitig-zweiphasigem Verfahren gleichmäßige Dicke des Korrekturmaterials sowie vollständige Verbindung zwischen Basis- und Korrekturmaterial
- ▷ Keine „durchgedrückten" Stellen

Sind die genannten Kriterien erfüllt, kann die Abformung desinfiziert werden. Um die Wirksamkeit der Desinfektion zu gewährleisten, sind die Anweisungen der Hersteller strikt einzuhalten. Negative Auswirkungen auf die Dimensionstreue der Abformung und auf die Oberfläche des Modellmaterials müssen ausgeschlossen sein.

Da bei der Entnahme aus dem Mund Teile des Abformmaterials deformiert werden, sind vor der Modellherstellung mindestens 20–30 Minuten abzuwarten, in denen die *Rückstellung* erfolgt. Danach sollten die Hydrokolloide, die während der Wartezeit in ein feuchtes Tuch einzuwickeln sind, sofort ausgegossen werden. Der günstigste Zeitpunkt der Weiterverarbeitung für die *elastomeren Materialien* ist 1–2 Stunden nach der Entnahme aus dem Mund. Diese Zeit sollte wegen der geringen Lagerstabilität bei den *kondensationsvernetzten Silikonen* (weitere Methanolabgabe) auf keinen Fall überschritten werden. *Additionsvernetzte Silikone* und *Polyäthermassen* können dagegen auch noch mehrere Tage nach der Abformung ausgegossen werden.

Provisorische Versorgung

Zum Abschluß dieses Behandlungstermins sind die präparierten Zähne provisorisch zu versorgen. Die Provisorien sollen *alle Funktionen natürlicher Zahnkronen* (mastikatorisch, okklusal, phonetisch, ästhetisch-physiognomisch, psychosozial) temporär bis zum Einfügen der definitiven Versorgung erfüllen. Speziell stellen sie einen *Verband* der *Dentinwunde* dar, der mechanische, chemische und thermische *Reize fernhalten* soll. Darüber hinaus sind die präparierten Zähne und die Antagonisten durch korrekte approximale und okklusale Kontakte in ihrer *Stellung fixiert*.

Um diesen Anforderungen gerecht zu werden, ist ein sehr hoher methodischer Aufwand bei der Herstellung und Ausarbeitung der Provisorien notwendig. Dies bedeutet, daß in der Regel für diesen Behandlungsschritt ebensoviel Zeit wie für die Präparation selbst veranschlagt werden muß. Für das Verhältnis zwischen Patient und Zahnarzt besitzen die Provisorien eine besondere Bedeutung, da sie das Vertrauen des Patienten in das Können und die Behandlung des Zahnarztes festigen und letztlich auch die Adaptation des definitiven Ersatzes erleichtern. Demgegenüber können „zu schöne" Provisorien, die in toto aus zahnfarbenem Material bestehen, die Inkorporation definitiver Kronen mit sichtbaren Metallanteilen erschweren.

Da über negative Auswirkungen auf die Zahnpulpa und die Schleimhaut durch Temperatur und chemische Reize bzw. durch Isolierungen mit Vaseline oder Silikonöl nur wenig gesicherte Erkenntnisse bestehen, ist vor allem bei vitalen Zähnen nach pulpanaher Präparation die **indirekte Methode vorzuziehen.**

Wird die **direkte Herstellung** im Mund angewandt, sollten die *Zahnoberflächen isoliert* werden, der plastische Kunststoff im Wasserbad *vorpolymerisiert* und in seiner gummielastischen Phase *extraoral vollständig ausgehärtet* werden. Als Matrizen für den Provisoriumskunststoff finden Vorabformungen und tiefgezogene Folien Verwendung. Der Vorteil der Tiefziehfolien besteht darin, daß sie nach gezielten Aufwachskorrekturen auf dem Situationsmodell (Ausgleich von Fehlstellungen und Nonokklusionen) eine Primärform des Provisoriums ermöglichen, die relativ wenig Korrekturen oder Materialergänzungen notwendig macht. Daneben sind sie aufgrund ihrer Transparenz präziser zu reponieren als Abformungen aus Elastomeren.

Der plastische Kunststoff wird in *niedrigviskoser Konsistenz* ohne Lufteinschlüsse (Applikation mit Spritze) in die Matrize eingebracht (Abb. 105). Um den schädigenden Einfluß des Monomers und die Haftung auf der Zahnoberfläche zu verringern, sollte der Kunststoff ca. 10 s in 50 °C warmem Wasser *vorpolymerisiert* werden. Nach Isolierung der Zahnoberflächen, z.B. mit Vaseline, wird die Matrize auf die Zahnreihe gesetzt. Dabei ist auf eine korrekte Reposition und ausreichenden Druck zu achten, um gravierende Okklusionserhöhungen zu vermeiden. Der Kunststoff sollte nur so lange im Mund aushärten, bis er ausreichend feste und elastische Eigenschaften besitzt. Wenn der Zustand des Kunststoffs nicht direkt

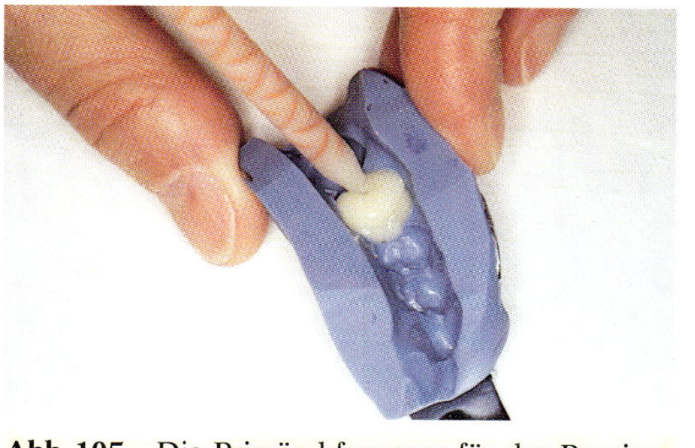

Abb. 105 Die Primärabformung für das Provisorium, die im Bereich der Umschlagfalten, der Interdentalsepten und der Präparationsgrenze beschnitten ist, wird blasenfrei mit Kunststoff (z.B. Luxatemp Automix®) gefüllt.

durch Berühren kontrolliert werden kann, erleichtert eine Signaluhr die Abschätzung der Verweildauer (ca. 2–3 min in der Mundhöhle). Dadurch wird vermieden, daß die Gewebe zu hohen Polymerisationstemperaturen, die neben dem Verhältnis Monomer/Polymer auch von der Materialmenge abhängen, ausgesetzt werden.

Um den *Restmonomergehalt zu senken* und für die Ausarbeitung die Festigkeit zu steigern, ist es ratsam, nach der primären Aushärtung die weitere Polymerisation im temperierten Wasser vorzunehmen. Anschließend werden die groben Überschüsse mit einer Schere entfernt, die weitere *Ausarbeitung* erfolgt mit Fräsern, Korundsteinen, Trennscheiben und Gummipolierern. Aus ästhetischen und hygienischen Gründen ist abschließend eine *Hochglanzpolitur* durchzuführen.

Wenn die Einschubrichtung es zuläßt, sollten benachbarte Zähne, auch wenn sie getrennt mit definitiven Kronen zu versorgen sind, *primär verblockt* werden. Der Vorteil liegt darin, daß das Provisorium insgesamt stabiler ist und einen besseren Halt auf den Zähnen aufweist. Dafür spricht ebenfalls, daß nach der Trennung des Blocks in einzelne Kronen die *korrekte Gestaltung der Approximalzonen,* durch die Zahnwanderungen ausgeschlossen werden müssen, sehr aufwendig ist. Voraussetzung dafür, den Block zu belassen, ist eine weitgehende interdentale Separation und Politur des Provisoriums. Die *Ränder,* die aus Stabilitätsgründen gegenüber metallenen Rändern *verdickt* sind, sollen bei infragingivaler Lage der Präparationsgrenze *ca. 0,5 mm vom Zahnfleischsaum entfernt* enden.

Eine häufige methodische Schwierigkeit besteht darin, daß nach dem Auspolymerisieren eine *deutliche Erhöhung der Okklusion* zu beobachten ist. Die Ursachen hierfür liegen in einer unvollständigen Reposition der Matrize, einer starken „Preßfahne" aufgrund ungenügender Fließeigenschaften des Kunststoffs oder in der Polymerisationsschrumpfung zum Lumen hin.

Eine relativ *geringe Viskosität des Provisoriumkunststoffs* erleichtert die Reposition, andererseits ist bei zu hohem Monomeranteil die Gefahr von Schädigungen der Zahnpulpa vorhanden. Bei Verwendung einer Primärabformung sind häufig *unter sich gehende Bezirke* oder *Interdentalsepten* für eine Fehlposition verantwortlich. Die unvermeidliche polymerisationsbedingte Fehlpassung des Provisoriums kann dadurch minimiert werden, daß während der ersten Polymerisationsphase das Provisorium *mehrfach* von den Zähnen *leicht gelöst* und wieder in situ gebracht wird. Auch darf es nicht zu früh in ein Wasserbad gelangen, da Verziehungen durch eine erhöhte Polymerisationsschrumpfung die Folge sind. Vor der Justierung der Okklusion empfiehlt es sich, die *Innenflächen leicht auszuschleifen.*

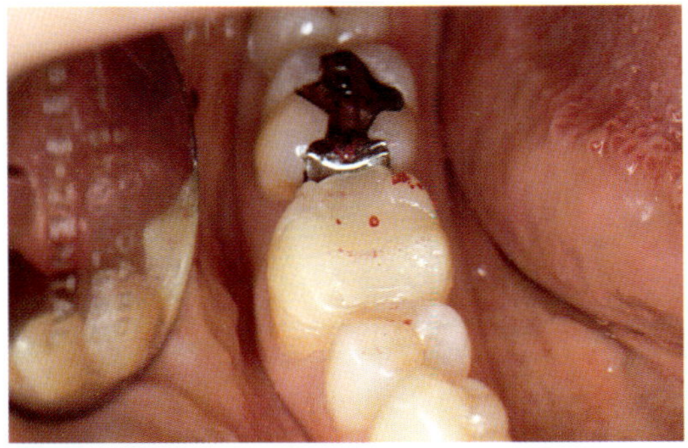

Abb. 106 Ausgearbeitetes und poliertes Provisorium. Neben einwandfreiem Randschluß sind approximale und okklusale Kontakte zu fordern, die temporär Schädigungen verhindern.

Nach der Justierung der Okklusion werden die Provisorien mit temporären Zementen (z.B. Kerr® Temp Bond) befestigt, wobei die Haftkraft des Zements durch Vaseline verringert werden kann. Speichel auf der Zahnoberfläche, der beim Abbindevorgang aufgenommen wird, kann ebenfalls der Reduktion des Haltes dienen. Die Zementüberschüsse sind sehr sorgfältig zu entfernen, da sonst entzündliche Veränderungen der Gingiva die Folge sind (Abb. 106).

Modellherstellung

Das Modell der präparierten Zähne muß die Mundverhältnisse so präzise simulieren, daß der *Randspalt* der anzufertigenden Krone *maximal* 50 µm beträgt und bei der Einprobe möglichst geringe approximale und okklusale Korrekturen durchzuführen sind. Nachuntersuchungen an extrahierten Zähnen haben ergeben, daß im klinischen Alltag mittlere Randspalten von fast 0,4 mm keine Ausnahme darstellen (Spiekermann, 1986). Da die Kontrolle und die Korrektur der Kronen im Mund nur im beschränkten Umfang möglich ist, ist auf eine *möglichst gute Simulation der Mundverhältnisse* Wert zu legen. Das bedeutet, daß auf die Abformung und die Herstellung der Arbeitsunterlage (Modell) höchste Sorgfalt zu verwenden ist.

> Modellbedingte Fehler sind in der Regel bei der Einprobe im Mund nicht mehr zu kompensieren.

Die präzisesten Präparationsmodelle ergeben sich bei **Systemen** mit einer *dimensionsstabilen Basisplatte* (z.B. Zeiser®, Kiefer®). Die Sägeschnitte im Bereich der präparierten Zähne werden approximal so angebracht, daß sie die Präparationsgrenze nicht verletzen. Diese Sägeschnitte ermöglichen die Entnahme der Stümpfe für die Modellation. Nach der Herstellung des Meistermodells müssen die Präparationsgrenzen freigelegt und definiert werden (Martignoni und Schönenberger, 1983, 1990). Der Nachteil dieser Manipulation besteht darin, daß Informationen über den Gingivalsaum (Beziehung Kronenrand/Parodontium) verlorengehen.

Eine Möglichkeit, die durch den Sägeschnitt und das Freilegen der Präparationsgrenzen verlorengegangenen Areale wiederzuerhalten, besteht darin, eine *Zahnfleischmaske* aus elastischem Material (z.B. elastomeres Abformmaterial) anzufertigen. Dazu werden nach der Freilegung der Präparationsgrenzen die verlorengegangenen Bezirke umspritzt und die Abformung nach Isolierung auf das Modell zurückgesetzt. Somit erhält man eine Maske, die jederzeit zur Kontrolle der Modellierung abgenommen und anschließend wieder reponiert werden kann. Dieses abnehmbare „Parodontium" erlaubt es, die Konturen der Krone für das Parodontium möglichst wenig traumatisierend zu gestalten. Allerdings ist einschränkend zu sagen, daß das marginale Parodontium zum Zeitpunkt der Abformung durch die vorbereitenden Maßnahmen (Retraktionsfäden, Elektrotomie) verfälscht wiedergegeben wird. Eine praktikable Alternative besteht darin, im Rahmen der Gerüsteinprobe nach Überabformung ein Modell mit einer Zahnfleischmaske für die Verblendung herzustellen.

Als **Material** für das Präparationsmodell wie für das Modell des Gegenkiefers haben sich Gipse des Typs IV (extrahart) bewährt. Gips und Abformmaterial müssen miteinander verträglich sein, da sonst Fehler an der Gipsoberfläche entstehen. Weiterhin empfiehlt es sich, zur besseren Benetzung durch den Gips die Oberfläche stark hydrophober Abformmaterialien mit Detergenzien zu entspannen, um eine genauere Form- und Oberflächenwiedergabe zu erzielen.

Beim **Ausgießen** der Abformungen mit Extrahartgips muß das empfohlene Pulver-Flüssigkeitsverhältnis exakt eingehalten und der Gips maschinell evakuiert werden. Zum Aushärten des Gipses sollte die Abformung mit einem *feuchten Tuch* abgedeckt werden, da die maximale Härte des Gipses nur beim Abbinden in 100%iger Luftfeuchtigkeit erzielt wird. Weiterhin sollten die *Okklusalflächen nach unten zeigen,* da auf diese Weise feste Bestandteile sedimentieren und die Oberflächengüte steigt.

Theoretisch betrachtet ist es am günstigsten, erst nach sechs bis sieben Tagen Lagerung bei 23 °C und 50%iger Luftfeuchtigkeit das *Präparationsmodell weiterzubearbeiten,* da zu diesem Zeitpunkt die maximale Härte erreicht und alle Dimensionsänderungen abgeschlossen sind. Die genannte Zeitspanne kann aber unter realistischen Bedingungen nicht eingehalten werden. 24 Stunden sollten jedoch mindestens abgewartet werden, da dann bereits 90% der Maximalhärte erreicht sind. Im weiteren ist jeder längere Kontakt der Gipsoberfläche mit Wasser zu vermeiden, da hieraus eine bleibende Expansion und Zunahme der Oberflächenrauhigkeit sowie eine reversible

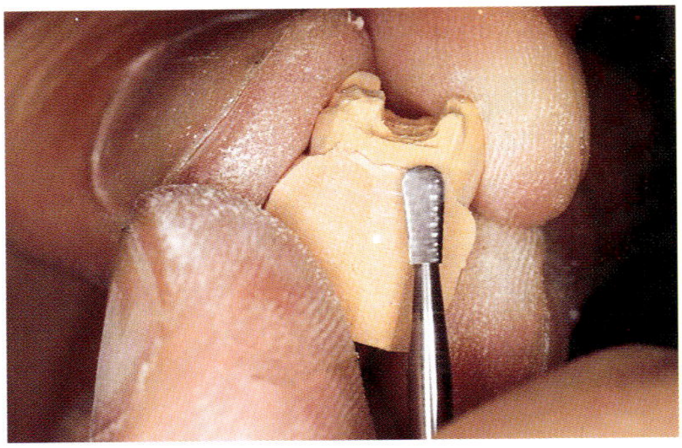

Abb. 107 Freilegen und Definieren der Präparationsgrenze mit Hilfe eines kreuzverzahnten Fräsers. Bei feinen Gipskanten ist auch die Verwendung eines Skalpells mit abgerundeter Spitze hilfreich. Für die Präzision des Kronenrandes ist entscheidend, daß alle Kanten, die nicht zur präparierten Zahnsubstanz gehören, entfernt werden. Allerdings ist darauf zu achten, die Präparationsgrenze nicht zu verletzen.

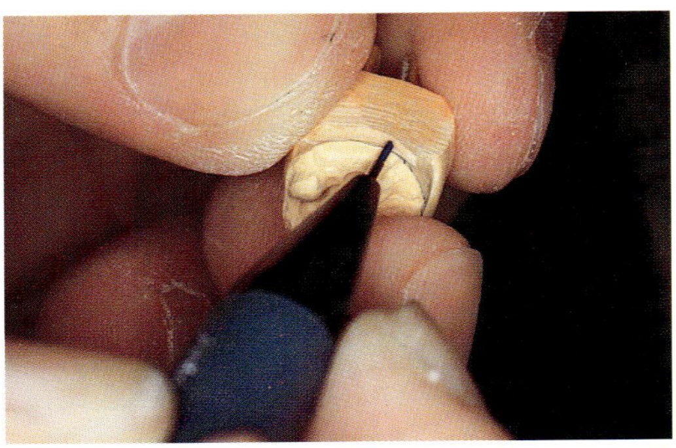

Abb. 108 Markieren der Präparationsgrenze mit einem graphitfreien Farbstift (z.B. Belle de St. Claire® Margin Liner).

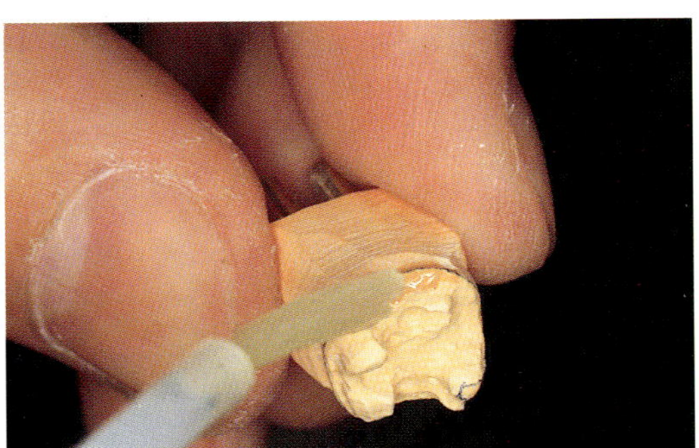

Abb. 109 Versiegeln der Markierung durch einen Lack, der nur unwesentlich aufträgt (z.B. Margidur®).

Abnahme der Härte resultieren. Aus diesem Grund sollten die Modelle trocken getrimmt werden.

Die Forderung nach einer *eindeutigen* und vom Zahntechniker zweifelsfrei zu identifizierenden *Präparationsgrenze* entspricht gerade bei infragingivaler Präparation und widrigen Abformbedingungen häufig ebensowenig der klinischen Realität wie die Forderung, daß die Abformung ca. 1 mm über die Präparationsgrenze hinausreichen sollte.

Es ist Aufgabe des Zahnarztes, auf dem Modell die Präparation zu inspizieren, die Grenzen freizulegen und zu definieren. Nur auf diese Weise sind Mißverständnisse zwischen Zahnarzt und Zahntechniker auszuschließen.

Die Präparationsgrenze wird mit einem Fräser freigelegt, ihre Lage mit einem Rosenbohrer festgelegt. Bewährt haben sich dabei *kreuzverzahnte Fräser aus Hartmetall*, mit denen das Ausbrechen von feinen Gipspartien vermieden werden kann (Abb. 107). Anschließend ist der Verlauf der Präparationsgrenze mit einem *graphitfreien Farbstift zu markieren* (Abb. 108) und mit einem *speziellen Lack zu versiegeln* (Abb. 109). Geeignet sind auch flüssige Cyano-Acrylate („Sekundenkleber"), deren Überschüsse nach dünnem Auftrag mit Druckluft entfernt werden müssen.

Experimentell konnten bei diesem Vorgehen nur wenige mikrometerstarke Schichten nachgewiesen werden, die zu einer nur geringen Verfälschung führen. Erzielt wurde bei einmaligem Auftrag sogar eine Härtung des Gipses um das 2,5fache (Ghahremanezhad et al., 1983), was sich günstig auf die Kantenfestigkeit auswirkt. Trotz der möglichen Randspaltvergrößerung der Krone sind in der Versiegelung der Modellstümpfe überwiegend Vorteile zu sehen. So ist die Lage der Präparationsgrenze vom Zahnarzt definiert und während der zahntechnischen Arbeitsgänge im weiteren konserviert. Sie kann darüber hinaus vom Zahnarzt bei der Einprobe der Krone kontrolliert werden. Die Nachteile der Unterkehlung sind darin zu sehen, daß vorhandene Informationen über die weitere Gestalt des Zahns (anatomisch korrekte Kronenkontur) verlorengehen. Weiterhin besteht beim praktischen Vorgehen die Gefahr, daß die Kronen zu kurz geraten oder die Kanten des Stumpfmodells verletzt werden. Dennoch überwiegen nach der klinischen Erfahrung die Vorteile, da in der Laborpraxis ohne Unterkehlung durch den Zahnarzt die Kronenränder häufig nicht klar gestaltet sind.

Das Freilegen und Markieren der Präparationsgrenzen kann mit Hilfe von *beleuchteten Lupen* erfolgen, die bei 2–5facher Vergrößerung das Vorgehen präzisieren. *Stereomikroskope,* die ebenfalls zu diesem Zweck empfohlen werden, erlauben noch stärkere Vergrößerungen. Ihr Nachteil liegt darin, daß durch die Fokussierung über den Abstand der Hände das definierte manuelle Bearbeiten des Objekts erschwert wird.

Kieferrelationsbestimmung und Modellmontage

Das für die Modellmontage empfohlene Artikulator- und Registriersystem sowie die Indikationen der verschiedenen Registrierverfahren sind in Kapitel 9 dargestellt.

Zur Kieferrelationsbestimmung empfiehlt es sich, für die Registriermasse einen *Träger* zu konstruieren, der auf einem Duplikat des Präparationsmodells (Zweitabguß der Abformung) hergestellt wird. Der Träger dient als dimensionsstabiles und starres Gerüst für das plastische Registriermaterial. Mit ihm gelingt es, durch Reduktion der Registriermasse die abbindebedingte Dimensionsänderung zu minimieren. Der Träger muß auf den präparierten Zähnen paßgenau und fest sitzen. Dies kann durch ausreichend tiefe Impressionen sichergestellt werden. Im anderen Fall ist er nicht eindeutig auf dem Modell zu reponieren bzw. löst sich während der Registrierung (im Oberkiefer durch die Schwerkraft, im Unterkiefer durch die Zunge oder die Wange) leicht von den Zähnen.

Als Material für die Trägerplatten bieten sich *lichtpolymerisierte Kunststoffe* (z.B. Voco® Profibase) in Plattenform an, die eine rationelle Herstellung erlauben. Auch *autopolymerisierende Kunststoffe* (z.B. GC Pattern Resin®) sind hierfür geeignet.

Der *Gesichtsbogen* dient dazu, die Scharnierachse des Patienten mit der Drehachse des Artikulators in Übereinstimmung zu bringen und damit die Lage des Oberkiefermodells zur gewählten Schädelbezugsebene korrekt wiederzugeben. Voraussetzung ist die Lokalisation der Scharnierachse, wobei die Scharnierachsenpunkte *exakt* (mit einem Achsenlokalisator) oder *arbiträr* (an anatomischen Strukturen mittelwertig orientiert) lokalisiert werden.

Die Verwendung der *arbiträren Scharnierachsenpunkte* führt zu einer gewissen Inkongruenz der Patientenscharnierachse und der Artikulatordrehachse. Der arbiträre Scharnierachsenpunkt kann *direkt auf der Haut markiert* werden. Nach Untersuchungen von Reiber und Dickbertel (1988) sind die zu befürchtenden Achsenabweichungen bei der arbiträren Bestimmung am geringsten, wenn der Achsenpunkt auf der Linie, die durch den palpierten lateralen Kondylenpol und den Infraorbitalpunkt gebildet wird, markiert wird: Die Markierung erfolgt dabei 3 mm hinter dem Kondylenpol und 6 mm oberhalb dieser Bezugslinie. Wegen der Bewegung der Hautpunkte ist zu beachten, daß die Markierung beim sitzenden Patienten, dessen Gesichtsmuskulatur entspannt ist, erfolgt.

Bei einem weiteren arbiträren Verfahren kommen *Gesichtsbögen mit Ohroliven* zum Einsatz, in denen die Information über die Lage der Scharnierachse konstruktiv enthalten ist. Sie ermöglichen daher eine rationelle Orientierung des Transferbogens am Patienten. Nach der Lokalisation der beiden Scharnierachsenpunkte legt die Wahl des anterioren Referenzpunktes (Infraorbitalpunkt bzw. Subnasale) die vertikale Position der Modelle fest und hat Einfluß auf die Justierung des Artikulators (Abb. 110). Zum Transfer der Oberkieferzahnreihe vom Funktionsraum des orofazialen Systems in den des Artikulators zeigen die Ohroliven auf Stifte am Kondylargehäuse sowie der Orbitalzeiger auf die Orbitalreferenz. Damit sich die Bißgabel unter dem Gewicht des

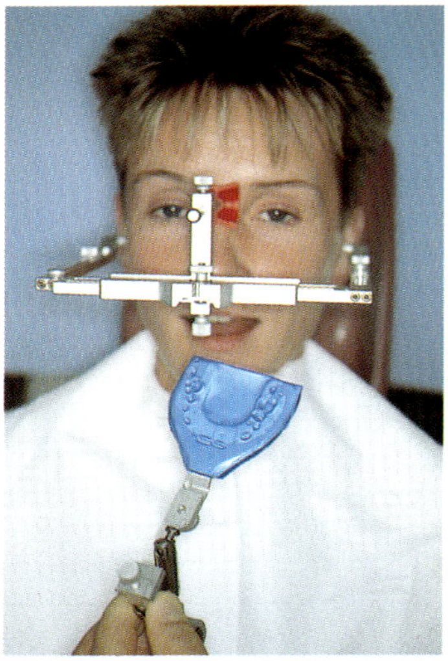

Abb. 110 Registrierung der schädelbezüglichen Lage der Oberkieferzahnreihe mit Hilfe eines Ohr-Gesichtsbogens (hier: Artex® Rotofix). Die Bißgabel ist mit Registrierwachs (z.B. Almore® Bite-Registration Wax) ummantelt, das nach der Verformung bei definierter Temperatur (Wasserbad) in Eiswasser abgekühlt wird. Wichtig sind nur geringe Impressionen der Höckerspitzen, um einen eindeutigen, schaukelfreien Sitz des Oberkiefermodells zu gewährleisten. Nach der Registrierung kann die Bißgabel in arretierter Form abgenommen werden.

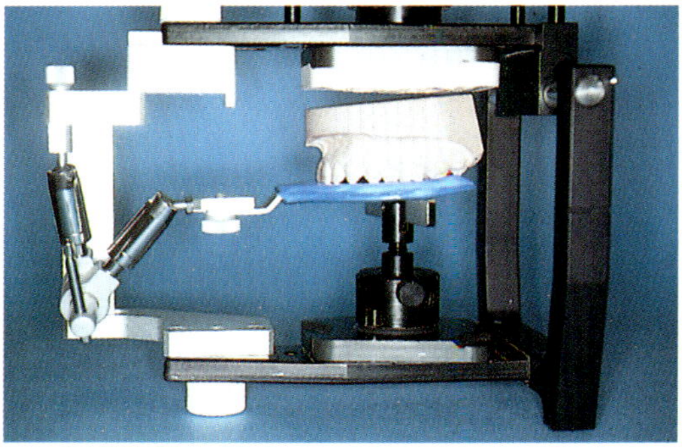

Abb. 111 Oberkiefermodell mit Bißgabel im Montagegerät des Artex®-TR-Artikulators. Die Montagehilfe fixiert die korrekte Lage der Bißgabel, die zusätzlich durch einen Gabelbock unterstützt wird. Zur Montage des Modells wird der Raum zwischen Modell und Sockel mit dünnsahnigem Gips (z.B. Kerr® Snow White Plaster No. 1, Artifix®) ausgefüllt.

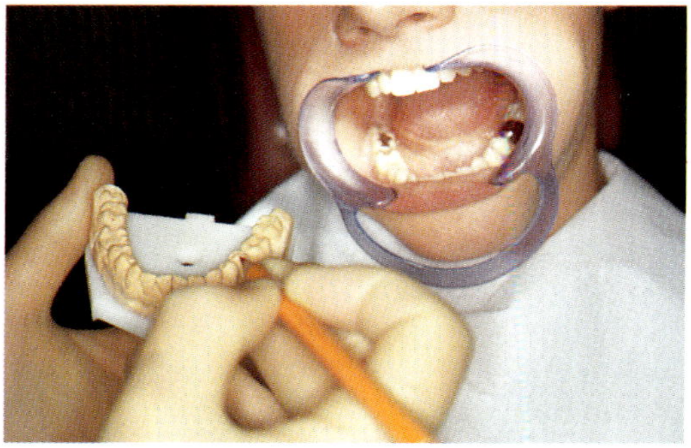

Abb. 112 Übertragen der statischen Okklusion auf das Präparationsmodell. Die Okklusionspunkte müssen nach der Montage in den Artikulator der klinischen Situation entsprechen.

Oberkiefermodells nicht verändert, wird sie mit einer Unterstützung gesichert. Daran schließt sich die Montage des Oberkiefermodells an (Abb. 111).

Die Kieferrelationsbestimmung stellt den klinischen Schritt der Heilbehandlung mit künstlichen Kronen dar, der die morphofunktionelle Harmonie von Okklusion, Kiefergelenken und neuromuskulärem System entscheidend beeinflußt (Fuhr und Reiber, 1988; Koeck und Utz, 1995).

Daneben bestimmt ihre korrekte Durchführung, wie *präzise die klinischen Verhältnisse* – insbesondere die Okklusion in der Statik – im Artikulator *simuliert werden*. Dies bedeutet, daß von ihrer Präzision abhängt, in welchem Ausmaß Korrekturen an den im Dentallabor vorbereiteten Kronen bei der Einprobe vorgenommen werden müssen.

Aus den genannten Gründen ist es notwendig, auf die Herstellung der Registratträger und auf die Durchführung der Kieferrelationsbestimmung größte Sorgfalt zu verwenden. Ein Grund, diesen Behandlungsschritt erst dann durchzuführen, wenn Oberkiefer- und Unterkiefermodell fertiggestellt sind, liegt darin, daß auf diese Weise die Mundverhältnisse und die Modellsituation direkt verglichen werden können (Abb. 112). Außerdem kann das Unterkiefermodell sofort am Behandlungsplatz montiert werden.

Methodisch am einfachsten zu reproduzieren ist die **zahngeführte Unterkieferposition**, deren Einnahme bei der Kieferrelationsbestimmung dann indiziert ist, wenn klinisch eine eindeutig fixierte und reproduzierbare, nicht pathologische interkuspidale Okklusionsposition vorliegt (Abb. 113).

Läßt sich klinisch keine eindeutige interkuspidale Okklusionsposition nachweisen, ist die Kieferrelation in der **muskulär geführten Unterkieferposition** zu bestimmen. Dies kann dann der Fall sein, wenn die Fixierung des Unterkiefers durch präparatorische Maßnahmen aufgelöst ist. Der Patient führt bei dieser Methode eine habituelle Schließbewegung bis zum Zahnkontakt aus. Besteht in der physiologischen Vertikalen kein Zahnkontakt, muß die *vertikale Kieferrelation* unter Beachtung des interokklusalen Freiraumes und des Ruhetonus der Kieferadduktoren bestimmt werden.

Ist der Patient auch nach Training nicht in der Lage, seinen Unterkiefer in eine physiologische Position zu bringen, ist die **manuelle Führung** durch den Zahnarzt **in die retrale Unterkieferposition,** die durch die Ligamente der Kiefergelenke definiert ist, indiziert. Die Kondylen befinden sich dabei in ihrer retralen, kranialen und nicht seitenverschobenen Stellung. Bei dieser Methode ist es wichtig, daß vom Zahnarzt keine unphysiologische Dorsalverlagerung (forcierter Druck) oder Transversalverlagerung (Ansatz seitlich am Kinn) induziert wird.

Der *Registratträger* wird in seiner Stärke so gestaltet, daß er in der Kieferrelation, in die sich die Versorgung einfügen soll (therapeutische Unterkieferposition), zu den Antagonisten einen minimalen Spalt aufweist (Fuhr und Gresser, 1979).

Als Materialien für das eigentliche Registrat eignen sich *Wachse* (z.B. Moyc®o Beauty Pink-x-hard, Aluwax®) und *Pasten* (z.B. Superbite®), die nach dem Abkühlen bzw. dem Abbinden ausreichend hart sind (Reiber und Brust, 1988; Reiber und Hupfauf, 1990).

Vor der Registrierung ist mit aufgesetztem Träger das *Einnehmen der therapeutischen Kieferrelation* vom Patienten mehrmals zu *üben.* Sind die Stützzonen auf einer Seite

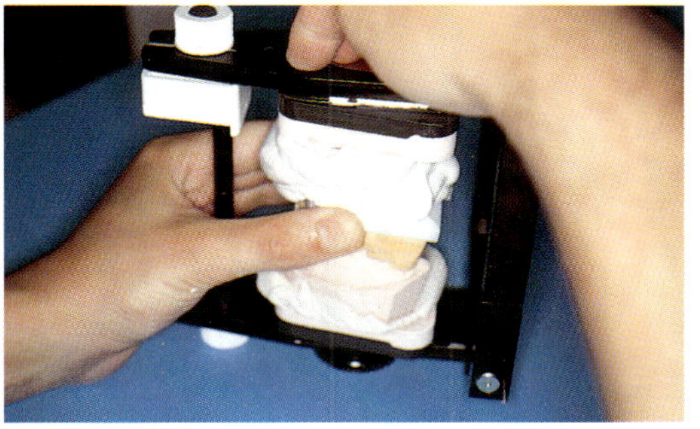

Abb. 113 Montage des Unterkiefermodells bei umgedrehtem Gerät. Da die Modelle nach Zentrierung einen eindeutigen Sitz aufweisen, kann in diesem Fall auf die Kieferrelationsbestimmung am Patienten verzichtet werden. Das Modell wird so lange gehalten, bis die thermische Spitze beim Abbinden des Gipses erreicht ist. Wird die Fixierung vorzeitig beendet, resultieren klinisch relevante Fehler (Reiber und Hille, 1989a).

posterior aufgelöst, wie dies z.B. nach Präparation der Molaren der Fall ist, ist es für die korrekte Lagebeziehung der Kiefermodelle von großer Bedeutung, dem Patienten verständlich zu machen, *mit welcher Kraft* er zu schließen hat. Durch zu leichten Kontakt im Bereich der nichtbehandelten Zähne entstehen Erhöhungen in der Vertikalen, die zu umfangreichen Korrekturen bei der Einprobe zwingen. Aus einer erhöhten Adduktorenaktivität auf der nicht abgestützten Seite resultiert andererseits durch Kompression des Kiefergelenks ein verringerter Interokklusalabstand, der im Bereich der künstlichen Kronen klinisch zu nicht tolerierbaren Nonokklusionen führt.

Nach Auftragen des plastischen Registriermaterials wird die Unterkieferposition definitiv fixiert. Bis zum Abbinden bzw. zur Abkühlung (Druckluft) muß der Unterkiefer ruhig und präzise in der gewünschten Position gehalten werden.

Nach der vorsichtigen Entnahme aus dem Mund sind tiefe Impressionen der Antagonisten und Partien, die mit Weichteilen in Kontakt stehen, mit einem Skalpell zu reduzieren. Das Registrat kann nun auf das Präparationsmodell und das Gegenkiefermodell einzeln reponiert und auf *spaltfreien Sitz* geprüft werden. Ist dies der Fall, können beide Modelle zusammengesetzt wer-

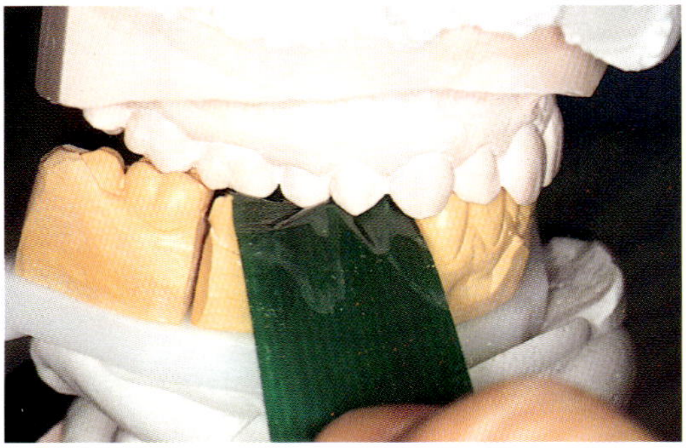

Abb. 114 Markieren der Okklusion in der Statik mit Hilfe einer Farbfolie (hier: Hanel-Occlusions-Prüf-Folie®).

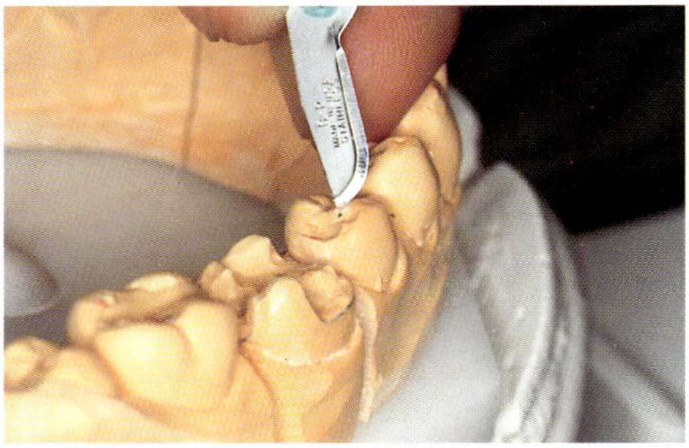

Abb. 115 Einschleifen der Modellokklusion (grüne Markierung) mit Hilfe eines Skalpells.

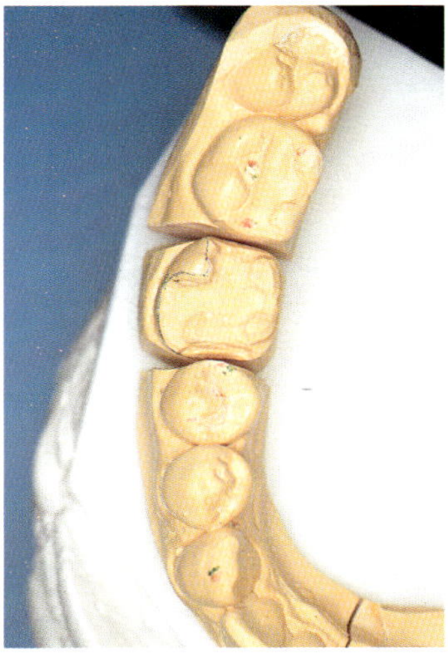

Abb. 116 Ergebnis des Einschleifens. Die grünen Markierungen stimmen mit den roten (von den natürlichen Zähnen übertragen) in dem für die Simulation relevanten Ausmaß überein.

den. Die Modellsituation muß nun mit den klinischen Verhältnissen (Patient schließt erneut in der therapeutischen Kieferrelation) verglichen werden. Stimmen beide Situationen überein, wird das Unterkiefermodell montiert.

Gründe dafür, daß die klinische Okklusion und die Modellokklusion nicht übereinstimmen, können in *Abform-* und *Modellfehlern* sowie einer *fehlerhaften Kieferrelationsbestimmung* liegen. Die Einnahme der korrekten Okklusionsposition ist gerade bei *älteren Patienten,* die aufgrund ausgeprägter Abrasionen keine eindeutige Interkuspidation aufweisen und muskulär inkoordiniert sind, ein Schritt, der methodisch sehr problematisch ist. Selbst bei Berücksichtigung aller biologischen Gegebenheiten, bei korrekter Verarbeitung der Werkstoffe und bei präzisem methodischem Vorgehen geben Zahnreihenmodelle die natürlichen Verhältnisse nur unvollständig wieder (Reiber und Trbola, 1993). Diese Erkenntnis zwingt dazu, im Bereich der nichtpräparierten Zähne nach Markierung mit Indikatoren die *Modellokklusion der klinischen Okklusion durch Einschleifen anzunähern* (Abb. 114 bis 116) und erst dann die Modellation der Kronen vorzunehmen.

Um die Voraussetzungen für den Halt der Krone auf dem Zahn über Zementriegel zu schaffen, sollte nach der Modellmontage auf dem Präparationsmodell durch *Distanzlacke* ein der Körnung des Befestigungszements entsprechender Platz geschaffen werden (Gegauff und Rosenstiel, 1989; Hager et al., 1993; Wilson, 1993). Die Lacke werden dafür in verschiedenen Schichtstärken angeboten. Im allgemeinen wird eine Distanz von 20–30 µm empfohlen. Um ein definiertes Ergebnis zu erzielen, sollte nur mit Mitteln, die nicht durch Lagerung eingedickt sind, bis ca. 1–2 mm von der Präparationsgrenze entfernt lackiert werden (Abb. 117). Nach Untersuchungen von Oliva und Lowe (1987) ist bei hoher Kongruenz zwischen der Innenfläche der Krone und dem Zahnstumpf erst durch diese Methode ausreichend Platz für den Befestigungszement zu schaffen und damit der geringste Randspalt zu erzielen.

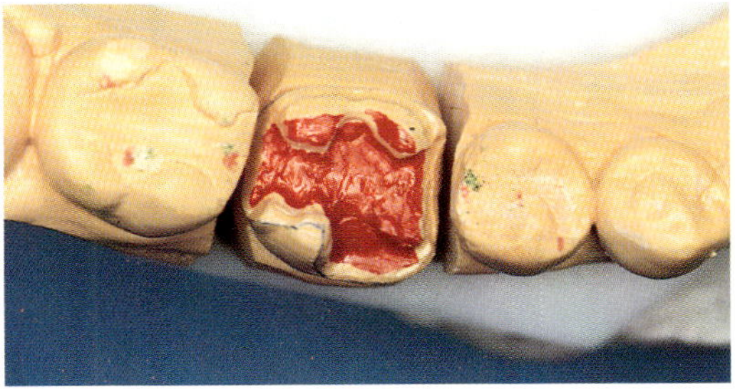

Abb. 117 Lackierung des Präparationsmodells mit einem Distanzlack von 20 µm Stärke (z.B. Orbis® Stumpflack). Wegen der kurzen Kästen wurde zur Erhöhung der primären Friktion auf die Lackierung der vertikalen Flächen verzichtet.

Herstellung des Gerüsts

Bei der folgenden *Modellation der Kronen* ist auf die korrekte Wiederherstellung aller *therapierelevanten Bezirke* des Zahns (s. Kap. 4) zu achten. Insbesondere müssen die Okklusalflächen durch Aufwachsen anatomisch korrekt gestaltet werden. Bei physiologischen Abrasionen der restlichen Zähne des Patienten ist die okklusale Morphologie der künstlichen Kronen anzugleichen. Eine weitere Voraussetzung für die physiologische Gestaltung der Okklusalflächen ist auch die *korrekte Handhabung des Artikulators.* Nur auf diese Weise fließen alle Informationen über die individuellen Unterkieferbewegungen des Patienten in das Therapeutikum ein und rechtfertigen den Aufwand der Registrierung (Abb. 118).

Die spätere Einprobe wird erleichtert, wenn bei Metallkronen *Perlen* oral und vestibulär in diagonaler Anordnung angebracht werden. Auf diese Weise wird insbesondere das Entfernen einer Teilkrone ohne Beschädigung der Ränder möglich.

Für die zahntechnische Gestaltung und **Herstellung der Gerüste** sind eine Reihe von klinischen Gesichtspunkten bedeutsam. Die Kronengerüste müssen auf dem Arbeitsmodell eine *präzise Paßform* aufweisen, da Nachbesserungen im Mund des Patienten keine Aussicht auf Erfolg haben. Die *Kronenränder* sind gegenüber der definitiven Form in der Dicke etwas zu verstärken, um für die Ausarbeitung und Politur einen *leichten Materialüberschuß* zu besitzen. Die Okklusionskontrolle im Mund wird erleichtert, wenn die Gerüste *nicht hochglanzpoliert* sind. Die approximalen Kontaktpunkte werden vor der Einprobe auf einem ungesägten Kontrollmodell überprüft, da durch die Kinetik der einzelnen Segmente des Sägeschnittmodells Verfälschungen auftreten können (Abb. 119).

Bei okklusalen **Verblendungen,** für die nur keramische Werkstoffe in Betracht kommen, besitzt das Gerüst die *verkleinerte Form* des natürlichen Vorbildes (s. Abb. 48). Dies gewährleistet eine gleichmäßige Schichtstärke der Keramik. Okklusale Verblendungen aus Keramik stellen trotz Entwicklungen der Werkstoffe in den letzten Jahren nach wie vor ein klinisches Problem dar. Im Front-

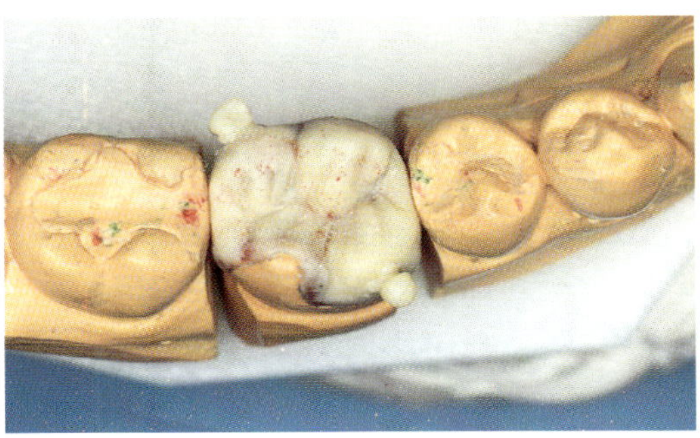

Abb. 118 Wachsmodell der Teilkrone 47. Die Okklusalfläche weist alle funktionell relevanten Elemente auf. Disto-lingual und mesio-bukkal sind Perlen modelliert, durch die bei der Einprobe die Kronenränder geschont werden können.

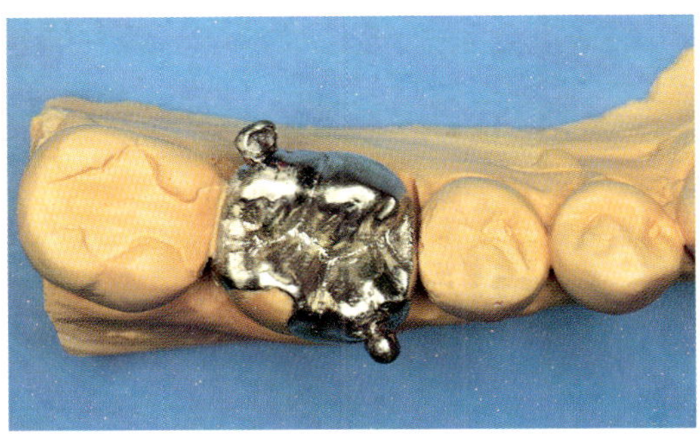

Abb. 119 Roh ausgearbeitete Teilkrone 47, deren approximale Kontaktpunkte auf einem ungesägten Modell (Zweitabguß der Präparationsabformung) kontrolliert werden können. Hier gibt der Bereich des distalen Kontaktpunktes Anlaß zu einer besonders kritischen Überprüfung im Mund.

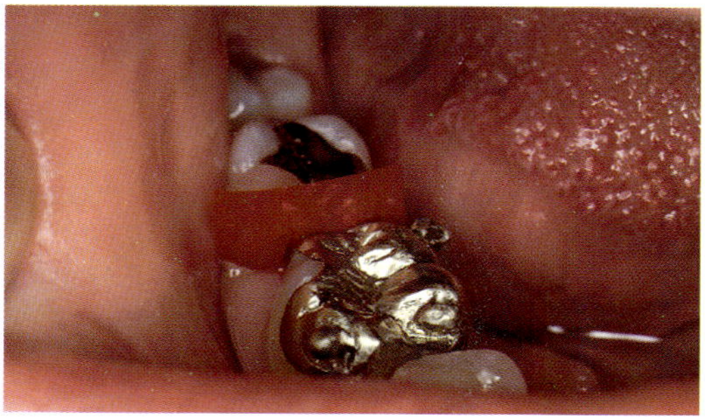

Abb. 120 Wenn das Matrizenband nicht in die Approximalzone eingeführt werden kann, ist der Kontakt zu stark. Er kann mit dünner Okklusionsfolie markiert werden.

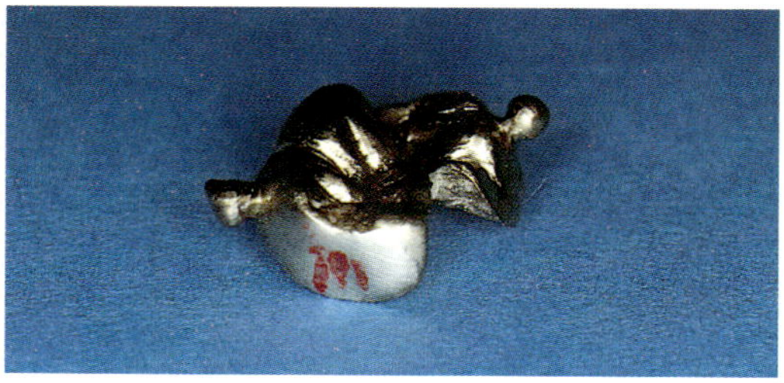

Abb. 121 Die Markierung des verstärkten Kontakts erlaubt die gezielte Reduktion der Approximalzone.

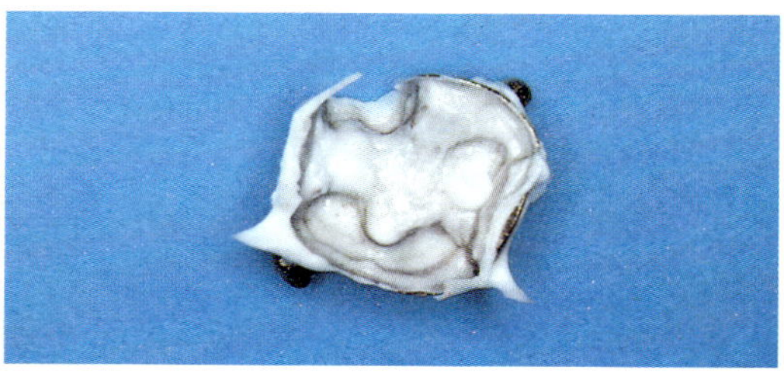

Abb. 122 Kontrolle der Kongruenz von Teilkrone und präpariertem Zahn mit Hilfe eines dünnfließenden Silikonmaterials (z.B. Fit Checker II®). Die Filmstärke ist ein Anhalt für die Paßform, durchgedrückte Stellen können vorsichtig bearbeitet werden.

zahnbereich sind sie palatinal in der Regel aus statischen Gründen indiziert, damit keine Scherkräfte auf die Grenzzone von Keramik und Metall ausgeübt werden.

Bei Oberkiefer-Seitenzähnen treten dagegen häufig verstärkte Scherkräfte auf, wenn fehlerhafte Laterotrusionskontakte vorliegen. Im allgemeinen sollte das Gerüst nur geringfügig ausgearbeitet werden. Ausschließlich die *approximalen Kontaktpunkte,* sofern sie durch Metall gebildet werden, können schon *poliert* werden. Die *Okklusalflächen* werden mit Aluminiumoxid (Körnung 50 µm) *abgestrahlt,* was die Markierung und Korrektur der Okklusion im Mund erleichtert.

Gerüsteinprobe

Bei der Einprobe werden zunächst die approximalen Kontakte mit dünner Okklusionsfolie markiert und ggf. korrigiert (Abb. 120 und 121). Die Kontaktzonen sollten mit Gummipolierern so bearbeitet werden, daß die definitive Gestaltung schon zu diesem Zeitpunkt erzielt wird. Als Anhaltspunkte für die korrekte Stärke gilt, daß ein *Matrizenband* (Stärke 50 µm) *mit Widerstand* durchzuziehen ist. Zu druckstarke Kontakte werden durch entsprechende Angaben des Patienten oder dadurch, daß Zahnseide nicht durchgezogen werden kann, angezeigt. Ist approximal *kein Kontakt* vorhanden, muß nach Überabformung auf einem Remontagemodell die Kontaktzone durch *Auflöten* geschlossen werden.

Die klinische Erfahrung zeigt allerdings, daß die *approximalen Kontakte* bei der Einprobe *meist zu stark* sind. Gründe hierfür sind die unvermeidbaren Abweichungen des Präparationsmodells (Abbindeexpansion, Sägeschnitt, Passung der Modellstümpfe im Sockel, Abrasion des Gipses), wenn keine ungesägten Kontrollmodelle benutzt werden. Eine andere Ursache kann eine approximal oder okklusal inkorrekte provisorische Versorgung, die zu Zahnwanderungen führt, darstellen.

Erst *nach* der Einpassung der approximalen Zonen darf die Paßform der Ränder und ihre Beziehung zum marginalen Parodontium kontrolliert werden. Nach dem sorgfältigen Abtasten mit einer spitzen Sonde empfiehlt es sich, zusätzlich mit einem *sehr niedrigviskosen Silikon* die *Paßform zu überprüfen* (Davis et al., 1989; Millstein, 1989; White et al., 1991). Auf dem Silikonfilm ist zu beurteilen, ob die Paßform gut ist und die Präparationsgrenze durch die Krone erreicht wird (Abb. 122). Sind isoliert extrem dünne Zonen an der Silikonkappe erkennbar, wird das Gerüst in diesen Bereichen mit Bleistift markiert und nach dem Entfernen der Unterschichtung korrigiert. Diese Korrekturen sollten nur in beschränktem Umfang durchgeführt werden und müssen immer von Kontrollen mit einem Stärkentaster begleitet werden.

Bei weit infragingival gelegenen und stufenartig auslaufenden Präparationsgrenzen hat sich die Gingiva seit der Abformung meist so verändert, daß sie den präzisen Sitz der Krone stört (blanke Stellen am Rand). In diesem Fall ist entweder die Gingiva mit einem Retraktionsfaden zu verdrängen oder der Überschuß elektrochirurgisch zu entfernen.

Mit ultradünnen Indikatoren ist zunächst die *statische Okklusion* zu markieren (Abb. 123). Die Endphase der Okklusionskorrektur wird dabei analog dem Vorgehen bei den approximalen Kontakten mit Gummipolierern durchgeführt. Erst nach dem Einschleifen der Okklusion in der Statik wird diejenige in der *Dynamik mit andersfarbiger Folie* markiert. Um das erzielte Ergebnis im Hinblick auf die Okklusion in der Statik zu bewahren, ist so vorzugehen, daß vor der Korrektur jeweils zuerst die Okklusion der entsprechenden Unterkieferbewegung und anschließend andersfarbig die in der interkuspidalen Okklusionsposition markiert wird.

Bei der Einprobe für **Verblendkronen** wird über das Metallgerüst eine *Überabformung* genommen. Diese Überabformung dient dazu, ein Modell herzustellen, auf

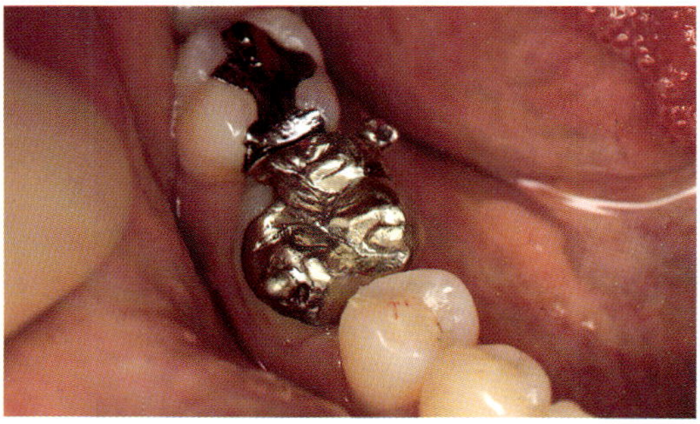

Abb. 123 Am Ende der Einprobe wird die Okklusion in der Statik sowie in der Dynamik überprüft und ggf. korrigiert.

dem das marginale Parodontium für die Grenze und die Kontur der Verblendung wiedergegeben ist. Bei umfangreichen Überkronungen kann dieses Modell nach dem Einschleifen bzw. einer erneuten Kieferrelationsbestimmung auch als Remontagemodell verwendet werden.

Für die Überabformung werden *konfektionierte Löffel* verwendet, die mit einem *mittelviskosen Silikon-* oder *Polyäthermaterial* nach der *einphasig-einzeitigen* Methode beschickt werden. Das Material sollte nach dem Abbinden sehr reißfest, möglichst hart und unelastisch sein. Nur so ist gewährleistet, daß Kronen, die nach der Abformung im Mund verblieben sind, präzise reponiert werden können. Es empfiehlt sich, vor der Abformung die Kronen mit einem kleinen Tropfen provisorischen Zements festzusetzen, um ein unbeabsichtigtes Lösen bei der Abformung zu verhindern. Ist dies der Fall, befindet sich Abformmaterial im Lumen der Kronen, dann ist die Abformung zu wiederholen.

Zur *Herstellung des Modells* werden aus Stabilitätsgründen Kronenstümpfe aus Modellkunststoff angefertigt. Im Bereich des marginalen Parodontiums wird das Gerüst mit einem Silikonmaterial umspritzt, das nach dem Abbinden sehr weich und elastisch verformbar ist. Mit Hilfe dieser Zahnfleischmaske können die gingivalen Weichteile für die Verblendung berücksichtigt werden.

Roheinprobe

Bei der Roheinprobe der Keramikverblendkrone werden die approximalen und okklusalen Kontakte sowie die Paßform analog dem Vorgehen bei der Gerüsteinprobe geprüft. Im Bereich der Ränder sind meist geringe Veränderungen der Paßgenauigkeit festzustellen, die darauf zurückzuführen sind, daß sich das Gerüst durch jeden Keramikbrand leicht verformen kann.

Insbesondere ist erneut auf die *marginale Kontur* zu achten. Anämische Bezirke sind ebenso zu ermitteln wie hypofunktionelle Bereiche aufgrund einer Unterkonturierung der keramischen Massen. Während der

Roheinprobe kann die Farbe nur im beschränkten Umfang beurteilt werden. Wichtig dabei ist, daß die Keramik befeuchtet oder mit einem Lack überzogen wird. Jetzt wird entschieden, ob individuelle Farbeffekte durch Abtönen mit Malfarben vor dem Glanzbrand nötig werden.

Den **Abschluß der labortechnischen Maßnahmen** stellen der *Glanzbrand der Keramik* und die *Hochglanzpolitur der Metallanteile* dar. Auch wenn die glanzgebrannte Keramik die besten hygienischen Bedingungen bietet, erhält sie durch nachträgliche Politur mit Diamantpasten ein natürlicheres, seidenglänzendes Aussehen. Im Bereich der approximalen und okklusalen Kontakte ist höchste Sorgfalt darauf zu verwenden, das Ergebnis der klinischen Einprobe nicht mehr zu verändern.

Zementieren

Die fertiggestellte Verblendkrone wird im Mund des Patienten *erneut* auf *korrekte approximale und okklusale Kontakte* sowie die *Paßform der Kronenränder* und die *Beziehung zu den Weichteilen überprüft.* Anschließend kommt die für die Akzeptanz von seiten des Patienten entscheidende Phase, bei der das definitive *ästhetische Ergebnis zu beurteilen* ist.

Aufgrund metamerer Phänomene ist die Farbwirkung, auch im Vergleich zum natürlichen Referenzzahn, je nach Licht (Stuhlleuchte, Tageslicht, Deckenlampe) und Einfallswinkel bisweilen recht unterschiedlich. Diese Situation erfordert viel psychologisches Einfühlungsvermögen vom Zahnarzt und seiner Assistenz. Bestehen nur geringste Zweifel an der Adaptation, sollten die Kronen nur provisorisch zum Probetragen befestigt werden. In diesem Fall sollte der für die temporäre Befestigung geeignete Zement in seiner Haftkraft stark herabgesetzt werden, da eine häufige Komplikation bei der späteren Entfernung der Krone das Abplatzen von Keramikanteilen darstellt.

Das Zementieren ist für die Prognose der Kronen von hoher klinischer Relevanz. Durch fehlerhaftes Vorgehen werden okklusale Störungen induziert oder die Löslichkeit des Zements im Mundmilieu erhöht (White et al., 1994). Dadurch verringert sich die Lebensdauer der Kronen infolge von Sekundärkaries oder Lockerung (Reuter et al., 1979; Strub et al., 1980; Lusky, 1989; Shepherd et al., 1991). Die klinischen Forderungen an einen geeigneten Befestigungszement sind gute Pulpaverträglichkeit, große Haftfestigkeit und geringe Löslichkeit im Mundmilieu. Demnach sind nach wie vor die *feinkörnigen Zinkoxid-Phosphatzemente* (z.B. Harvard Cement®) als Befestigungszemente am besten geeignet.

Wegen der möglichen Schmerzreaktionen durch die Vorbereitung des Stumpfs und durch den Zement, muß mit Hilfe des Luftbläsers entschieden werden, ob eine Anästhesie nötig ist. Auch hier gilt im Zweifelsfall, daß sicherheitshalber anästhesiert werden sollte. Kronen, die während des Zementierens durch die Schmerzreaktionen des Patienten nicht in ihre Endposition gebracht werden können, sind in der Regel zu erneuern.

Die *Kronen* müssen *sauber, fettfrei* und *trocken* sein. Dies gelingt am besten durch Reinigung mit Alkohol. Um die Überschüsse nach Abschluß des Zementiervorgangs besser entfernen zu können und den Zutritt von Feuchtigkeit zu hemmen, können die Ränder außen mit Vaseline bestrichen werden. Dabei ist darauf zu achten, daß die Innenseite fettfrei bleibt. Um Verblockungsstellungen kann Zahnseide geschlungen werden, was die spätere Säuberung erleichtert. Der *präparierte Zahn* muß für das Zementieren *trocken* sein. In der Regel kann durch die Assistenz mit Hilfe von Sauger und Watterollen sowie durch zusätzliche Maßnahmen (Abhalten der Zunge, Wange) dieses Ziel erreicht werden. Vor allem im Unterkiefer-Seitenzahnbereich kann bei widrigen Bedingungen (große und hyperkinetische Zunge, starker Speichelfluß) der Einsatz von *Kofferdam* unumgänglich sein. Dies gilt allerdings nicht für die infragingivale Lage der Präparationsgrenze, bei der ein korrektes Anlegen des Kofferdams nicht möglich ist. In jedem Fall empfiehlt es sich, bei umfangreichen Versorgungen die Kronen Schritt für Schritt zu zementieren.

Die Zähne werden zuerst mit *3%iger H_2O_2-Lösung gereinigt* und desinfiziert sowie mit einem *fettlösenden Mittel* behandelt und getrocknet (z.B. Orthoskavident® C). Bei der Trocknung der Zähne ist allerdings eine übermäßige Austrocknung des Dentins zu vermeiden.

Um die Verarbeitungsbreite des Zements zu erhöhen, kann er auf einer gekühlten Glasplatte angemischt werden. Er sollte nach dem Anmischen eine tropfende, dünnsahnige Konsistenz aufweisen.

Die Kronen sind *vollständig zu füllen*, da der marginale Überschuß nach dem Festsetzen einen zusätzlichen *Schutz vor Feuchtigkeit* darstellt (Hoffman, 1993). Allerdings kann dadurch bei langen, fast parallelwandigen Stümpfen ein Zementstau entstehen. Aus diesem Grund müssen die Kronen mindestens 10 Sekunden lang *mit großem Druck* festgehalten werden (De Freitas et al., 1979; Black und Amoore, 1993). Um Ausgleichbewegungen des Patienten zu vermeiden, ist er vorher über diese Maßnahme aufzuklären. Im Unterkiefer muß beim Festdrücken die Mandibel mit der anderen Hand gesichert werden.

Sind Kavitäten im Stumpf vorhanden, die von der Krone nicht ausgefüllt werden, wird mit einem Heidemann-Spatel Befestigungszement vorgegeben. Anschließend werden frische Watterollen zur weiteren Trockenhaltung eingelegt und der Patient aufgefordert, auf vaselinierte Watterollen fest zu schließen.

Bei **Metallteilkronen** werden die dünn auslaufenden *Federränder finiert*, indem sie während des Abbindevorgangs fein adaptiert werden (Sarret et al., 1983). Zu diesem Zweck wird die Grenze Metall/Schmelz mit Hilfe eines vaselinierten Arkansassteins bearbeitet, wobei die Drehrichtung zum Schmelz zeigt. Eine Drehzahl von 60 000 U/min ist nicht zu unterschreiten, um vibrationsbedingte Schmerzempfindungen des Patienten auszuschließen. Da andererseits ohne Spraykühlung finiert werden muß, darf diese Drehzahl auch nicht überschritten werden. Es empfiehlt sich daher eine intermittierende Arbeitsweise. Anschließend erfolgt die *Politur von Metall und Schmelz* mit Hilfe von Gummipolierern (Abb. 124), wobei prinzipiell wie beim Finieren vorgegangen wird.

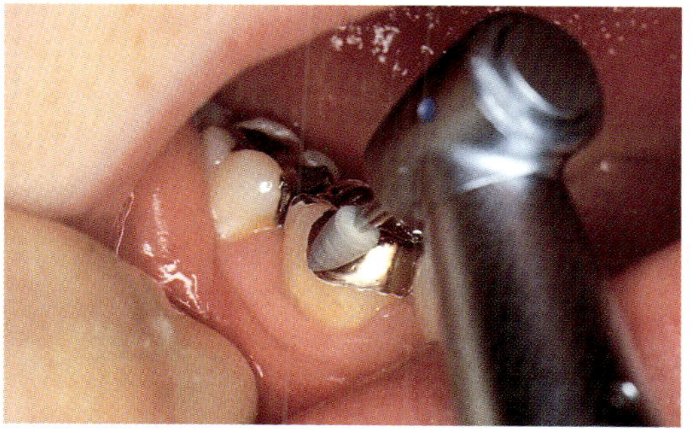

Abb. 124 Zum Abschluß des Finierens werden die bearbeiteten Bezirke im Metall und im Schmelz poliert. Die Drehrichtung des Gummipolierers und dessen Führung zeigen dabei immer vom Metall zum Schmelz.

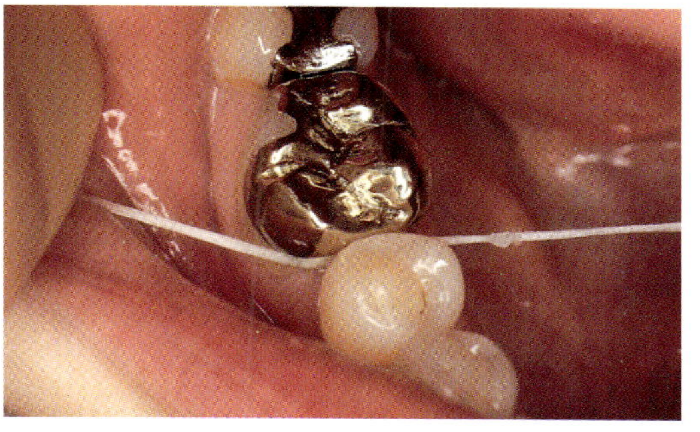

Abb. 125 Entfernen der Zementüberschüsse aus dem Interdentalraum mit Hilfe von Zahnseide, die mit einem Knoten versehen ist.

Nach 10–15 min können die Zementüberschüsse mit Scalern grob entfernt und anschließend abgesaugt werden. Interdental hat sich der Einsatz von Zahnseide, die mit einem Knoten versehen ist, bewährt (Abb. 125). Dem schließt sich infragingival die *Säuberung des Sulkus* ebenfalls mit Scalern an, da nur auf diese Weise zu verhindern ist, daß Zementüberschüsse verbleiben und chronische Reize auf das Parodontium ausüben.

Bei den meisten Keramiksystemen müssen die Vollkronen oder die Teilkronen mit Hilfe der **Adhäsivtechnik** befestigt werden. Der Verbund zwischen Adhäsiv und Schmelz ist dabei weniger problematisch als derjenige zum Dentin. Dies liegt in der bis heute nicht abschließend geklärten *Wirkung des Adhäsivs auf die vitale Zahnpulpa* und die *fragliche Dauerhaftigkeit* des Verbundes Dentin/Adhäsiv. Weitere offene Fragen stellen bei infragingivaler Lage der Präparationsgrenze die Trockenlegung, die Polymerisation des Adhäsivs und die Überschußentfernung dar. Zusammen mit dem hohen methodischen Aufwand beim Zementieren ergeben sich Nachteile im Vergleich zum Befestigen mit Zinkoxid-Phosphatzement. Als Vorteil ist demgegenüber zu werten, daß bei zentralen Kavitäten die Indikation für höckerschützende Präparationsformen enger gestellt werden kann.

Der erste Schritt beim Zementieren mit einem Adhäsiv besteht in der *Trockenlegung.* Während im Oberkiefer im allgemeinen der Einsatz von Watterollen und Speichelsauger sowie das Abhalten der Weichteile durch eine aufmerksame Assistenz genügen, ist im Unterkiefer das Anlegen von Kofferdam häufig unumgänglich. Allerdings ist dessen korrekte Applikation bei der infragingivalen Lage der Präparationsgrenze nicht möglich.

Der präparierte Zahn wird anschließend mit einer fluorid- und fettfreien *Bimssteinpaste* gereinigt, wobei im Zahnhalsbereich darauf geachtet werden muß, daß keine Blutung der Gingiva induziert wird. Nach der gründlichen Entfernung der Paste mit Wasserspray darf der Zahn nicht mehr mit Speichel in Berührung kommen, da sich sonst erneut eine Muzinschicht bildet. Die *Konditionierung* erfolgt *durch Ätzung* mit ca. 35%iger Orthophosphorsäure (Einwirkdauer 30–60 s), dem gründlichen Abspülen folgt die Trocknung (ca. 30 s). Als Ergebnis muß der Schmelz ein milchig-weißes Aussehen besitzen.

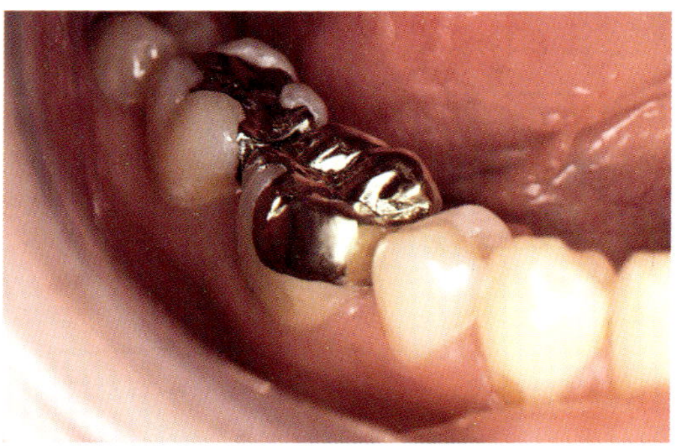

Abb. 126 Abschluß der Versorgung des Zahns 46 mit einer Metallteilkrone.

Der *Befestigungskunststoff* (z.B. Microfill pontic®) wird nach Herstellervorschrift gemischt und mit einem Pinsel auf den Zahn sowie auf die Krone dünn aufgetragen. Die Krone wird eingesetzt, wobei während der gesamten Polymerisationszeit (ca. 7–8 min) Druck ausgeübt wird. Die *Überschüsse* werden *mit Hilfe eines Scalers entfernt.* Dies darf nur so lange geschehen, bis der Zement eine gelartige Konsistenz zeigt, da sonst Partikel aus der Klebefuge herausgezogen werden. Bis zur vollständigen Polymerisation, ggf. unter Verwendung einer Lichtquelle, kann die Fuge durch Vaseline vor Zutritt von Sauerstoff oder Feuchtigkeit geschützt werden.

Zum Abschluß wird die *Okklusion subjektiv* (Patientenangaben) und *objektiv* (Okklusionsindikatoren) *erneut überprüft.* In der Regel ergeben sich bei korrektem Vorgehen während des Zementierens keine Erhöhungen in der Okklusion. Treten dennoch Diskrepanzen auf, ist zu entscheiden, ob der erhöhte Zementspalt klinisch akzeptabel ist. In diesem Fall muß die Okklusalfläche eingeschliffen und anschließend poliert werden. Für den Fall, daß Ränder der Krone finiert wurden und damit auch Schmelz bearbeitet werden mußte, erfolgt zum Abschluß eine *lokale Fluoridierung* (z.B. Elmex® fluid) des Schmelzes (Abb. 126). Dasselbe gilt für die Adhäsivtechnik, da bei der Konditionierung im Bereich des Kronenrandes auch nichtpräparierte Zahnsubstanz angeätzt wird.

Da nach dem Einfügen der Kronen ein Fremdkörper inkorporiert wird, ist es wünschenswert, daß die verwendeten Werkstoffe in einem *„Prothetik-Paß“* für den Patienten aufgelistet sind. Dieser Paß kann nicht nur dem Zahnarzt die Auswahl von Werkstoffen für eine zukünftige Versorgung dieses Patienten erleichtern, er kann auch bei allgemeinen Erkrankungen, die im Zusammenhang mit zahnärztlichen Versorgungen stehen könnten (Allergie), differentialdiagnostisch eine wertvolle Hilfe sein.

Versorgung mit Keramikmantelkrone
Abb. 127–135

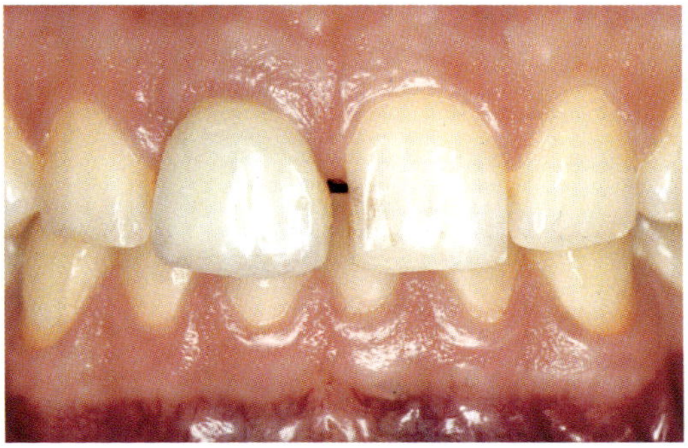

Abb. 127 26jähriger Patient mit Keramikverblendkrone 11 (s. Abb. 146 – 159). Die Indikation für die erneute Versorgung mit einer Krone (Keramikmantelkrone) ergab sich nach der Wurzelbehandlung des Zahns. Die Breite der künstlichen Krone 11 wie auch die der natürlichen Krone 21 läßt bei der Neuversorgung Probleme im Hinblick auf die Ästhetik erwarten. Da Zahn 21 mesial-approximal eine Karies aufweist, können durch die anschließende Füllung günstigere Voraussetzungen geschaffen werden.

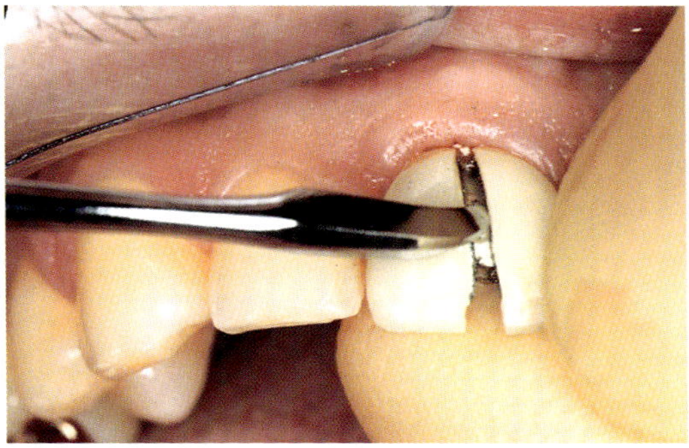

Abb. 128 Nachdem die Kronenwandung labial geschlitzt ist, können mit einer Kralle die Ränder aufgebogen und die Krone luxiert werden.

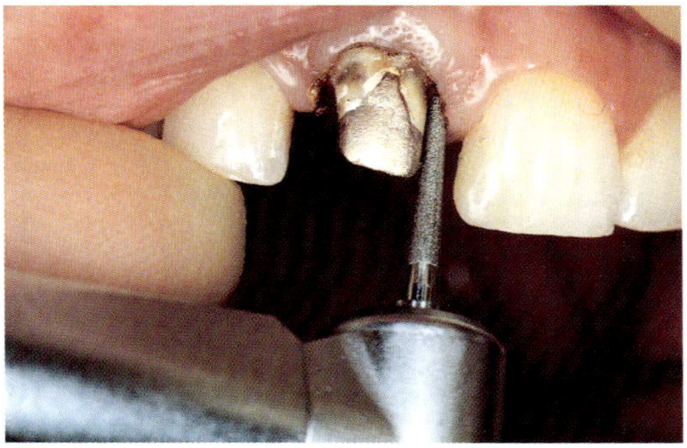

Abb. 129 Situation nach Zementieren des stiftverankerten Stumpfaufbaus 11 und Füllung des Zahns 21. Es ist günstig, den Sulcus gingivae vor der Präparation elektrochirurgisch zu erweitern, um die Blutungen bei der zirkulären Präparation infragingival (Stufenpräparation mit Hilfe des konusförmigen Instruments) gering zu halten.

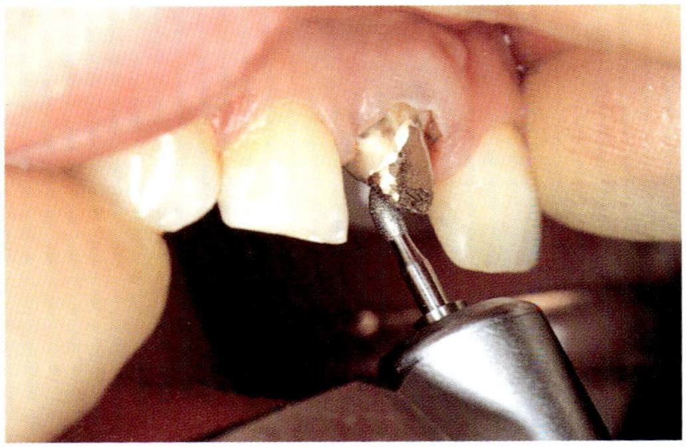

Abb. 130 Die okklusale Reduktion im palatinalen und im inzisalen Bereich erfolgt unter Verwendung des knospenförmigen Präparationsinstruments.

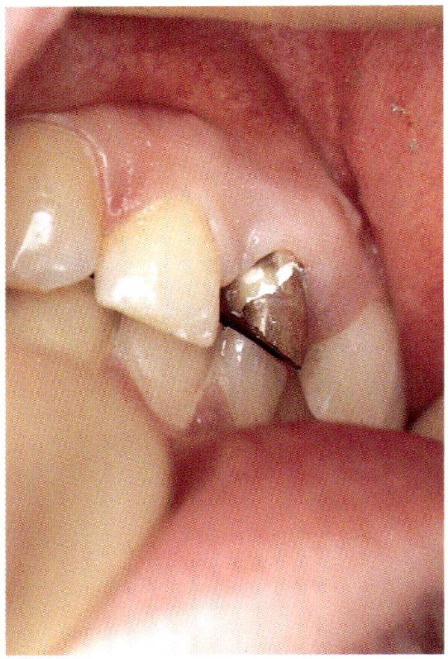

Abb. 131 Kontrolle des Platzangebots für die künstliche Krone in der Statik bei Einnahme der interkuspidalen Okklusionsposition. In der Dynamik ist der Freiraum bei Lateral- und Protrusionsbewegungen zu überprüfen.

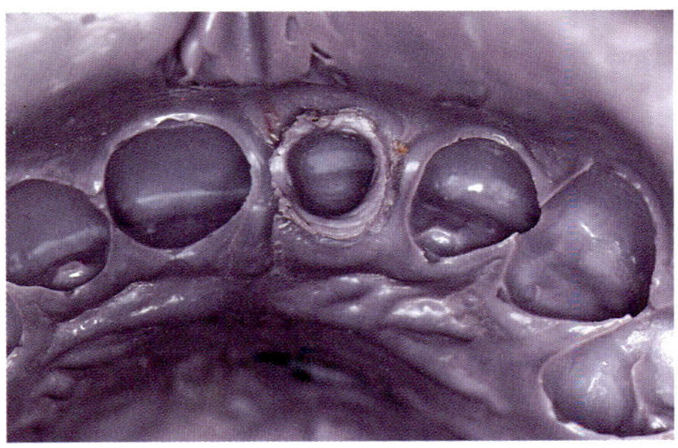

Abb. 132 Ergebnis der Monophasenabformung (z.B. Impregum® F). Wichtigstes Kriterium für die Qualität ist das Erfassen bzw. Überschreiten der Präparationsgrenze.

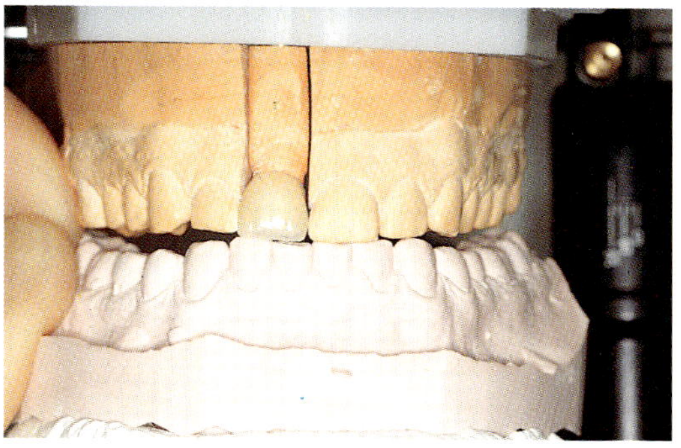

Abb. 133 Fertiggestellte Keramikmantelkrone (hier: InCeram®) auf dem Präparationsmodell. Die Simulation im Artikulator (hier: Protrusion) erlaubt ein harmonisches Einfügen der künstlichen Krone in die Okklusion bei Unterkieferbewegungen.

INCERAM® – Harvard

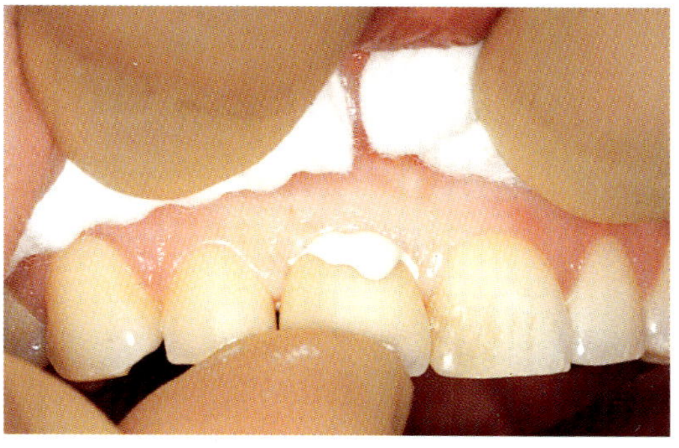

Abb. 134 Nach der Einprobe und okklusalen Adjustierung wird die Krone definitiv befestigt. Beim InCeram-System® kann zu diesem Zweck Zinkoxid-Phosphatzement (z.B. Harvard Cement®) benutzt werden. Um keinen verstärkten Zementfilm zu induzieren, wird die Krone mindestens 10 s mit hohem Druck in der Endposition gehalten.

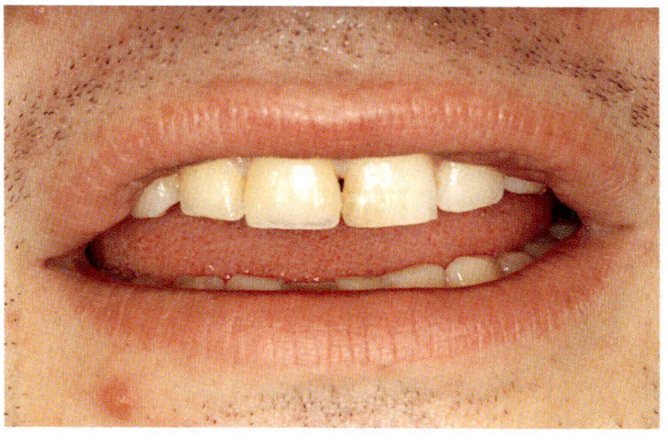

Abb. 135 Ergebnis der Versorgung des Zahns 11 mit einer Keramikmantelkrone bei einer Kontrolluntersuchung.

Versorgung mit Keramikverblendkronen Abb. 136–140

Abb. 136 58jährige Patientin, deren extrem abradierte Zähne nur durch künstliche Kronen erhalten werden können. Nach der Präparation werden die provisorischen Kronen, soweit es die Einschubrichtung zuläßt, verblockt. Ein Vorteil dieser Vorgehensweise liegt darin, daß das Provisorium rationeller hergestellt werden kann. Daneben wird die Gefahr der Zahnwanderung und einer Fraktur des Provisoriums verringert. Zur Schonung der Parodontien ist bei der Ausarbeitung auf leicht unterkonturierte Ränder und separierte Interdentalräume zu achten.

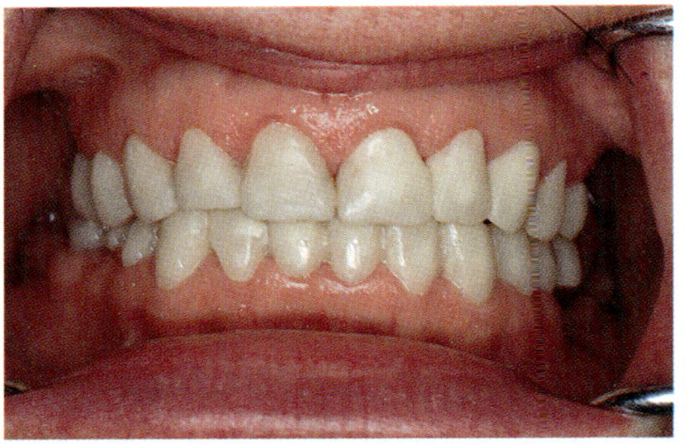

Abb. 137 Auf dem Präparationsmodell sind durch die Sägeschnitte und das Freilegen der Präparationsgrenzen die Informationen über das marginale Parodontium verlorengegangen. Die Fertigstellung der Kronen auf dem Sägeschnittmodell birgt das hohe Risiko, daß der Hals der künstlichen Kronen nach dem Einfügen ein permanentes Trauma darstellt. Die aufgrund der extrem abradierten klinischen Kronen reduzierte Stumpfhöhe führt im Zusammenhang mit der Lackierung der Modellstümpfe zu einem verringerten Halt der künstlichen Kronen auf dem Modell (z.B. Krone 11).

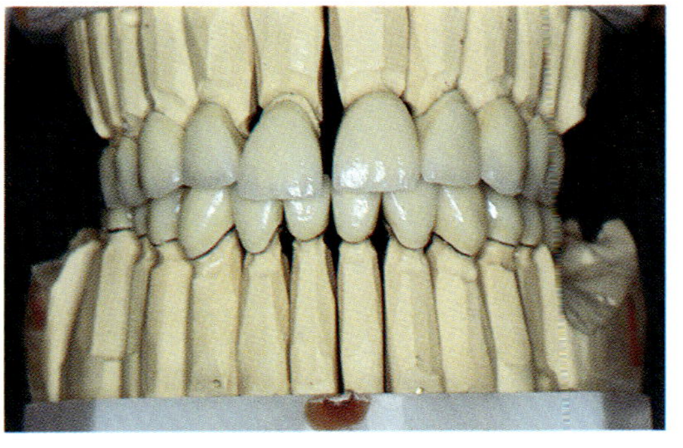

Abb. 138 Bei der Einprobe der Kronengerüste werden die Ränder sowie die approximalen und okklusalen Kontakte überprüft. Mit Hilfe eines mittelviskosen Abformmaterials (z.B. Impregum® F) wird eine Überabformung genommen, die zur Herstellung von Remontagemodellen dient. Auf diesen Modellen wird der Bereich des marginalen Parodontiums durch ein Elastomer (z.B. Vestogum®) dargestellt. Auf diese Weise können die approximalen Flächen und die Zahnhälse der künstlichen Kronen durch die Keramikverblendung so gestaltet werden, daß sie einen harmonischen Übergang zum Parodontium schaffen.

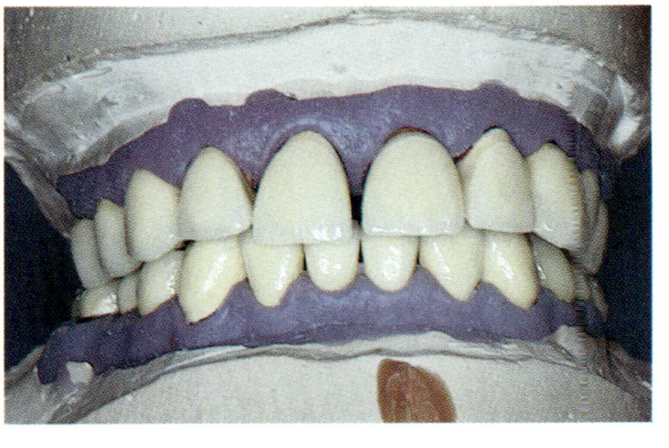

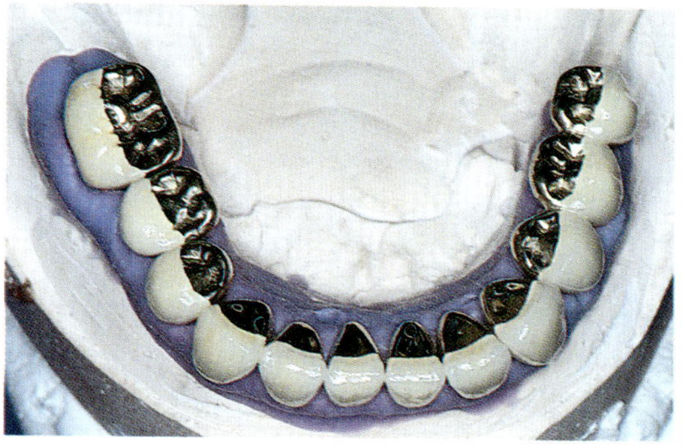

Abb. 139 Unterkiefer-Remontagemodell mit fertiggestellten Keramikverblendkronen.

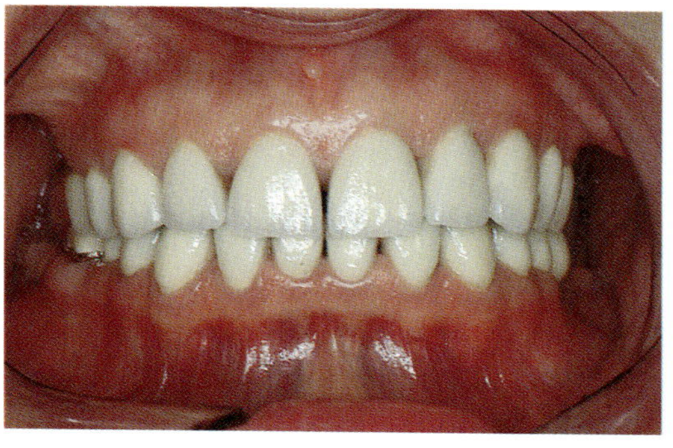

Abb. 140 Keramikverblendkronen nach dem definitiven Befestigen. Der Unterkiefer befindet sich in der interkuspidalen Okklusionsposition. Aufgrund der retrahierten Papillen ergeben sich bei anatomisch korrekter Rekonstruktion der Kronen interdentale Freiräume.

Versorgung mit Keramikverblendschale
Abb. 141–145

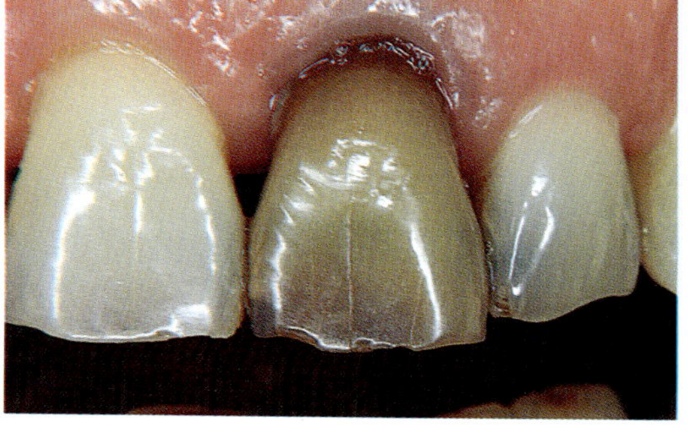

Abb. 141 Schmelzinfraktion, Zahnhalskaries und Verfärbung des Zahnes 21 stellen die Indikation zur Versorgung mit einer Keramikverblendschale (Veneer) dar.

Fr. Johann (gratis) 1. Veneer

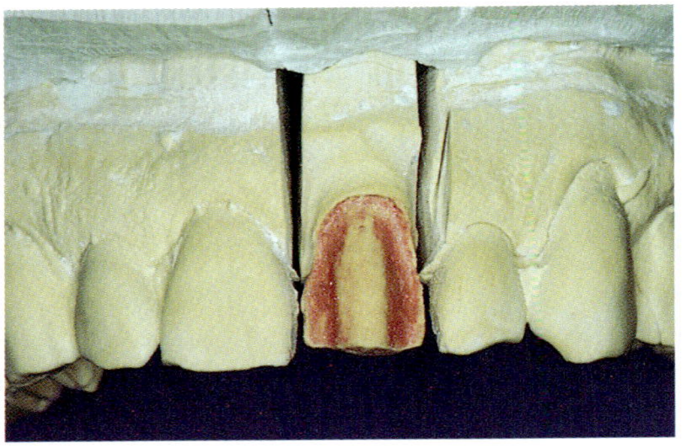

Abb. 142 Das Sägeschnittmodell zeigt die zur Versorgung mit einem Veneer notwendige Präparation.

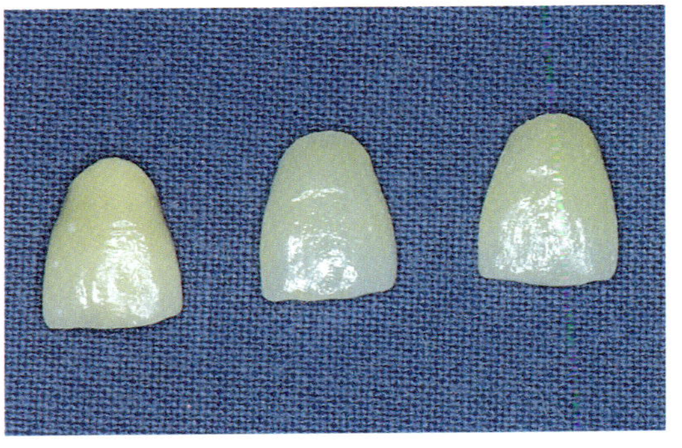

Abb. 143 Verschiedene Form- und Farbgebungen der Verblendschalen erleichtern eine charakteristische Zuordnung der individuell geeigneten Zahnform und Zahnfarbe.

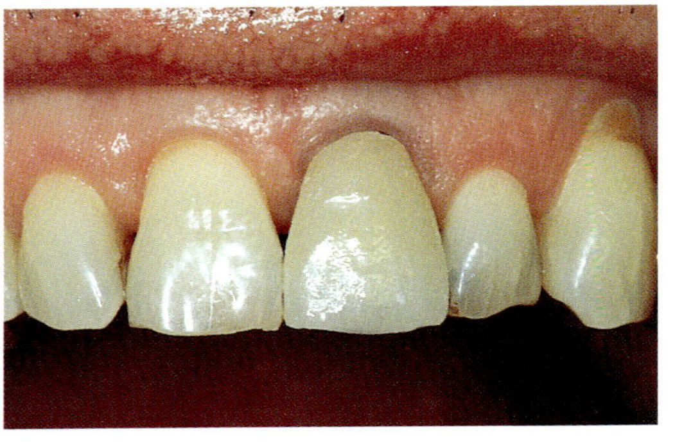

Abb. 144 Das eingefügte Veneer auf Zahn 21. Der dysharmonische Eindruck entsteht vor allem durch die vom natürlichen Vorbild abweichende approximale Kontur.

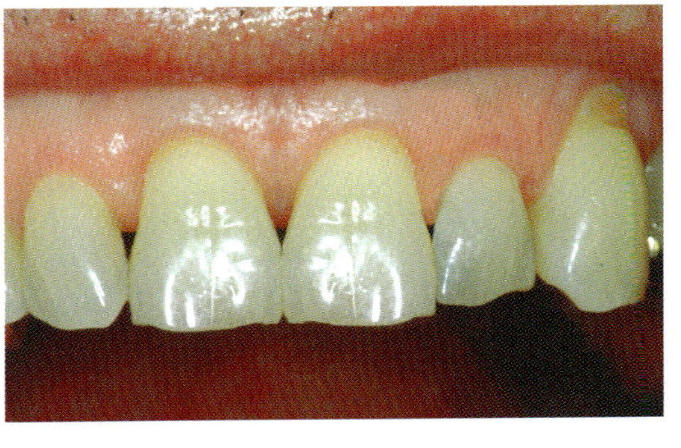

Abb. 145 Computertechnisch verändertes Bild: Durch die Spiegelung des natürlichen Zahnes 11 aus Abb. 144 und Einfügen in die Position des Zahnes 21 entsteht eine in Form und Farbe identische „prothetische Versorgung“ für Zahn 21. Da diese rein virtuelle Versorgung oft aus biologischen Gründen nicht zu realisieren ist, sollte der Patient nach Möglichkeit nicht anhand des perfekten Trugbildes über die geplante Versorgung aufgeklärt werden. Andererseits kann das virtuelle Bild sehr gut als Vorlage für die zahntechnischen Maßnahmen dienen (Computertechnik M. Schreder).

12.2 Pulpamortaler Zahn

Im folgenden Abbildungsteil (Abb. 146 bis 159) wird die Versorgung eines 26jährigen Patienten mit einem stiftverankerten Aufbau des Zahns 11 gezeigt. Die Grundlagen hierfür sind im Kapitel 7 geschildert. Die anschließende Versorgung mit einer Keramikmantelkrone ist in den Abbildungen 127 bis 135 dargestellt.

Tabelle 7 Chronologischer Ablauf bei der Vorbehandlung des wurzelbehandelten Zahns vor der Versorgung mit einer Krone. Das weitere Vorgehen entspricht dem beim pulpavitalen Zahn.

Klinische Maßnahmen	Labortechnische Maßnahmen
Kanalaufbereitung mit Röntgenkontrolle	
Präparation	
Abformung mit konfektioniertem Stift	
provisorische Versorgung	
	Sägeschnittmodell
	Fertigstellung
Zementieren mit Röntgenkontrolle	

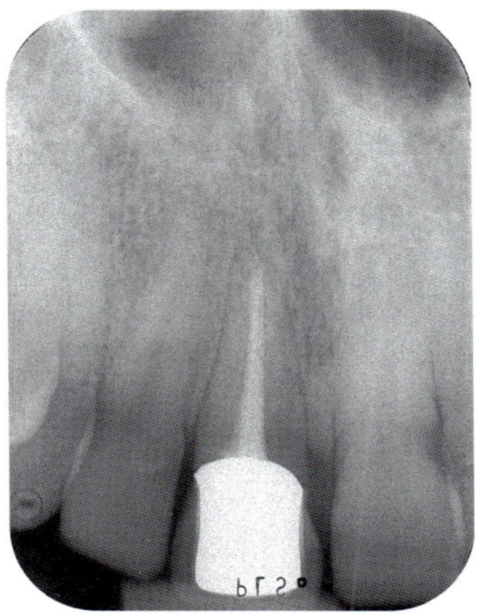

Abb. 146 Röntgenologische Ausgangssituation. Die Wurzelfüllung des Zahns 11 reicht bis zum Apex, periapikal sind keine Auffälligkeiten zu erkennen.

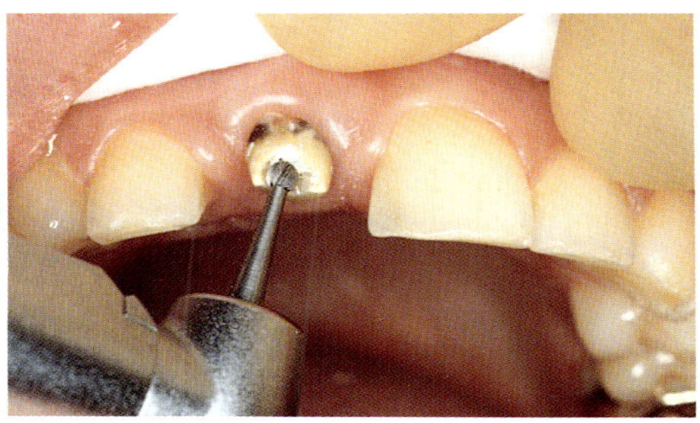

Abb. 147 Nach Entfernen der Krone wird mit einem Rosenbohrer das kariöse Dentin entfernt und der Zugang zum Wurzelkanal geschaffen.

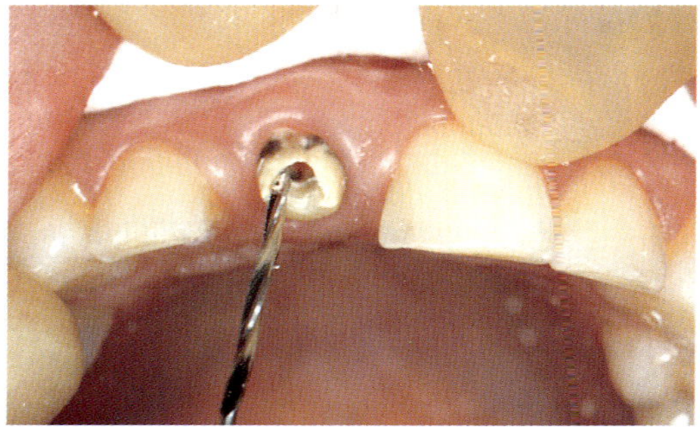

Abb. 148 Für die Versorgung mit stiftverankerten Stumpfaufbauten sind Systeme geeignet, bei denen die Stifte durch verschiedene Längen und Stärken den individuellen Verhältnissen entsprechend ausgewählt werden können. Zusätzlich ergibt sich durch die Normung von Kanalerweiterer, Kanalaufbereiter und Stiften für das Provisorium sowie den definitiven Aufbau eine präzise Passung (z.B. CM®-Wurzelstift-System). Zunächst wird der Erweiterer in Richtung des Wurzelkanalverlaufs bis in das mittlere Wurzeldrittel eingeführt. Die Tiefe wird anhand des vorliegenden Röntgenbildes abgeschätzt. Ein Indiz für die orthoaxiale Erweiterung ist, wenn sich an der Spitze des Bohrers Partikel der Wurzelfüllung befinden.

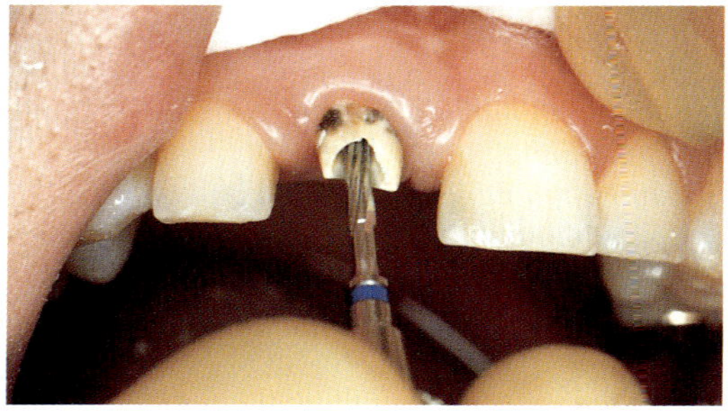

Abb. 149 Unter Verwendung des „Thomas-Steckschlüssels" wird der Wurzelkanal mit dem Aufbereiter von Hand nachbearbeitet.

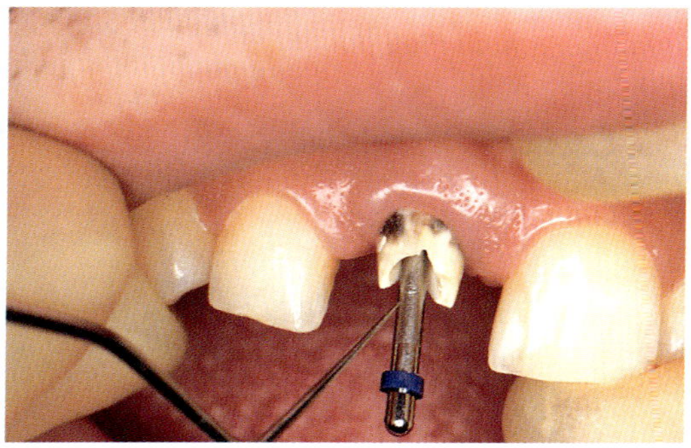

Abb. 150 Einsetzen des Stifts in den Kanal und Markierung der Tiefe mit einer Sonde nach Wahl eines Referenzpunktes.

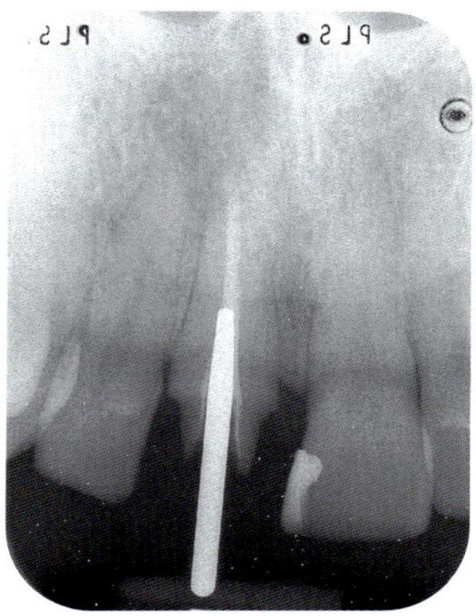

Abb. 151 Röntgenmeßaufnahme mit eingesetztem Stift. Dieser weicht geringfügig von der Achse des Wurzelkanals ab. Außerdem muß er ca. 4 mm tiefer verankert werden.

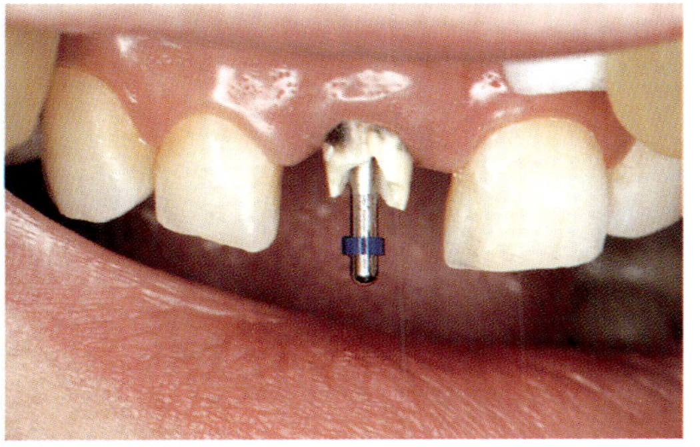

Abb. 152 Weitere Kanalerweiterung und -aufbereitung um den erforderlichen Betrag. In Höhe des Referenzpunktes wird eine zweite Markierung am Stift angebracht. Die Differenz beider Markierungen muß ca. 4 mm betragen.

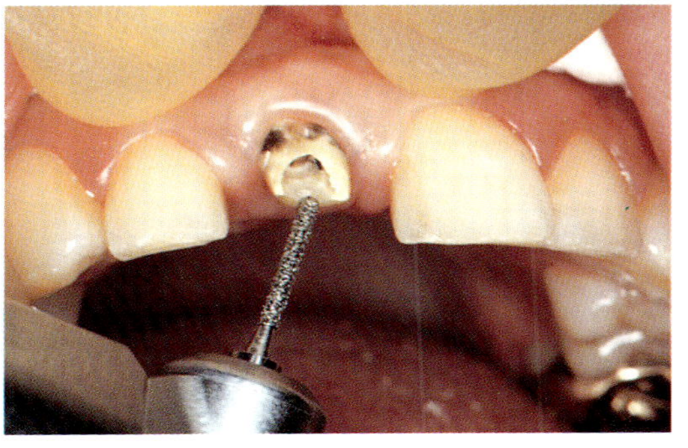

Abb. 153 Präparation der Hilfskavität mit Hilfe des zylinderförmigen Instruments und Kürzung der Krone, bis eine ausreichende Wandstärke verbleibt.

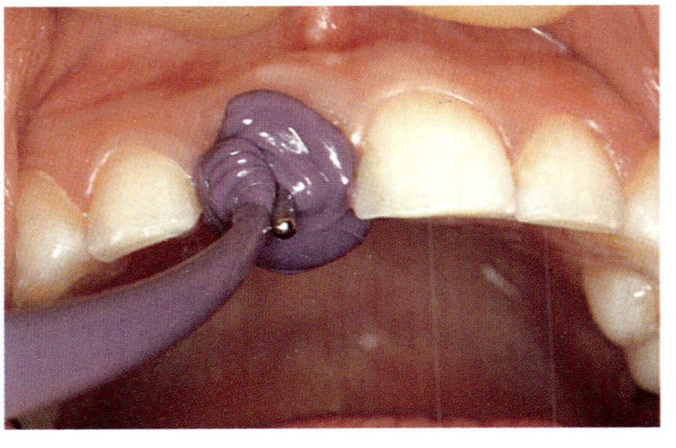

Abb. 154 Bei der Monophasenabformung mit Polyäthermaterial (z.B. Impregum® F) werden die Hilfskavität ausgefüllt und der Stift sowie der Zahn sorgfältig umspritzt.

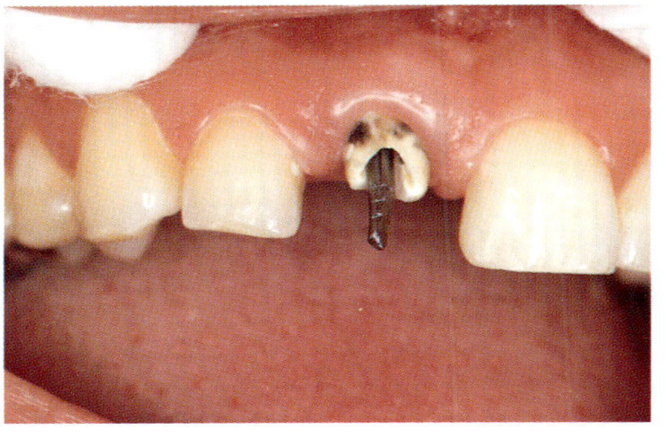

Abb. 155 Titanstift in der Größe des definitiven Wurzelstifts für die provisorische Krone im Wurzelkanal. Da der Retentionskopf okklusal störte, wurde der Stift gekürzt und mit Querrillen versehen.

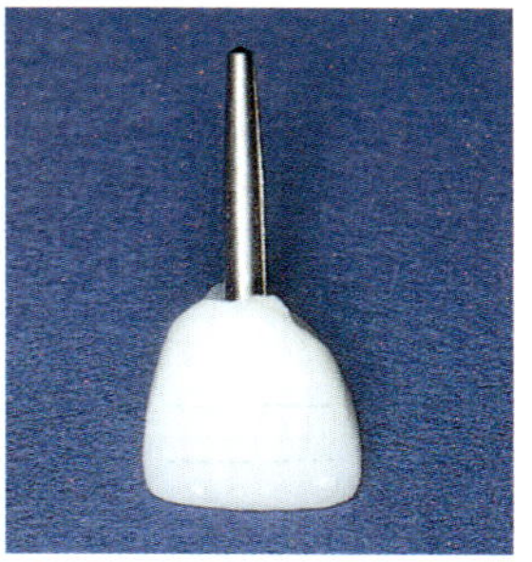

Abb. 156 Ausgearbeitete und polierte provisorische Krone. Die Herstellung erfolgt analog dem Vorgehen beim pulpavitalen Zahn.

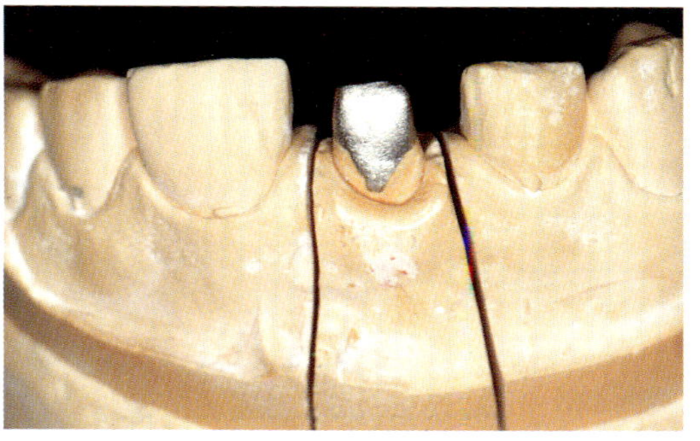

Abb. 157 Sägeschnittmodell mit fertiggestelltem Stumpfaufbau (Goldbasislegierung), der an den konfektionierten Stift angegossen ist.

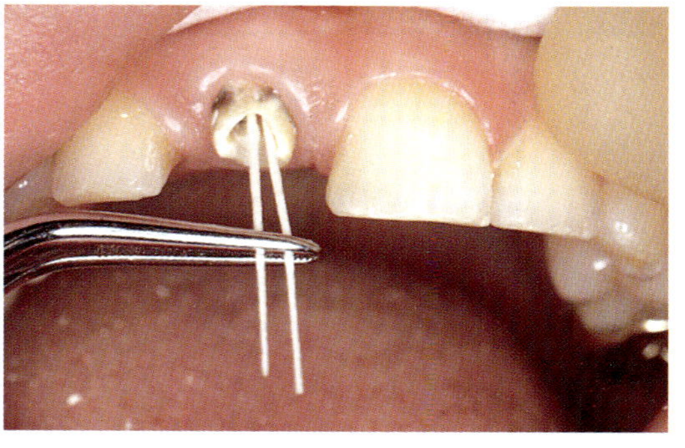

Abb. 158 Nach Entfernen der provisorischen Versorgung und vorsichtiger Reinigung des Kanals (Hedström-Feile, 3%ige H_2O_2-Lösung) werden die Paßform und die Friktion des Stiftaufbaus beurteilt. Zum Zementieren wird der Zahn entfettet und getrocknet (z.B. Orthoskavident® C), wobei für den Kanal Papierspitzen hilfreich sind.

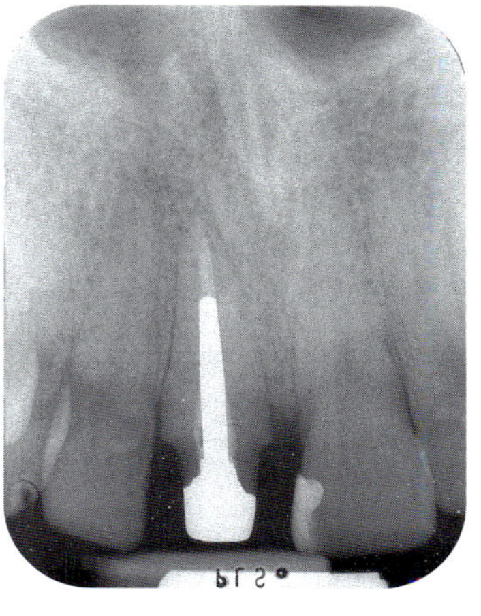

Abb. 159 Röntgenbild nach dem Zementieren des stiftverankerten Stumpfaufbaus. Um Lufteinschlüsse zu verhindern, ist der Zement mit Hilfe einer Füllspirale (Lentulo) in den Kanal einzurotieren sowie auf den Stift zu streichen.

13 Instruktion und Nachsorge

Die **Instruktion** des Patienten, der mit Kronen versorgt wird, bezieht sich auf *Schwierigkeiten*, die während der Adaptationsphase auftreten können. Ebenso betrifft sie besondere *Hygienemaßnahmen*, die z.B. bei Verblockungen notwendig werden.

Der Patient ist darüber zu informieren, daß nach dem Einsetzen der Kronen für einen gewissen Zeitraum *verstärkte Temperaturempfindungen* bestehen können. Diese Hypersensibilität kann im Präparationstrauma, im Zementierungsreiz und in der stärkeren Temperaturleitung durch Metalle begründet liegen (Bebermeyer und Berg, 1994). Der Patient ist über *stereotaktische* und *stereognostische Gesichtspunkte* aufzuklären. So kann bei Frontzahnkronen im Oberkiefer, deren Palatinalfläche aus okklusionstherapeutischen Gründen verändert wurde, die Sprache verändert sein (Klang, Feuchtigkeit, Zischlaute). Kronen endständiger Molaren traumatisieren bisweilen die Wange bei der Mastikation. Da das Präparationsmodell über die Ausdehnung der Weichteile nicht informiert, können die künstlichen Kronen *distal* und *bukkal überkonturiert* sein. Diese Bereiche müssen in diesem Falle im Mund nachkonturiert werden. Der Patient ist darauf hinzuweisen, daß das Auftreten von *Druckempfindlichkeiten* eine erneute Kontrolle der Okklusion notwendig macht.

Die *Hygienemaßnahmen* werden am Kiefermodell mit aufgesetzten Kronen demonstriert: Zur Pflege sollte eine Zahnbürste mit *kurzem*, evtl. *abgewinkeltem Kopf* und *planem Borstenfeld* benutzt werden. Die Traumatisierung der Gingiva während der Reinigung wird verringert, wenn *weiche* oder *mittelharte Borsten mit abgerundeten Enden* verwendet werden. Der Einsatz von Interdentalbürsten, deren Borsten eine Drahtbasis besitzen, ist im Bereich von Verblockungen problematisch, da sie zu erheblichen Weichteilläsionen führen können. Günstiger ist der Einsatz von *Zahnseiden* mit einem *Schaumstoffanteil* und *versteiftem Anfang* (z.B. Superfloss®) zu bewerten (Abb. 160).

Für die Beseitigung weicher Zahnbeläge ist die Wahl einer bestimmten Zahnpasta nicht ausschlaggebend. Dennoch scheinen zwei Gesichtspunkte klinisch relevant: Die Zahnpasta sollte *organische Aminfluoride*, denen die höchste Schutzwirkung zugesprochen wird, und *wenig Abrasivstoffe* enthalten. Gerade bei Patienten, die übermotiviert sind, können bei Verwendung sehr abrasiver Pasten, zu harter Bürsten und quantitativ sowie qualitativ fehlerhafter Technik Putzdefekte an den Kronen, an der natürlichen Zahnhartsubstanz und am marginalen Parodontium entstehen.

Als Putztechniken kommen die modifizierte *Bass-Technik* („Rotation") und die *Roll-Technik* („von rot nach weiß") in Frage. Die Putztechnik wird auch auf dem Modell demonstriert und vom Patienten vor dem Spiegel geübt. Der Patient ist darauf hinzuweisen, daß nur systematisches, bewußtes Putzen mit visueller Kontrolle zur ausreichenden Plaquebeseitigung führt.

Nach dem Zementieren wird der Patient über die **Nachsorge** informiert, die in regelmäßigen Abständen durchzuführen ist. Der *erste Kontrolltermin* findet in der Regel

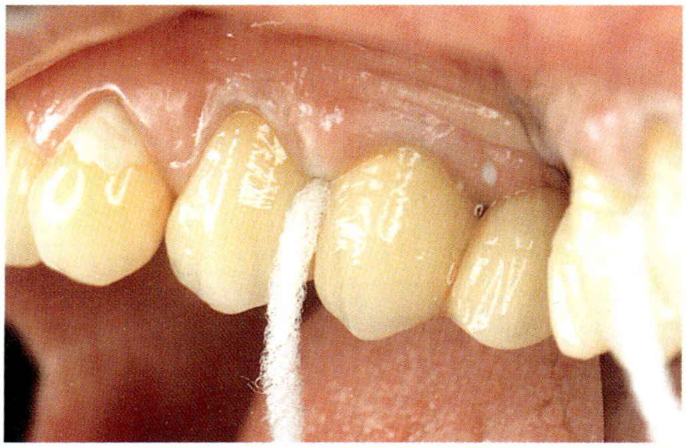

Abb. 160 Verblockte Kronen 14 und 15 (spiegelverkehrt). Die Interdentalpapille darf durch die Verblockung nicht traumatisiert werden. Der Interdentalraum wird am effektivsten durch eine Zahnseide mit versteiftem Anfang und Schaumstoffanteil (z.B. Superfloss®) gereinigt.

nach ein bis zwei Wochen statt. Der Patient berichtet dabei über seine Erfahrungen mit den künstlichen Kronen. Vom Zahnarzt ist speziell der Bereich der eingefügten Versorgung auf *Plaquebesiedlung* zu untersuchen, ggf. ist der Patient auf Problemzonen hinzuweisen und erneut zu instruieren. Ebenso muß die *Okklusalfläche* eingehend inspiziert werden. Schon während dieser relativ kurzen Tragedauer können hochglänzende Facetten entstehen. Sie informieren über Störkontakte, die bei der Einprobe nur unzureichend markiert werden konnten.

Im weiteren Verlauf sind *Kontrolluntersuchungen im Abstand von vier bis sechs Monaten* ausreichend. Bei Patienten, die durch ihre individuelle Disposition zur Belagbildung neigen, sind drei Kontrolltermine pro Jahr angezeigt. Im Rahmen der Kontrolltermine wird der Kronenrand untersucht und geprüft, ob kariöse Veränderungen entstanden sind. Die Okklusion wird kontrolliert, wobei hochglänzende Facetten auf pathogene Kontakte und Parafunktionen schließen lassen. Abplatzungen von keramischen Massen okklusal oder am Zahnhals weisen ebenso wie Infraktionslinien auf okklusionsbedingte Fehlbelastungen hin, können aber auch herstellungsbedingt in einer mangelnden Haftoxidbildung begründet liegen.

Bei den Kontrollterminen wird das Vorhandensein von *Plaque,* der *Zustand der Gingiva* und die *Oberfläche der Kronen* untersucht. Häufig finden sich Hinweise auf fehlerhafte Mundhygienemaßnahmen (traumatisierend, Reinigungspaste stark abrasiv), die freiliegende Kronenränder bzw. empfindliche Zahnhälse erklären können. Sind Beläge vorhanden, ist der Patient nach professioneller Reinigung erneut zu motivieren und zu instruieren. Die Kontrolluntersuchungen sind gegenwärtig bei Patienten, die in gesetzlichen Krankenkassen versichert sind, *Bestandteil eines Bonussystems,* das bei Einhalten halbjährlicher Kontrolluntersuchungen finanzielle Vorteile gewährt.

Nachuntersuchungen an einer großen Zahl von Kronen zeigten, daß sie sich dann bewähren, wenn sie bei richtiger Indikation und Konstruktion eingefügt werden sowie unter einer ständigen Nachkontrolle im Rahmen der Nachsorge stehen. Bei den günstigen Resultaten, die durch Nachuntersuchungen belegt sind, kommt der Therapie mit Kronen eine große Bedeutung zu (Kerschbaum und Gaa, 1987; Lenz, 1989; Glantz et al., 1993).

14 Fehleranalyse

Teilkronen und Kronen besitzen die höchste funktionelle Wertigkeit der prothetischen Therapien. Der Wunsch des Patienten nach „festen Zähnen“ und „gutem Aussehen“ wird durch sie am ehesten erfüllt. Daneben sind durch die ausschließlich parodontale Verankerung die orale Taktilität und das Kauvermögen nicht oder nur unwesentlich eingeschränkt. Mit der meist nur geringfügig veränderten Form erzeugt die Krone beim Patienten selten ein Fremdkörpergefühl.

Auch wenn die Resultate longitudinaler Studien für eine durchschnittliche klinische Funktionsperiode von 15–20 Jahren sprechen (Fuhr und Peppel, 1970; Kerschbaum und Voß, 1981; Kerschbaum und Ymm, 1983; Kerschbaum und Gaa, 1987; Glantz et al., 1993), ist die zu erwartende Verweildauer von Kronen im Mund schwierig zu objektivieren. Die individuell unterschiedlichen Gegebenheiten wie der Zustand der Parodontien, der Pulpa und der Krone lassen keine Mindestzeiten für den Behandlungserfolg garantieren. Als Grund hierfür gilt ebenso die individuelle okklusale Belastung wie die oralen Hygieneverhältnisse, die ihrerseits von der Hygienebereitschaft, der Putztechnik und der Speichelqualität abhängen (Kohler und Hager, 1993). Dennoch stellt die Versorgung mit Kronen diejenige prothetische Therapie dar, die auf lange Dauer die durch Zahndefekte gestörten orofazialen Funktionen wiederherstellt und in prophylaktischer Hinsicht zu deren Erhaltung beiträgt.

Trotz der allgemein hohen Erfolgswahrscheinlichkeit können typische Komplikationen auftreten, die die Adaptation erschweren oder in ungünstigen Fällen zum Mißerfolg der Versorgung führen. Die häufigsten vom Patienten nach einer Überkronung angegebenen Mängel betreffen:

▷ Schmerzen bei der Mastikation
▷ Verstärkte Temperaturempfindung
▷ Fremdkörpergefühl
▷ Unzureichende Ästhetik

Schmerzen bei der Mastikation können durch eine *Reaktion des Parodontiums oder der Zahnpulpa* verursacht sein. So entstehen Druckempfindlichkeiten durch *Okklusionsstörungen,* die bei der Einprobe nicht erkannt und nicht korrigiert werden. Als Beispiel sind verstärkte Laterotrusionskontakte vor allem im Seitenzahnbereich anzusehen, die zu einer *Traumatisierung des Desmodonts* und nachfolgend zur Reizung der Schmerzrezeptoren führen. Das okklusale Trauma wird durch *fehlerhafte Gestaltung der okklusalen Konturen* induziert, wenn die kontaktfreien Zonen für die Scherhöcker eingeengt sind (s. Abb. 77). Das gleiche Phänomen läßt sich bei Frontzähnen beobachten, deren okklusale Führung zu steil gestaltet wird.

Parodontale Schmerzen werden ebenfalls ausgelöst, wenn bei der Mastikation die Gingiva verletzt wird. Diese Verletzung folgt bei *unphysiologisch gestalteten Approximalflächen* (fehlende Kontaktzone) oder *Axialwandungen* (fehlerhafte Lage des Äquators). Durch das permanente mechanische Trauma werden entzündliche Reaktionen ausgelöst, die sich auch in einer verstärkten Blutungsneigung äußern. Das gleiche gilt für nach dem Einfügen *nicht entfernte Zementüberschüsse.*

Reaktionen der Pulpa treten bei der Mastikation auf, wenn *Lufteinschlüsse im Befestigungszement* beim direkten Kontakt mit der Dentinoberfläche druckbedingt die Nervenendigungen in den Dentintubuli erregen.

Verstärkte Temperaturempfindungen der Pulpa können als Folge *traumatisierender Zahnpräparation* auftreten. Gleichermaßen wirkt beim Zementieren mit Zinkoxid-Phosphatzementen der *Säureanteil* traumatisierend. Die verstärkte Weiterleitung von thermischen Reizen wird durch Metallkronen begünstigt, bei denen kein ausreichender Raum für die *isolierende Zementschicht* z.B. durch Platzhalterlacke auf dem Präparationsmodell geschaffen wurde.

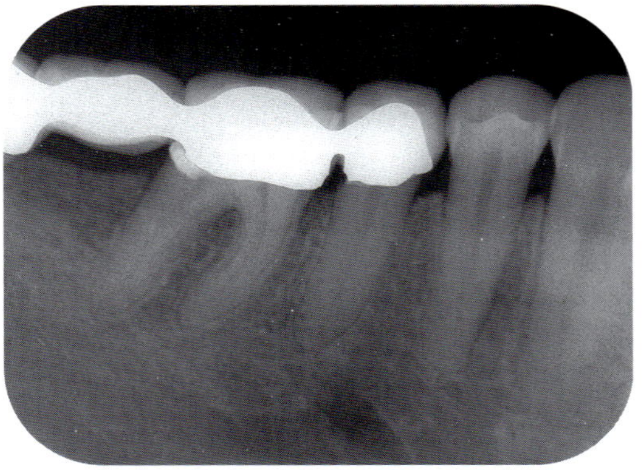

Abb. 161 Bei weit infragingival reichenden Kavitäten ist nach Füllung häufig nicht sicher zu beurteilen, ob die Präparation, die Abformung und die Krone den Rand der Kavität überschreiten. Der Röntgenfilm zeigt, daß bei Zahn 46 die distal-approximale Füllung von der Ankerkrone nicht gefaßt wird.

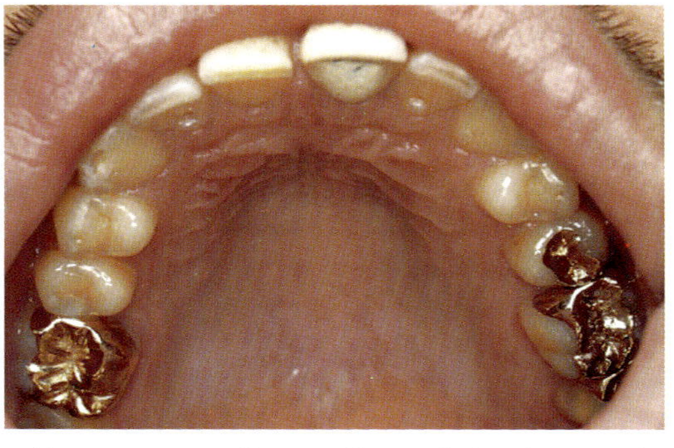

Abb. 162 Keramikmantelkrone bei Zahn 21. Die labiale Kontur ragt aus dem Frontzahnbogen heraus. Die Folge ist ein erhöhtes Fremdkörpergefühl und ein erschwerter Lippenschluß.

In der Regel lassen die Temperaturempfindlichkeiten nach einigen Wochen nach. Im anderen Fall werden Heilanästhesien empfohlen, deren Erfolgsaussichten allerdings nach der klinischen Erfahrung als gering einzustufen sind.

Eine verstärkte Temperaturempfindlichkeit findet sich auch häufig bei Patienten, bei denen durch Retraktion der Gingiva ein primär *infragingival gelegener Kronenrand am Zahnhals freiliegt.* Zusätzliche *Schmerzen auf osmotische Reize* sind Indizien dafür, daß die Krone die präparierte Zahnsubstanz nicht vollständig abdeckt. Ähnliches gilt für Kronen, deren Rand die Kavität nicht ausreichend überschreitet. Dieser Mangel ist beispielsweise zu beobachten, wenn nach dem Stumpfaufbau die zervikale Ausdehnung approximaler Kavitäten bei der Präparation und Abformung nicht sicher beurteilt werden kann (Abb. 161). Auch kann der Befestigungszement den Spalt zwischen Krone und Zahn nicht völlig ausfüllen. Dies ist dann der Fall, wenn die Krone beim Festsetzen mit einer zu geringen Menge Zement gefüllt wurde. Andererseits können auch bei korrektem Zementieren *Vergrößerungen des Randspalts* entstehen (Kern et al., 1993).

Bei anhaltenden Schmerzempfindungen, deren Intensität während des Observationszeitraums nicht abnimmt, sind die Kronen zu erneuern. Sollten irreversible Veränderungen der Pulpa (z.B. Pulpitis) eingetreten sein, muß vor der Neuversorgung eine endodontische Behandlung durchgeführt werden.

Fremdkörpergefühle treten vor allem bei Kronen auf, deren Form von der früheren Situation abweicht. Neben Irritationen der Zunge durch vorher nicht vorhandene prominente Strukturen entstehen gerade im Frontzahnbereich des Oberkiefers *Störungen der Lautbildung* oder der *Lippenstützung* (Abb. 162). Fehlerhaft gestaltete Höcker der Kronen führen bei der Mastikation zu Verletzungen der Zunge oder der Wange. Zu den Fremdkörpergefühlen sind auch *Geschmacksirritationen* zu zählen. Sie sind auf eine nicht geeignete Metallegierung für die Krone bzw. auf die Kombination verschiedener Legierungen in der Mundhöhle zurückzuführen, die *elektrochemische Vorgänge* auslösen. In diesem Fall ist die Neuversorgung nach Materialtestung unumgänglich.

Nach dem Zementieren wird bisweilen eine **unzureichende Ästhetik** der künstlichen Kronen angegeben, auch wenn der Patient sein Einverständnis für das Einfügen gegeben hat. Betreffen die Rügen *Farbe* und *Form der Krone,* sind diese häufig schwierig zu objektivieren. So ist die Länge von Frontzähnen vorgegeben, wenn eine therapeutisch relevante okklusale Funktion wiederherzustellen ist. Erfolgt keine Adaptation des Patienten, kann durch rekonturierende Schleifkorrekturen Abhilfe – allerdings auf Kosten der okklusalen Funktion – geschaffen werden.

Ein ästhetischer Mangel, über den Patienten bisweilen klagen, stellen *„schwarze Löcher“* zwischen den Zähnen dar. Dennoch können die Interdentalräume nur in beschränktem Umfang verändert werden. So führt eine Verbreiterung des Zahnhalses zwar zur Verringerung des Interdentalraumes, sie beeinflußt aber neben den Nachteilen für das Parodontium das Längen-Breiten-Verhältnis der Krone ungünstig.

Gingivapigmentierungen können durch die Wahl einer mundbeständigen Metallegierung vermieden werden. Scheinen bei transparenten Gingivalsäumen Metallanteile durch, sollte bei der Verblendkrone auf einen Metallrand verzichtet werden oder eine Keramikmantelkrone als Therapieform gewählt werden. In beiden Fällen ist darauf zu achten, daß der präparative Substanzabtrag für den Kronenrand ausreichend ist. Ein ausreichender Abtrag ist auch in anderen Bereichen der natürlichen Zahnkrone Voraussetzung für eine gute ästhetische Wirkung des zahnfarbenen Werkstoffs. Diesem werkstoffkundlich zu fordernden Sustanzabtrag stehen nicht selten die biologischen Gegebenheiten wie insbesondere die Ausdehnung der Pulpa oder grazile Zahnkronen entgegen (Abb. 163).

Eine weitere Komplikation stellt der *freiliegende Kronenrand* schon kurz nach dem Zementieren dar. Eine derartige Gingivaretraktion kann in vielen Fällen durch eine schonende Präparation und Abformung sowie durch eine korrekte Gestaltung des Kronenrandes und des künstlichen Zahnhalses vermieden werden. Bei Keramikmantelkronen spielt für den Farbeindruck die *Farbe des Stumpfes und die des Befestigungsmaterials* eine Rolle (Abb. 164). Besonders bei Kronen aus Glaskeramiken ist auf die Wahl eines zahnfarbenen Materials für den Stumpfaufbau und für den Zement zu achten.

Das *Lösen zementierter Kronen* kann die Folge von Mängeln in der Präparation sein.

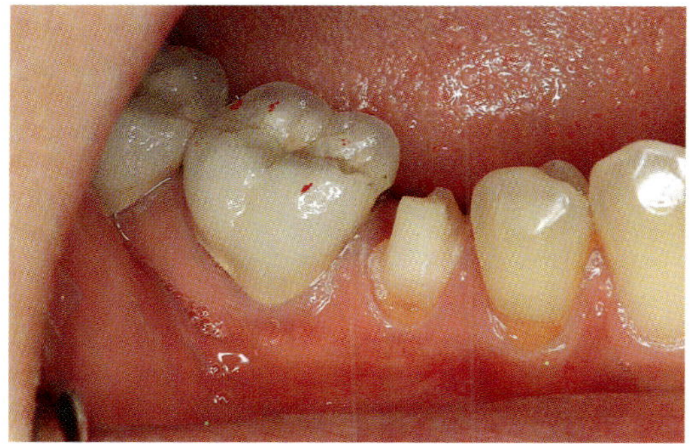

Abb. 163 Zahn 45 nach Präparation zur Aufnahme einer Keramikmantelkrone. Die von der Form und vom Substanzabtrag her akzeptable Präparation führte in diesem Fall trotz Berücksichtigung der obligaten Kautelen zur Devitalisation der Pulpa.

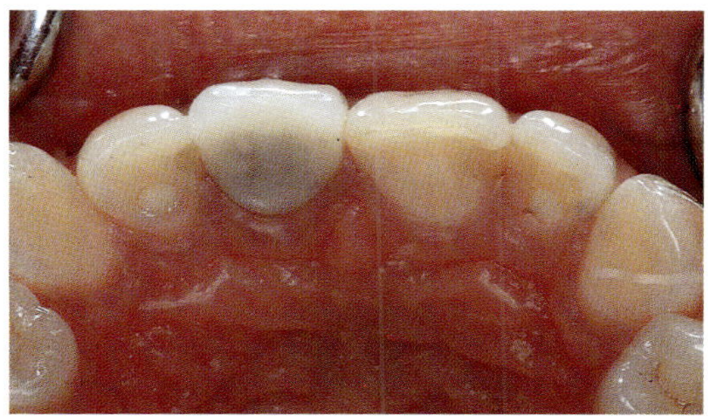

Abb. 164 Keramikmantelkrone 11 (Empress®). Bei den natürlichen Frontzähnen bestimmt der gelbliche Dentinkern den Farbeindruck. Bei Zahn 11 dagegen verleiht der stiftverankerte Stumpfaufbau aus einer goldfarbenen Legierung der künstlichen Krone eine abweichende Charakteristik. Alternativ wäre in diesem Fall der Stumpfaufbau aus Keramik oder mit Hilfe eines Stifts mit Retentionskopf und eines zahnfarbenen Füllungsmaterials (z.B. Komposit) zu diskutieren gewesen.

Aus diesem Grund ist bei kurzer klinischer Krone auf einen geringen Konvergenzwinkel nach der Präparation zu achten. Eine ausreichende Friktion kann in diesem Fall auch durch eine weit infragingivale Lage des Kronenrandes oder eine entsprechende parodontalchirurgische Vorbehandlung zur Kronenverlängerung erzielt werden. Lösen sich adhäsiv befestigte Kronen, liegt die Ursache häufig in fehlerhafter Methodik der Adhäsivtechnik (Feuchtigkeitszutritt, eugenolhaltiger provisorischer Zement) begründet. Bei marktoten Zähnen lösen sich

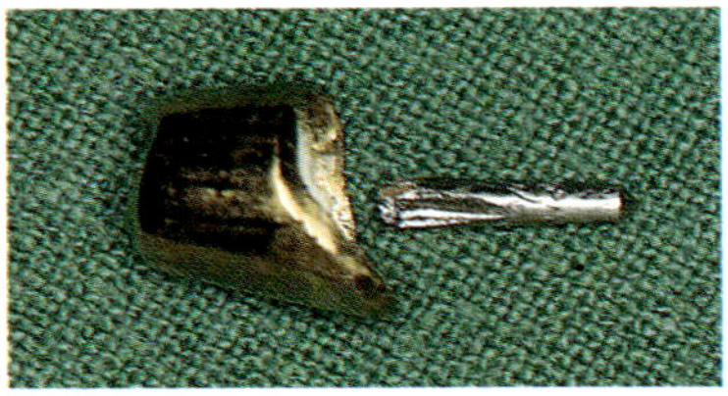

Abb. 165 Fraktur des Wurzelstifts an der Einspannstelle zur künstlichen Krone 34. Die Ursachen liegen in einem zu schwach dimensionierten Stift, in der fehlenden Verstärkung durch eine Hilfskavität im Zahn und in der Einwirkung hoher Kräfte (Ankerkrone einer abnehmbaren Teilprothese).

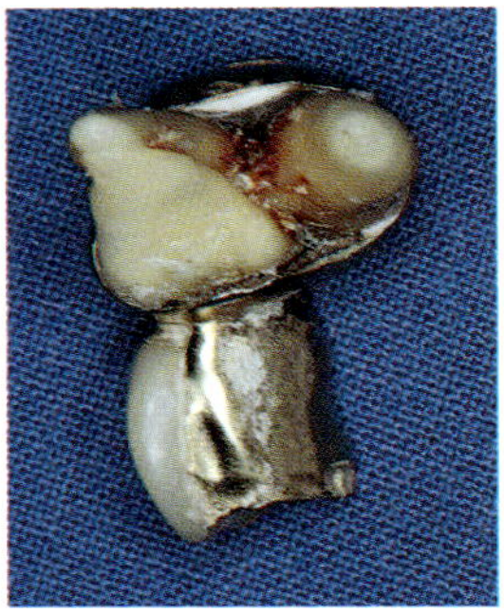

Abb. 166 Marginale Paßform einer künstlichen Krone auf dem extrahierten natürlichen Zahn 17. Die mangelhafte Paßform führte zur Parodontopathie und letztlich zum Verlust des Zahns.

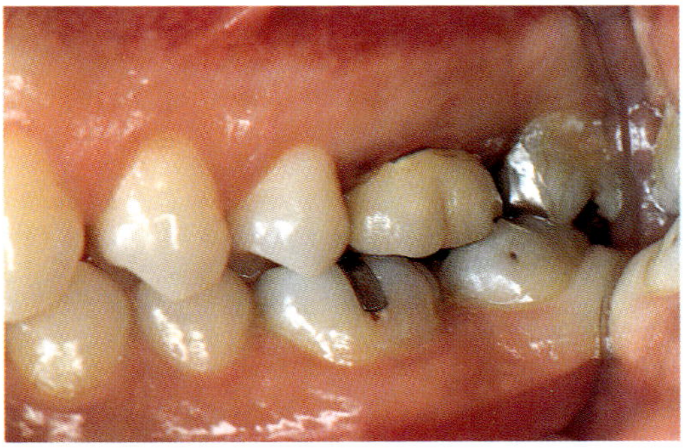

Abb. 167 Keramikverblendkrone an Zahn 26. Im Bereich des Zahnhalses sowie des disto-bukkalen Höckers sind Teile der Verblendung abgeplatzt. Ursache hierfür war die alleinige Führung bei der Laterotrusion nach links durch den disto-bukkalen Höcker.

stiftverankerte Aufbauten, wenn der Stift nicht ausreichend weit im Wurzelkanal verankert ist oder die Krone die Grenze zwischen Zahnsubstanz und Aufbau nicht weit genug überschreitet. Im ungünstigen Fall können sogar Frakturen des Stifts (Abb. 165) oder der Wurzel resultieren.

Typische **Langzeitschädigungen** stellen die Entstehung von *Karies im Bereich des Kronenrandes* und die *marginale Parodontitis* dar. Auch wenn die Entstehung der Karies wegen der individuellen Gegebenheiten (z.B. Speichelqualität, Mundhygiene oder Ernährung) selten als direkte Folge der Behandlung nachzuweisen ist, kann die künstliche Krone einen begünstigenden Faktor darstellen (Erpenstein und Diedrich, 1977; Kerschbaum und Voß, 1979; Düsterhus, 1980; Meiners, 1986; Spiekermann, 1986; Kohler und Hager, 1993; Pröbster, 1993).

Ebenso sind *Parodontitiden* die Folge abstehender Kronenränder, wenn diese die Hygiene erschweren und die Plaqueakkumulation begünstigen (Abb. 166).

Eine weitere Komplikation besteht in der *Fraktur keramischer Massen.* Bei Keramikmantelkronen können Ursachen in einer zu geringen Wandstärke der Krone infolge ungenügender Zahnpräparation oder im fehlerhaften Zementieren bestehen (Stokes und Hood, 1993). Dies ist beispielsweise der Fall, wenn bei bestimmten Keramiksystemen anstelle des die Krone stabilisierenden Befestigungsklebers Zinkoxid-Phosphatzement verwendet wird. Bei Keramikverblendkronen treten Frakturen vor allem im Bereich der Zahnhälse und der Höckerspitzen auf (Abb. 167). Ursachen hierfür stellen u.a. Fehler in der Gestaltung des Metallgerüsts, in der Haftoxidbildung und in der Okklusion dar. Auch wenn Materialien zur Reparatur der Keramik angeboten werden, ist aufgrund ungünstiger Langzeitresultate die Neuanfertigung der Krone nicht zu umgehen (Marx und Houcken, 1978; Bienek et al., 1991).

15 Forensische Hinweise

In den letzten Jahren hat sich die Gesamtzahl prothetischer Versorgungen erhöht. Diese Erhöhung geht einher mit einer Steigerung des Anteils der festsitzend-prothetischen Therapien. Daraus allein mag sich die Zunahme der Rechtsstreitigkeiten, welche die prothetische Versorgung mit Kronen betreffen, erklären. Andererseits besteht durch gestiegene Ansprüche des Patienten, die Informationsflut durch die Medien und die zunehmende Versicherung gegen Prozeßkosten generell eine erhöhte Klagebereitschaft. Es scheint aus diesem Grunde geboten, forensische Fragen bei der zahnmedizinischen Therapie und bei den labortechnischen Maßnahmen anzusprechen (Gümpel, 1980; Günther, 1982).

Behandlungsvertrag

Rechtlich entsteht bei der Versorgung durch Kronen zwischen Zahnarzt und Patient ein *Dienstvertrag*. Juristisch wird diese zahnärztliche Behandlung als „Dienst höherer Art" angesehen. Hieraus entsteht für den Zahnarzt die Verpflichtung, die Behandlung nach *allgemein anerkannten Grundsätzen* der zahnmedizinischen Wissenschaft durchzuführen. Ein Haftungsanspruch des Patienten gegenüber dem Zahnarzt auf den Erfolg, d.h. auf die Heilung des erkrankten orofazialen Systems, besteht jedoch nicht. Dies ist dadurch begründet, daß der Heilerfolg von individuellen biologischen Faktoren und der psychischen Situation des Patienten abhängt, die nicht nur schwer abzuschätzen, sondern auch kaum zu beeinflussen sind.

Als *Behandlungsfehler* werden objektive Verletzungen der Grundsätze des Dienstvertrages angesehen. In diese Kategorie werden das Durchführen falscher Maßnahmen oder das Unterlassen richtiger Maßnahmen eingeordnet. Die *Verjährungsfrist* z.B. für Honoraransprüche des Zahnarztes endet im Rahmen des Dienstvertrages nach § 196 BGB nach zwei Jahren. *Schadensersatzansprüche* des Patienten enden nach § 195 BGB nach 30 Jahren.

Werkvertrag

Die nicht die Heilbehandlung selbst darstellende labortechnische Herstellung der Krone unterliegt dem Werkvertrag. Nach § 633 ff. BGB haftet der Zahnarzt im Sinne der Gewährleistung für die Verwendung geeigneter Werkstoffe, ihre korrekte Verarbeitung und die einwandfreie Konstruktion auch dann, wenn er die Krone, die Bestandteil der Therapie ist, nicht selbst hergestellt hat. Die Schadensersatzansprüche des Patienten enden nach § 638 BGB nach sechs Monaten.

Sorgfaltspflicht

Der Patient hat einen Haftungsanspruch, wenn die gebotene Sorgfaltspflicht fahrlässig nicht beachtet wurde. Der Patient muß in diesem Fall die Voraussetzungen für seinen Anspruch beweisen *(Beweislast)*. Eine *Umkehr der Beweislast* kann sich ergeben, wenn seitens des Zahnarztes ein grober Behandlungsfehler oder leichtfertiges Verhalten vorliegt.

Aufklärungspflicht

Der Zahnarzt ist gegenüber dem Patienten zur Aufklärung verpflichtet. Diese Aufklärung erstreckt sich auf *Behandlungsalternativen, Behandlungsverlauf* (Anzahl und Dauer der Sitzungen), *Behandlungsrisiken* und nicht sicher auszuschließende *Folgeschäden* sowie auf die *Kosten der Behandlung*. Bei der Versorgung mit Kronen empfiehlt es sich, wegen der häufig übersteigerten Erwartung des Patienten an die Ästhetik, darauf hinzuweisen, daß seitens des Zahnarztes ein Behandlungserfolg nicht garantiert werden kann. Der Patient ist außerdem über die unter Umständen durch die Krone nicht zu realisierende Wiedergabe der natürlichen Form des Zahns aufzuklären. Auch ist er über die Notwendigkeit zur regelmäßigen Nachsorge sowie über den Gebrauch und die Pflege der prothetischen Versorgung zu informieren.

Die Aufklärung sollte unter allen Umständen in *allgemeinverständlicher Sprache* durchgeführt werden. Dies ist deshalb notwendig, weil nur der Patient als rechtswirksam aufgeklärt gelten kann, der sich unter Abwägen der Alternativen frei für eine Therapie entscheiden kann. Es ist weiter ratsam, die Aufklärung in Anwesenheit einer Assistenz vorzunehmen und die wesentlichen Punkte auf der Karteikarte zu vermerken sowie ihre Durchführung durch die *Unterschrift des Patienten* bestätigen zu lassen. Die Hinweise auf die Aufklärungspflicht wie auf die damit zusammenhängenden Empfehlungen erscheinen um so bedeutungsvoller, als zunehmend seitens klagender Patienten mangelhafte oder unterlassene Aufklärung gerügt wird. Die Beweislast obliegt in diesem Falle dem Zahnarzt. Es ist daher forensisch relevant, die Aufklärung sorgfältig durchzuführen und zu dokumentieren. Andererseits fördert die Aufklärung durch den Zahnarzt psychologisch die störungsfreie Inkorporation der prothetischen Versorgung und die Bereitschaft zur Teilnahme an der Nachsorge.

Dokumentationspflicht

Als wesentlicher Bestandteil des Behandlungsvertrages ist die Dokumentationspflicht anzusehen. Im Falle eines Rechtsstreits ist ihre Verletzung für den Zahnarzt mit erheblichen Nachteilen wie z.B. der Umkehrung der Beweislast verbunden. Die Dokumentation bezieht sich auf die *Aufklärung*, die *diagnostischen Unterlagen* und die *Behandlungsgänge*. Erfahrungen aus der Gutachterpraxis zeigen, daß es bei den diagnostischen Unterlagen besonders auf die Situationsmodelle der Kiefer vor der Behandlung sowie auf die Röntgenaufnahmen ankommt. Die Aufklärung, die Befunde der klinischen Untersuchung und die Behandlungsgänge sind auf der Karteikarte ebenso festzuhalten wie die Behandlung betreffende Telefongespräche.

Die Dokumentation stellt auch gegenüber dem jeweiligen Kostenträger die Voraussetzung für die Genehmigung des Heil- und Kostenplans dar. Zusätzlich gewinnt die Dokumentation bei Planungs- und Beschwerdegutachten Bedeutung. Verordnungen über die *Aufbewahrungspflicht* einzelner Krankenunterlagen (z.B. Röntgenbilder zehn Jahre) bestehen; dennoch empfiehlt sich für den Zahnarzt eine Frist, die der Verjährung der Schadensersatzansprüche des Patienten (30 Jahre) entspricht.

Nachbesserung

Bei begründeter Mängelrüge des Patienten ergibt sich aus dem Dienstvertrag für den Zahnarzt die *Pflicht zur Nachbesserung*. Hierzu muß der Patient dem Zahnarzt die Möglichkeit in vertretbarem Rahmen geben. Dies läßt sich aber auch als *Nachbesserungsrecht* auffassen. Für den Zahnarzt bedeutet dies, daß er nach Möglichkeit einem vorbehandelnden Kollegen die Gelegenheit geben sollte, die von jenem durchgeführte Therapie nachzubessern. Hierdurch lassen sich möglicherweise anfallende Kosten vermeiden bzw. auf dem Kulanzwege regeln.

Literatur

Anders, A.: Klinische Erprobung provisorischer Kronen- und Brücken-Plaste unter besonderer Berücksichtigung der Matrizenmethode. Stomatol. DDR 39, 692 (1989).

Anderson, J. N.: Der Wert von Zähnen in verschiedenen Ländern. Quintessenz 17, 114 (1966).

Andersson, M., Bergman, B., Bessing, C., Ericson, G., Lundquist, P., Nilson, H.: Clinical results with titanium crowns fabricated with machine duplication and spark erosion. Acta odont. scand. 47, 279 (1989).

Anusavice, K. J.: Recent developments in restorative dental ceramics. J. Amer. dent. Ass. 124, 72 (1993).

Arvidson, K., Wroblewski, R.: Surface analysis of screw posts. Scand. J. dent. Res. 87, 155 (1979).

Assif, D.: Restoration of endodontically treated teeth. A discussion out of reviews. Isr. J. dent. Med. 28, 15 (1979).

Assif, D., Bitenski, A., Pilo, R., Oren, E.: Effect of post design on resistance to fracture of endodontically treated teeth with complete crowns. J. prosth. Dent. 69, 36 (1979).

Assif, D., Bleicher, S.: Retention of serrated endodontic posts with a composite luting agent: effect of cement thickness. J. prosth. Dent. 56, 689 (1986).

Azzi, R., Tsao, T. F., Carranza jr., F. A., Kenney, E. B.: Comparative study of gingival retraction methods. J. prosth. Dent. 50, 561 (1983).

Bader, J., Rozier, R. G., McFall, W. J.: The effect of crown receipt on measures of gingival status. J. dent. Res. 70, 1386 (1991).

Barkhordar, R. A., Radke, R., Abbasi, J.: Effect of metal collars on resistance of endodontically treated teeth to root fracture. J. prosth. Dent. 61, 676 (1989).

Bass, E. V., Kafalias, M. C. : Systematized procedure of crown preparation. J. prosth. Dent. 62, 400 (1989).

Bebermeyer, R. D., Berg, J. H.: Comparison of patient-perceived postcementation sensitivity with glassionomer and zinc phosphate cements. Quintessence Int. 25, 209 (1994).

Behneke, N., Reiber, Th.: Klinische Untersuchungen über die Anwendung edelmetallreduzierter Dentallegierungen. Zahnärztl. Welt 94, 556 (1985).

Belser, U. C.: Kronen- und Brückenprothetik. Eine Literaturübersicht. Schweiz. Monatsschr. Zahnmed. 88, 154 (1978).

Bergen, S. F., McCasland, J.: Dental operatory lighting and tooth colour discrimination. J. Amer. dent. Ass. 94, 130 (1977).

Bieniek, K., Marx, R., von Mulert, C.: Systeme zur intraoralen Reparatur von keramischen Verblendungen – eine in-vitro Studie der Haftfestigkeit. Zahnärztl. Welt 100, 848 (1991).

Bieniek, K. W., Küpper, H., Spiekermann, H.: Provisorische Kronen und Brücken aus Kunststoff unter besonderer Berücksichtigung des Parodont. Dtsch. Zahnärztl. Z. 44, 777 (1989).

Bieniek, K. W., Marx, R.: Die mechanische Belastbarkeit neuer vollkeramischer Kronen- und Brückenmaterialien. Schweiz. Monatsschr. Zahnmed. 104, 284 (1994).

Biffar, R., Sassen, H.: Einfluß der Präparationsform auf die Abformgenauigkeit. Dtsch. Zahnärztl. Z. 38, 158 (1983).

Biffar, R., Weltzsch, U.: Zur Paßgenauigkeit von Verblendkronen mit keramischen Schultermassen. Dtsch. Zahnärztl. Z. 44, 779 (1981).

Black, S., Amoore, J. N.: Measurement of forces applied during the clinical cementation of dental crowns. Physiol. Meas. 14, 387 (1993).

Black, S. M., Charlton, G.: The retention of gold crowns on human dentine preparations – a comparison of eight cements. Restorative Dent. 5, 39 (1989).

Block, P. L.: Restorative margins and periodontal health: A new look at an old perspective. J. prosth. Dent. 57, 683 (1987).

Borneff, M., Behneke, N., Hartmetz, G., Siebert, G.: Praxisnahe Untersuchungen zur Desinfektion von Abformmaterialien auf der Basis eines standardisierten Modellversuchs. Dtsch. Zahnärztl. Z. 38, 234 (1983).

Boyle, J. J., Naylor, W. P., Blackman, R. B.: Marginal accuracy of metal ceramic restorations with porcelain facial margins. J. prosth. Dent. 69, 19 (1993).

Brännström, M., Nyborg, H.: Pulpal reaction to polycarboxylate and zinc phosphate cements used with inlays in deep cavity preparations. J. Amer. dent. Ass. 94, 308 (1977).

Brismann, A. S.: Esthetics: A comparison of dentists and patients concepts. J. Amer. dent. Ass. 100, 345 (1989).

Brockhaus Enzyklopädie. Mannheim 1987.

Bruhn, D.: Die dynamische Festigkeit von angußfähigen Wurzelstiften und -stiftsystemen. Dtsch. Zahnärztl. Z. 44, 855 (1989).

Bürger, F. R.: Untersuchung zum Verlust von Zahnhartsubstanz durch präparative Maßnahmen. Med. Diss., Mainz 1981.

Bundeszahnärztekammer, Kassenzahnärztliche Bundesvereinigung: Dental Vademecum. Deutscher Ärzte-Verlag, Köln 1991.

Burckett, P. J., Christensen, L. C.: Estimating age

and sex by using colour, form and alignment of anterior teeth. J. prosth. Dent. 59, 175 (1988).
Buth, K., Blank, K., Schulz, A.: Untersuchungen zur Bewertung von Berliner Mantelkronen im Vergleich zu Mantelkronen aus Plaste und keramischen Massen. Stomatol. DDR 29, 669 (1979).
Castellani, D., Baccetti, T., Giovannoni, A., Bernardini, U. D.: Resistance to fracture of metal ceramic and all-ceramic crowns. Int. J. Prosthodont. 7, 149 (1994).
Chaffee, N. R., Lund, P. S., Aquilino, S. A., Diaz, A. A.: Marginal adaptation of porcelain margins in metal ceramic restorations. Int. J. Prosthodont. 4, 508 (1991).
Chalifoux, P.: Aesthetics of the single anterior temporary crown. Pract. Periodontics Aesthet. Dent. 3, 15 (1991).
Cohen, B. D., Wallace, J. A.: Castable glass ceramic crowns and their reaction to endodontic therapy. Oral Surg. Oral Med. Oral Pathol. 72, 108 (1991).
Crispin, B.J.: Conservative alternative to full esthetic crowns. J. prosth. Dent. 42, 392 (1979).
Crispin, B. J., Okamoto, S. K., Globe, H.: Effect of porcelain crown substructures on visually perceivable value. J. prosth. Dent. 66, 209 (1991).
Curtis, S. R., Richards, M. W., Meiers, J. C.: Early erosion of glassionomer cement at crown margins. Int. J. Prosthodont. 6, 553 (1993).
Davis, S. H., Kelly, J. R., Campbell, S. D.: Use of an elastomeric material to improve the occlusal seat and marginal seal of cast restorations. J. prosth. Dent. 62, 288 (1989).
De Boever, J. A.: Prinzipien der prothetischen Versorgung nach systematischer Parodontalbehandlung. Quintessenz 29, 5851 (1978).
De Freitas, O., Ishikiriama, A., Vieira, D. F., Mondelli, J.: Influence of pressure and vibration during cementation. J. prosth. Dent. 41, 173 (1979).
De Vitre, R., Galburt, R. B., Maness, W. J.: Biometric comparison of bur and electrosurgical retraction methods. J. prosth. Dent. 53, 179 (1985).
Drummond, B. K.: Restoration of primary anterior teeth with composite crowns. N. Z. dent. J. 89, 92 (1993).
Düsterhus, Th.: Untersuchungen über den zervikalen Randschluß von Gußkronen an extrahierten, überkronten Zähnen. Med. Diss., Münster 1980.
Eckerbom, M., Magnusson, T., Martinsson, T.: Prevalence of apical periodontitis, crowned teeth and teeth with posts in a Swedish population. Endod. Dent. Traumatol. 7, 214 (1991).
Egle, U. T.: Der psychogene Schmerzpatient. Schattauer, Stuttgart 1993.
Eichner, K.: Kronenrand und Parodontium. Dtsch. Zahnärztl. Z. 44, 737 (1989).
Engelkes, G.: Schwarze Zähne als weibliche Zierde. Quintessenz 20, 149 (1969).
Erpenstein, H., Diedrich, P.: Nachuntersuchung zu Kariesanfälligkeit und gingivalen Irritationen von Teilkronen. Dtsch. Zahnärztl. Z. 32, 10 (1977).
Espevik, S., Oilo, G., Lodding, A.: Oxidation of noble metal alloys for porcelain veneer crowns. Acta odont. scand. 37, 323 (1979).
Farrell, T. H., Dyer, M. R.: The provision of crowns in the General Dental Service 1948–1988. Brit. dent. J. 167, 399 (1989).
Felton, D. A., Kanoy, B. E., Bayne, S. C., Wirthman, G. P.: Effect of in vivo crown margin discrepancies on periodontal health. J. prosth. Dent. 65, 357 (1991).
Ferencz, J. L.: Maintaining and enhancing gingival architecture in fixed prosthodontics. J. prosth. Dent. 65, 650 (1991).
Ferro, K. J., Myers, M. L., Graser, G. N.: Fracture strength of full-contoured ceramic crowns and porcelain-veneered crowns of ceramic copings. J. prosth. Dent. 71, 462 (1994).
Flemmig, T. F., Sorensen, J. A., Newman, M. G., Nachnani, S.: Gingival enhancement in fixed prosthodontics. Part II: Microbiologic findings. J. prosth. Dent. 65, 365 (1991).
Fournier, D. F.: Odontic trisection: an alternative therapy. J. prosth. Dent. 57, 397 (1987).
Freesmeyer, W. B., Hambrok, H. J., Körber, E.: Dimensionsänderungen an verblendeten Kronen. Dtsch. Zahnärztl. Z. 34, 190 (1979).
Frush, J. P., Fisher, R. D.: How dentinogenics interpret the personality factor. J. prosth. Dent. 6, 160 (1956).
Fuchs, P., Schubert, R., Springer, O.: Experimentelle Untersuchungen über die Reproduzierbarkeit von Artikulatormontagen. Dtsch. Zahnärztl. Z. 31, 730 (1976).
Fuhr, K., Gresser, P.: Verändert der Quetschbiß die Kieferrelationen? Dtsch. Zahnärztl. Z. 34, 751 (1979).
Fuhr, K., Kares, K., Siebert, G.: Nachuntersuchungen festsitzenden Zahnersatzes. Dtsch. Zahnärztl. Z. 26, 716 (1971).
Fuhr, K., Peppel, R.: Zur Frage der klinischen Bewährung festsitzenden Zahnersatzes im Seitenzahnbereich. Dtsch. Zahnärztl. Z. 25, 298 (1970).
Fuhr, K., Reiber, Th.: Arcon- oder Non-Arcon-Artikulatoren? In: Ketterl, W. (Hrsg.): Deutscher Zahnärztekalender. Hanser, München 1986.
Fuhr, K., Reiber, Th.: Die Kieferrelationsbestimmung. In: Ketterl, W. (Hrsg.): Deutscher Zahnärztekalender. Hanser, München 1988.
Fuhr, K., Reiber, Th.: Festsitzende Brücken. In: Hupfauf, L. (Hrsg.): Praxis der Zahnheilkunde, Bd. 5: Festsitzender Zahnersatz. Urban & Schwarzenberg, München 1993 a.
Fuhr, K., Reiber, Th.: Das okklusale Konzept. In: Hupfauf, L. (Hrsg.): Praxis der Zahnheilkunde,

Bd. 5: Festsitzender Zahnersatz. Urban & Schwarzenberg, München 1993 b.

Fuhr, K., Reiber, Th.: Die klinische Funktionsdiagnostik. In: Koeck, B. (Hrsg.): Praxis der Zahnheilkunde, Bd. 8: Funktionsstörungen des Kauorgans. Urban & Schwarzenberg, München 1995.

Fuhr, K., Schraidt-Hofmann, R.: Untersuchung artikulationsbestimmender Faktoren in der Protrusion – eine varianzanalytische Auswertung. Dtsch. Zahnärztl. Z. 32, 910 (1977).

Garber, D. A., Goldstein, R. E., Feinman, R. A.: Keramische Verblendschalen (Veneers). Quintessenz, Berlin 1989.

Gegauff, A. G., Rosenstiel, S. F.: Reassessment of die-spacer with dynamic loading during cementation. J. prosth. Dent. 61, 655 (1989).

Gehre, G.: Werkstoffkundlich-experimentelle Untersuchungen zur Entwicklung, labortechnischem und klinischem Einsatz von Werk- und Hilfsstoffen für festsitzenden Zahnersatz auf der Basis einer edelmetallfreien Nickel-Chrom-Legierung. Med. Habil., Leipzig 1986.

Gelbard, S., Aoskar, Y., Zalkind, M., Stern, N.: Effect of impression materials and techniques on the marginal fit of metal castings. J. prosth. Dent. 71, 1 (1994).

Gelbert, Th., Eichner, K.: Vibrationsmessungen mit höchsttourigen Antriebsaggregaten. Dtsch. Zahnärztl. Z. 39, 810 (1984).

Gernet, W.: Kronen und Brücken. In: Voß, R., Meiners, H. (Hrsg.): Fortschritte der Zahnärztlichen Prothetik und Werkstoffkunde. Bd. 3. Hanser, München 1987.

Gernet, W., Mitteldorf, J.: Untersuchungen über die Realisierbarkeit des supragingival gelegenen Kronenrandes. Dtsch. Zahnärztl. Z. 39, 761 (1984).

Ghahremanezhad, H. H., Mohamed, S. E., Stewart, G. P., Weinberg, R.: Effects of cyanoacrylates on die stones. J. prosth. Dent. 49, 639 (1983).

Glantz, P. O., Nilner, K., Jendresen, M. D., Sundberg, H.: Quality of fixed prosthodontics after 15 years. Acta odont. scand. 51, 247 (1993).

Goldstein, R. E.: Esthetics in dentistry. Lippincott, Philadelphia 1976.

Goldstein, R.E.: Dein neues Lächeln. Quintessenz, Berlin 1990.

Gordon, S.R.: Measurement of oral status and treatment need among subjects with dental prostheses: are the measures less reliable than the prostheses? Part III: Fixed prosthodontics and restorative dentistry. J. prosth. Dent. 66, 55 (1991).

Goultschin, J., Stabholz, A., Rajstein, J.: Hemisektion und Überkronung bei oberen Molaren. Phillip J. 6, 187 (1989).

Graber, L. W., Lucker, G. W.: Dental esthetics – self evaluation and satisfaction. Amer. J. Orthodont. 77, 163 (1980).

Grajower, R., Lewinstein, I.: A mathematical treatise on the fit of crown castings. J. prosth. Dent. 49, 663 (1983).

Grey, N. J., Piddock, V., Wilson, M. A.: In vitro comparison of conventional crowns and a new all-ceramic system. J. Dent. 21, 47 (1993).

Gross, M.J., Turner, C.H.: Intraradicular hydrostatic pressure changes during the cementation of post-retained crowns. J. oral Rehabil. 10, 237 (1983).

Größner, B., Hahn, M., Donath, K.: Die Alveolarknochendichte bei Kronen, Brücken und nicht überkronten Zähnen. Dtsch. Zahnärztl. Z. 44, 955 (1989).

Gümpel, G.: Begutachtung von Zahnersatz. In: Voß, R., Meiners, H. (Hrsg.): Fortschritte der Zahnärztlichen Prothetik und Werkstoffkunde, Bd. 1. Hanser, München 1980.

Günther, H.: Zahnarzt. Recht und Risiko. Hanser, München 1982.

Guldener, P. H. A., Langeland, K.: Endodontologie. Thieme, Stuttgart 1987.

Guzy, G. E., Nicholls, J. I.: In vitro comparison of intact endodontically treated teeth with and without endopost reinforcement. J. prosth. Dent. 42, 39 (1979).

Hässler, C., Stumpf, H., Gehre, G.: Metallkeramik zur Verbesserung der prothetischen Behandlung der Bevölkerung der DDR. 3. und 4. Mitteilung. Stomatol. DDR 33, 776 (1983) und 33, 885 (1983).

Hager, T. S., Gardner, F. M., Edge, M. J.: The effect of selective die spacer placement techniques on the seatability of castings. J. Prosthodont. 2, 56 (1993).

Harley, K. E., Ibbetson, R. J.: Dental anomalies – are adhesive castings the solution? Brit. dent. J. 174, 15 (1993).

Harzer, W., Landmesser, H.: Über die Anwendung von Composites zur temporären Überkronung jugendlicher bleibender Frontzähne. Stomatol. DDR 29, 665 (1979).

Hassenbranck, M.: Der Einfluß von Attitüdenähnlichkeit und physischer Attraktivität auf die Beurteilung von Personen. Psychol. Beitr. 27, 265 (1985).

Hedegard, B., Landt, H.: Hygienische Aspekte bei prothetischen Behandlungsvorgängen. Dtsch. Zahnärztl. Z. 35, 894 (1980).

Helfer, A. R., Melnick, S., Schilder, H.: Determination of the moisture content of vital and pulpless teeth. Oral Surg. 34, 661 (1972).

Hodosh, A. J., Hodosh, S., Hodosh, M.: Potassium nitrate-zinc oxide eugenol temporary cement for provisional crowns to diminish postpreparation tooth pain. J. prosth. Dent. 70, 493 (1993).

Hoffman, J. M.: Modern concepts in crown preparation. NY State Dent. J. 57, 32 (1991).

Hoffman, J. M.: The degree of zinc phosphate cement coverage of complete crown preparations and its effect on crown retention. Prosth. Dent. 69, 546 (1993).

Hofmann, M.: Die Temperaturentwicklung im Pulpenkavum und an der Schnittfläche bei der Präparation der Zahnhartsubstanz unter Verwendung der Turbine. Dtsch. Zahnärztl. Z. 16, 584 (1961).

Hofmann, M.: Abformung und Modellzielsetzung aus klinischer Sicht. Dtsch. Zahnärztl. Z. 27, 85 (1972).

Hormati, A. A., Denehy, G. E.: Microleakage of pin-retained amalgam and composite resin bases. J. prosth. Dent. 44, 526 (1980).

Huber, H. P.: Ist die Rekonstruktion einer vorhandenen Eckzahnführung möglich? Dtsch. Zahnärztl. Z. 41, 16 (1986).

Hugel, R.: Untersuchungen über die Wandstärken von Schmelz und Dentin an oberen Frontzähnen und Prämolaren. Med. Diss., Würzburg 1970.

Hung, C. M., Weiner, S., Dastane, A., Vaidyanathan, T. K.: Effects of thermocycling and occlusal force on the margins of provisional acrylic resin crowns. J. prosth. Dent. 69, 573 (1993).

Jabbar, F. A., Eskander, M. E.: Evaluation of a new glass ionomer cement "visible light cured" as a core buildup under a cast restoration. Egypt. Dent. J. 39, 375 (1993).

Janenko, C., Smales, R. J.: Anterior crowns and gingival health. Aust. Dent. J. 24, 225 (1979).

Jepsen, A.: Root surface measurement and a method for x-ray determination of root surface area. Acta odont. scand. 21, 35 (1963).

Jones, S.: Combination posts and cores for multirooted teeth. J. Dent. Ass. S. Afr. 38, 679 (1983).

Josephson, B. A., Schulman, A., Dunn, Z. A., Hurwitz, W.: A compressive strength study of complete ceramic crowns. Part II. J. prosth. Dent. 65, 388 (1991).

Jüde, H. D., Kühl, W., Roßbach, A.: Einführung in die zahnärztliche Prothetik. Deutscher Ärzte-Verlag, Köln 1995.

Käyser, A. F., Leempoel, P. J., Snoek, P. A.: The metal post and composite core combination. J. oral Rehabil. 14, 3 (1987).

Käyser, A. F., Plasmans, P. J., Snoek, P. A.: Kronen- und Brückenprothetik. Dtsch. Ärzte-Verlag, Köln 1985.

Kaiser, D. A., Hummert, T. W.: Assessment of gingival margin thickness before margin placement. J. prosth. Dent. 71, 325 (1994).

Kaiser, D. A., Newell, D. H.: Technique to disguise the metal margin of the metal/ceramic crown. Tex. dent. J. 106, 7 (1989).

Kamposiora, P., Papavasilious, G., Bayne, S. C., Felton, D. A.: Finite element analysis estimates of cement microfracture under complete veneer crowns. J. prosth. Dent. 71, 435 (1994).

Karlsson, S.: The fit of Procera titanium crowns. An in vitro and clinical study. Acta odont. scand. 51, 129 (1993).

Kelly, J. R., Rose, T. C.: Nonprecious alloys for use in fixed prosthodontics: a literature review. J. prosth. Dent. 49, 363 (1983).

Kern, M., Schaller, H. G., Strub, J. R.: Marginal fit of restorations before and after cementation in vivo. Int. J. Prosthodont. 6, 585 (1993).

Kerschbaum, T., Gaa, M.: Longitudinale Analyse von festsitzendem Zahnersatz privatversicherter Patienten. Dtsch. Zahnärztl. Z. 42, 345 (1987).

Kerschbaum, T., Henrich, H.: Karies an überkronten und nichtüberkronten Halte- und Stützzähnen. Dtsch. Zahnärztl. Z. 34, 645 (1979).

Kerschbaum, T., Leempoel, P. J. B.: Kronen und Brücken – Konsequenzen aus Langzeitergebnissen. In: Voß, R., Meiners, H. (Hrsg.): Fortschritte der Zahnärztlichen Prothetik und Werkstoffkunde, Bd. 4. Hanser, München 1989.

Kerschbaum, T., Meyer, F.: Intraindividuelle Unterschiede am marginalen Parodont überkronter und nichtüberkronter topographisch identischer Zähne. Dtsch. Zahnärztl. Z. 33, 499 (1978).

Kerschbaum, T., Voß, R.: Guß- und metallkeramische Verblendkrone im Vergleich – Ergebnis einer Nachuntersuchung bei Teilprothesenträgern. Dtsch. Zahnärztl. Z. 32, 200 (1977).

Kerschbaum, T., Voß, R.: Zum Risiko durch Überkronung. Dtsch. Zahnärztl. Z. 34, 740 (1979).

Kerschbaum, T., Voß, R.: Die praktische Bewährung von Krone und Inlay. Dtsch. Zahnärztl. Z. 36, 243 (1981).

Kerschbaum, T., Ymm, Ch.: Nachuntersuchungsergebnisse von stiftverankertem Zahnersatz. Zahnärztl. Mitt. 73, 1343 (1983).

Kessler, J. C., Shillingburg, H. J.: The seven-eighths crown. Gen. Dent. 31, 132 (1983).

Kimmel, K., Büchs, H., Eibofner, E.: Zahnärztliche Präparationstechnik. Hüthig, Heidelberg 1986.

Kirchner, L.: Die Schönheit der harmonischen orofazialen Beziehungen. Dtsch. Zahnärztl. Z. 13, 865 (1958).

Kishimoto, M., Shillingburg, H. T., Duncanson jr., M. G.: Influence of preparation features on retention and resistance. J. prosth. Dent. 49, 35 (1983) und 49, 188 (1983).

Klaiber, B., Eibofner, E., Gleinser, A., Lingenhöle, B.: Der Kühleffekt verschiedener Spraysysteme bei Turbine und Schnellaufwinkelstück. Dtsch. Zahnärztl. Z. 40, 1194 (1985).

Klötzer, W. T.: Die traumatische Schädigung der Pulpa bei der Überkronung. Dtsch. Zahnärztl. Z. 39, 791 (1984).

Koeck, B.: Die Abrasion der Kaufläche – Ein Zeichen funktioneller Anpassung? Zahnärztl. Welt 90, 50 (1981).

Koeck, B.: Untersuchung und Befunderhebung. In: Hupfauf, L. (Hrsg.): Praxis der Zahnheilkunde, Bd. 5: Festsitzender Zahnersatz. Urban & Schwarzenberg, München 1993.

Koeck, B., Utz, K.-H.: Rekonstruktive Maßnahmen. In: Koeck, B. (Hrsg.): Praxis der Zahnheilkunde, Bd. 8: Funktionsstörungen des Kauorgans. Urban & Schwarzenberg, München 1995.

Körber, E.: Die prothetische Versorgung des Lückengebisses. Hanser, München 1987.

Körber, K. H.: Zahnärztliche Prothetik. Thieme, Stuttgart 1985.

Kohler, B., Hager, B.: Influence of salivary levels of mutans streptococci on colonization of crown margins: a longitudinal study. J. prosth. Dent. 69, 524 (1993).

Kohno, S.: Über die Abhängigkeit der Frontzahnführung von der Gelenkbahn. Dtsch. Zahnärztl. Z. 38, 706 (1983).

Koidis, P. T., Burch, J. G., Melfi, R. C.: Clinical crown contours: contemporary view. J. Amer. dent. Ass. 114, 792 (1987).

Kopp, F.R.: Esthetic principles for full crown restorations. Part I: Tooth preparation. J. esthet. Dent. 5, 25 (1993).

Kopp, F. R., Belser, U. C., Hess, D.: Invisible supragingival crown margins: an in vitro study. Int. J. Prosthodont. 2, 331 (1989).

Kraus, B. S., Jordan, R. E., Abrams, L.: Dental anatomy and occlusion. Williams & Wilkins, Baltimore 1969.

Landau, T.: Von Angesicht zu Angesicht. Spektrum, Heidelberg 1993.

Lang, N. P.: Das präprothetische Aufrichten von gekippten unteren Molaren im Hinblick auf den parodontalen Zustand. Schweiz. Monatsschr. Zahnmed. 87, 560 (1977).

Lang, N. P.: Lokalisation der Präparationsgrenze im Hinblick auf die Prophylaxe von Karies- und Parodontalerkrankungen, Teil I und II. Quintessenz 30, 97 (1979) und 30, 103 (1979).

Lang, N. P., Gerber, C., Hofstetter, H.: Der Interdentalraum – Problemzone für die rekonstruktive Zahnheilkunde, Teil I und II. Quintessenz 32, 1069 (1981) und 32, 1271 (1981).

Lang, N. P., Kiel, R. A., Anderhalden, K.: Clinical and microbiological effects of subgingival restorations with overhanging or clinically perfect margins. J. clin. Periodont. 10, 563 (1983).

Laswell, H. R., Bellanti, N. D.: Electrosurgery in fixed prosthodontics. J. Indiana dent. Ass. 58, 13 (1979).

Lauer, H.-Ch.: Experimentelle Untersuchungen zur Wärmeentwicklung im Pulpakavum durch Kunststoffprovisorien. Dtsch. Zahnärztl. Z. 41, 468 (1986).

Lee, R. L.: Das Verhältnis der Ästhetik zur Funktion. In: Rufenacht, C. R. (Hrsg.): Ästhetik in der Zahnheilkunde. Quintessenz, Berlin 1990.

Leggett, L. J.: Restoration of non-vital posterior teeth. J. Brit. endod. Soc. 12, 73 (1979).

Lehmann, K. M.: Abformmaterialien und -methoden. Modellherstellung. In: Voß, R., Meiners, H. (Hrsg.): Fortschritte der Zahnärztlichen Prothetik und Werkstoffkunde, Bd. 2. Hanser, München 1984.

Lehmann, K. M.: Abformung und Modell für festsitzenden Zahnersatz. In: Voß, R., Meiners, H. (Hrsg.): Fortschritte der Zahnärztlichen Prothetik und Werkstoffkunde, Bd. 3 u. 4. Hanser, München 1986 und 1989.

Lehmann, K.: Abformung und Modellherstellung. In: Hupfauf, L. (Hrsg.): Praxis der Zahnheilkunde, Bd. 5: Festsitzender Zahnersatz. Urban & Schwarzenberg, München 1993.

Lehmann, K. M., Burgdorf, H. O.: Untersuchungen zu zweizeitigen Abformverfahren für Kronen und Brücken (Korrekturabformung). Zahnärztl. Welt 87, 430 (1978 a).

Lehmann, K. M., Burgdorf, H. O.: Untersuchungen zu einzeitigen Abformverfahren für Kronen und Brücken (Doppelmischtechnik). Zahnärztl. Welt 87, 434 (1978 b).

Lehmann, K., Lange, G.: Vergleichende Untersuchungen über Modellmaterialien für Kronen und Brücken. Dtsch. Zahnärztl. Z. 28, 819 (1973).

Le Huche, R.: Füllungen, Inlays – Onlays und Kronen als Funktion der Form des Zahnes. Quintessenz, Berlin 1971.

Lenz, E.: Nichtedelmetallegierungen. In: Breustedt, A., Lenz, E.: Stomatologische Werkstoffe. Barth, Leipzig 1985.

Lenz, E.: Zahnerhaltung durch präventive prothetische Behandlungsstrategie. Stomatol. DDR 39, 347 (1989).

Lenz, E.: Edelmetallfreie Dentallegierungen in der experimentellen Erprobung und im klinischen Einsatz. Swiss Dent 12, Nr. 5, 7 (1991).

Lipkin, J. N., Hoffer, M. D.: A review of clinical fixed prosthodontics from diagnosis to crown cementation (Part I – Diagnosis, treatment planning). J. Can. dent. Ass. 55, 893 (1989).

Littman, H., Silverstein, J., Silverstein, H.: Restoration of endodontically treated teeth: avoiding “disquieted cracked-root syndrome”. Clin. Prev. Dent. 5, 15 (1983).

Löst, C.: Hemisektion und Wurzelamputation. Hanser, München 1985.

Löst, C.: Festsitzender Zahnersatz und marginales Parodontium. Dtsch. Zahnärztl. Z. 44, 742 (1989).

Lukas, D., Schulte, W.: Die Physik der Selbstreinigung des Interdentalraumes. Dtsch. Zahnärztl. Z. 27, 269 (1972).

Lusky, P.: Experimentelle Untersuchungen über die Bißerhöhung beim Einzementieren von individuell hergestellten Brücken mit dem Phosphat-Zement “Harvard Cement”. Med. Diss., Mainz 1989.

Machtou, P., Sarfati, P., Cohen, A. G.: Post removal prior to retreatment. J. Endod. 15, 552 (1989).

Marinello, C., Soom, U., Schärer, P.: Tooth pre-

paration in adhesive dentistry. Dent. Today 10, 48 (1991).
Martignoni, M., Schönenberger, A. J.: Kronenkontur und Randschluß in der rekonstruktiven Zahnheilkunde. Dental Labor 31, 409 (1983).
Martignoni, M., Schönenberger, A.: Präzision und Kronenkontur in der restaurativen Zahnheilkunde. Quintessenz, Berlin 1990.
Marx, H., Houcken, P.: Experimentelle Untersuchungen der Härte und Haftfähigkeit von Reparaturmaterialien für die Metallkeramik. Dtsch. Zahnärztl. Z. 33, 465 (1978).
Marxkors, R.: Das Beschleifen von Zähnen zur Aufnahme von Gußkronen. Zahnärztl. Welt 81, 1063 (1972).
Marxkors, R.: Prothetische Aspekte bei parodontal erkrankten Patienten. Zahnärztl. Welt 91, 38 (1982).
Marxkors, R., Figgener, L.: Kronenersatz. In: Hupfauf, L. (Hrsg.): Praxis der Zahnheilkunde, Bd. 5: Festsitzender Zahnersatz, Urban & Schwarzenberg, München 1993.
Meiners, H.: Eigenschaft und Genauigkeit von elastomeren Abformmaterialien (Polysulfide, Silikone, Polyäther). Zahnärztl. Welt 87, 426 (1978).
Meiners, H.: Das Problem der Paßgenauigkeit – Der Randschluß von Gußkronen. Dental Labor 34, 1939 (1986).
Millstein, P. L., Ho, J. C., Naim, W., Nathanson, D.: Effect of a silicone fit-indicator on crown retention in vitro. J. prosth. Dent. 62, 510 (1989).
Molnar, L.: Das physiognomische persönliche Zahnbild in der Prothetik. Quintessenz 15, 45 (1964).
Mucko, K.: Die Hemisektion. Quintessenz 34, 899 (1983).
Müller, H. P.: Die Lokalisation des Kronenrandes aus parodontologischer Sicht. Phillip J. 4, 69 (1987).
Müller-Fahlbusch, H.: Psychosomatik. In: Hupfauf, L. (Hrsg.): Praxis der Zahnheilkunde, Bd. 7: Totalprothesen. Urban & Schwarzenberg, München 1991.
Musil, R., Tiller, H.-J.: Der Kunststoff-Metall-Verbund in der Zahnärztlichen Prothetik. Barth, Leipzig 1988.
Naumann, E.-M.: Haftfestigkeit verschiedener Verbundsysteme dentaler Verbundwerkstoffe mit metallischen Grundgerüsten. Med. Diss., Leipzig 1983.
Newcomb, G. M.: The relationship between the location of subgingival crown margins and gingival inflammation. J. Periodont. 45, 151 (1974).
Nicholls, J. I.: Crown retention. II. The effect of convergence angle variation on the computed stresses in the luting agent. J. prosth. Dent. 31, 651 (1974).
Niemann, H.: Untersuchungen der Hafteigenschaften von zwei Befestigungszementen unter praktischen Bedingungen. Ein Vergleich zwischen Phosphat- und Glasionomerzement. Med. Diss., Mainz 1985.
Oliva, R. A., Lowe, J. A.: Effect of die spacer on the seating of cast restorations on composite core preparations. J. prosth. Dent. 58, 29 (1987).
Oliva, R. A.: Review of methods for removing cast gold restorations. J. Amer. dent. Ass. 99, 840 (1979).
Orkin, D. A., Reddy, J., Bradshaw, D.: The relationship of the position of crown margins to gingival health. J. prosth. Dent. 57, 421 (1987).
Peters, S.: Vergleich der Abschliffmengen bei Adhäsivankern und bei Kronen. Quintessenz 37, 2039 (1986).
Pfeiffer, P.: Entfernung einzementierter Kronen und Brücken mit piezoelektrisch erzeugtem Ultraschall. Dtsch. Zahnärztl. Z. 46, 242 (1991).
Plasmans, P. J., Welle, P. R., Engel-Kappe, F. U., Pohlen, H.: Beanspruchung in vitro von Aufbauten für endodontisch versorgte Molaren. Phillip J. 6, 173 (1989).
Pröbster, L.: Survival rate of In-Ceram restorations. Int. J. Prosthodont. 6, 259 (1993).
Purnaveja, S., Koompiroj, K.: The level of residual monomer in self curing resins for temporary crown and bridge. J. dent. Ass. Thai. 33, 169 (1983).
Ramfjord, S. P.: Parodontalbehandlung als integrativer Teil der restaurativen Zahnmedizin. Phillip J. 6, 197 (1989).
Raetzke, P.: Reaktion der marginalen Gingiva auf den Kontakt mit Kronen- und Verblendmaterialien bei Probanden mit exzellenter Mundhygiene. Dtsch. Zahnärztl. Z. 40, 1206 (1985).
Rateitschak, K. H.: Gibt es noch eine Indikation für die Schienung im parodontal reduzierten Gebiß? Schweiz. Monatsschr. Zahnmed. 92, 974 (1982).
Rateitschak, K. H., König, K. G., Mühlemann, H. R.: Histologische Pulpareaktionen auf hoch- und höchsttourige Kavitätenpräparationen. Schweiz. Monatsschr. Zahnmed. 69, 477 (1959).
Reallexikon der Medizin und ihrer Grenzgebiete. Urban & Schwarzenberg, München 1966.
Reiber, Th.: Form und Funktion der Frontzähne – Klinische und experimentelle Untersuchungen. Hanser, München 1992.
Reiber, Th.: Zahnersatz. Indikation und Bewertung. In: Freesmeyer, W. B. (Hrsg.): Klinische Prothetik. Hüthig, Heidelberg 1995.
Reiber, Th., Brust, M.: Über das Dimensionsverhalten zahnärztlicher Registrierwachse. Zahnärztl. Welt 97, 1042 (1988).
Reiber, Th., Buchmann, F.: Mathematisch-experimentelle Untersuchungen zur funktionellen Zahnachse. Dtsch. Stomatol. 41, 355 (1991).
Reiber, Th., Dertinger, K.: Zur Präzision von Präparationsmodellen nach der Sägeschnittmethode. Zahnärztl. Prax. 39, 257 (1988).
Reiber, Th., Dickbertel, J.: Zur Lage der Scharnier-

achsenpunkte. Dtsch. Zahnärztl. Z. 43, 194 (1988).
Reiber, Th., Fuhr, K., Hartmann, H., Leicher, D.: Das Zeichnungsverhalten von Okklusionsindikatoren. I. Einfluß der Indikatorstärke, des Druckes und der Oberflächenmorphologie. Dtsch. Zahnärztl. Z. 44, 90 (1989 a).
Reiber, Th., Fuhr, K., Hartmann, H., Leicher, D.: Das Zeichnungsverhalten von Okklusionsindikatoren. II. Einfluß des Oberflächenmaterials und der Oberflächenrauhigkeit. Zahnärztl. Welt 98, 756 (1989 b).
Reiber, Th., Hille, N.: Untersuchungen zur Montagetechnik bei teilweise einstellbaren Artikulatoren. Dtsch. Zahnärztl. Z. 44, S 66 (1989 a).
Reiber, Th., Hille, N.: Zur Präzision von teilweise einstellbaren Artikulatoren. Zahnärztl. Welt 98, 119 (1989 b).
Reiber, Th., Hupfauf, S.: Zum thermischen Dimensionsverhalten zahnärztlicher Registrierwachse. Zahnärztl. Welt 99, 551 (1990).
Reiber, Th., Müller, F.: Klinische Untersuchungen zur statischen Okklusion. Dtsch. Zahnärztl. Z. 49, 363 (1994).
Reiber, Th., Trappe-Krieger, U.: Untersuchungen zum Substanzabtrag von Brückenpfeilern bei verschiedenen Präparationsformen. Zahnärztl. Welt 103, 217 (1994).
Reiber, Th., Trbola, U.: Vergleich der klinischen Okklusion und der Modellokklusion: Dtsch. Zahnärztl. Z. 48, 170 (1993).
Reiber, Th., Wagner, A.: Untersuchungen zur okklusalen Morphologie der Frontzähne. Zahnärztl. Welt 103, 238 (1994).
Reinhardt, R. A.: Guidelines for locating the cervical margins of dental restorations. Oper. Dent. 4, 90 (1979).
Reinicke, Ch., Reiber, Th.: Klinisch-experimentelle Untersuchungen zum Zusammenhang von Gelenkbahn und Abrasionsflächen. Dtsch. Zahnärztl. Z. 49, 548 (1994).
Reinicke, Ch., Reiber, Th., Lehmon, E., Romba, R.: Experimentelle Untersuchungen zur Präzision des Bicast-Systems. Dtsch. Zahnärztl. Z. (im Druck).
Reusch, D., Lenze, P.-G., Fischer, H.: Rekonstruktion von Kauflächen und Frontzähnen. Westerburger Kontakte, Westerburg 1990.
Reuter, J. E., McCormack, J., Invest, C. F., Brose, M. O.: Cementation failures. J. Amer. dent. Ass. 98, 173 (1979).
Richter, W.: Kulturelle und soziologische Aspekte. In: Richter, W. (Hrsg.): Ästhetik und Funktion. Klages, Berlin 1992.
Richter, W. A., Ueno, H.: Relationship of crown margin placement to gingival inflammation. J. prosth. Dent. 30, 156 (1973).
Roche Lexikon Medizin. Urban & Schwarzenberg, München 1993.
Rosenstiel, S. F.: Linear firing shrinkage of metal-ceramic restorations. Brit. dent. J. 162, 390 (1987).
Rosenstiel, S. F., Porter, S. S., Johnston, W. M.: Colour measurements of all ceramic crown systems. J. oral Rehabil. 16, 491 (1989).
Rufenacht, C. R.: Morphopsychologie und Ästhetik. In: Rufenacht, C. R. (Hrsg.): Ästhetik in der Zahnheilkunde. Quintessenz, Berlin 1990.
Sarrett, D. C., Richeson, J. S., Smith, G. E.: Scanning electronmicroscopy evaluation of four finishing techniques on margins of gold castings. J. prosth. Dent. 50, 784 (1983).
Sassen, H.: Paßgenauigkeit von Kronen bei definierter Präparationsgrenze. Dtsch. Zahnärztl. Z. 33, 726 (1978).
Saunders, E. M., Saunders, W. P.: The heat generated on the external root surface during post space preparation. Int. Endod. J. 22, 169 (1989).
Schaaf, R.: Untersuchungen über die Ausmaße von Schmelz und Dentin an unteren Frontzähnen und Prämolaren. Med. Diss., Würzburg 1971.
Schärer, P., Rinn, L. A., Kopp, F. R.: Ästhetische Richtlinien für die Rekonstruktive Zahnheilkunde. Quintessenz, Berlin 1980.
Scherrer, S. S., De Rijk, W. G.: The fracture resistance of all-ceramic crowns on supporting structures with different elastic moduli. Int. J. Prosthodont. 6, 462 (1993).
Schmeissner, H.: Nachuntersuchungen von Stiftkronen mit und ohne zirkuläre Stumpfumfassung. Dtsch. Zahnärztl. Z. 27, 535 (1972).
Schmeissner, H.: Zur prothetischen Versorgung tieffrakturierter Zähne. Dtsch. Zahnärztl. Z. 29, 815 (1974).
Schmeissner, H.: Über das Verhalten von Stiftaufbauten mit und ohne zirkuläre Stumpfumfassung im Belastungsexperiment. Dtsch. Zahnärztl. Z. 32, 701 (1977).
Schmeissner, H.: Zur Belastbarkeit gegossener Stiftaufbauten in Abhängigkeit unterschiedlicher Präparationsgestaltung. Dtsch. Zahnärztl. Z. 34, 744 (1979).
Schmeissner, H.: Indikation und Konstruktion von stiftverankertem Zahnersatz. Zahnärztl. Mitt. 73, 1339 (1983).
Schön, F.: Zahnärztliche Kosmetik. Berlinische Verlagsanstalt 1954.
Schön, F.: Systematized preparation technique. I. Crown preparation with shoulder. Quintessence Int. 5, 13 (1974 a).
Schön, F.: Systematized preparation technique. II. Crown preparation without shoulder. Quintessence Int. 5, 21 (1974 b).
Schorr, B. L., Peregrina, A. M., Elledge, D. A.: Alternatives to posterior complete crowns: integrating foundations with cuspal protection. J. prosth. Dent. 69, 165 (1993).
Schroeder, H. E.: Orale Strukturbiologie. Thieme, Stuttgart 1992.
Schumacher, G.-H., Schmidt, H., Börnig, H., Rich-

ter, W.: Anatomie und Biochemie der Zähne. Fischer, Stuttgart 1990.
Schwickerath, H.: Zur Beurteilung der Belastbarkeit von metallkeramischen Restaurationen. Zahnärztl. Welt 98, 434 (1989).
Setz, J., Diehl, J.: Gingival reaction on crowns with cast and sintered metal margins: a progressive report. J. Prosthet. Dent. 71, 442 (1994).
Shavell, H. M.: The periodontal-restorative interface in fixed prosthodontics: tooth preparation, provisionalization, and biologic final impressions. Part I. Pract. Periodontics Aesthet. Dent. 6, 33 (1994).
Shelby, D. S.: Anterior restauration, fixed bridgework and esthetics. Thomas Publisher, Springfield 1976.
Shepherd, B. G., McNamara, D. C., Henry, P. J.: Endurance of jaw elevator muscles during cementation of a single molar crown. Aust. Dent. J. 36, 145 (1991).
Shillingburg, H. T., Hobo, S., Whitsett, L. D.: Grundlagen der Kronen- und Brückenprothetik. Quintessenz, Berlin 1986.
Shillingburg, H. T., Jacobi, R., Brackett, S. E.: Grundlagen der Zahnpräparation. Quintessenz, Berlin 1988.
Shillingburg, H. T., Kessler, J. C.: Restauration von wurzelbehandelten Zähnen. Quintessenz, Berlin 1982.
Slavicek, R.: Die funktionellen Determinanten des Kauorgans. Zahnärztlich-Medizinisches Schrifttum, München 1984.
Smith, N. P.: An instrument for removal of defective crowns or fixed partial dentures. J. prosth. Dent. 66, 823 (1991).
Sorensen, J. A.: A rationale for comparison of plaque-retaining properties of crown systems. J. prosth. Dent. 62, 264 (1989).
St. Arnault, F. D.: Provisional tooth restoration during post and core treatment. J. Gt. Houst. Dent. Soc. 62, 3 (1991).
Spiekermann, H.: Zur marginalen Paßform von Kronen und Brücken. Dtsch. Zahnärztl. Z. 41, 1015 (1986).
Staegemann, G.: Präventive Aspekte bei der Planung und Gestaltung festsitzender Restaurationen. Stomatol. DDR 30, 791 (1980).
Staegemann, G.: Therapie mit festsitzenden Teilprothesen. In: Breustedt, A., Lenz, E., Musil, R., Staegemann, G., Taege, F., Weiskopf, J.: Prothetik. Barth, Leipzig 1991.
Stokes, A. N., Hood, J. A.: Impact fracture characteristics of intact and crowned human central incisors. J. oral Rehabil. 20, 89 (1993).
Strub, J. R., Stiffler, H. P., Lutz, F.: Prüfung des Brüniereffektes mit drei verschiedenen Instrumenten bei Goldgußfüllungen. Dtsch. Zahnärztl. Z. 35, 795 (1980).
Strub, J. R., Belser, U. C.: Parodontalzustand bei Patienten mit kronen- und brückenprothetischem Ersatz. Schweiz. Monatsschr. Zahnmed. 88, 569 (1978).
Strub, J. R., Türp, J. C., Witkowski, S., Hürzeler, M. B., Kern, M.: Prothetik, Bd. I–III, Quintessenz, Berlin 1994.
Stuart, C. E.: Gnathologische Zahnpräparation. Quintessenz, Berlin 1986.
Syu, J. Z., Byrne, G., Laub, L. W., Land, M. F.: Influence of finish-line geometry on the fit of crowns. Int. J. Prosthodont. 6, 25 (1993).
Takahashi, J., Okazaki, M., Kimura, H., Hiraiwa, K., Iwakawa, Y., Mori, S., Joshin, K., Moriwaki, Y., Doi, Y.: The accuracy of occlusal cusp height in cast crowns. J. prosth. Dent. 50, 392 (1983).
Tanzer, G.: Angewandte Kunst in der prothetischen Stomatologie. Hüthig, Heidelberg 1968.
Thielemann, K.: Biomechanik der Paradentose. Meusser, Leipzig 1938.
Tjan, A. H., Grant, B. E., Godfrey, M. F.: Temperature rise in the pulp chamber during fabrication of provisional crowns. J. prosth. Dent. 62, 622 (1989).
Tjan, A. H., Peach, K. D., Van, D. S., Zbaraschuk, E. R.: Microleakage of crowns cemented with glass ionomer cement: effects of preparation finish and conditioning with polyacrylic acid. J. prosth. Dent. 66, 602 (1991).
Touati, B., Miara, P.: Light transmission in bonded ceramic restorations. J. esthet. Dent. 5, 11 (1993).
Utz, K. H., Grüner, M., Vothknecht, R.: Zervikale Diskrepanzen und Randschlußdichte von Vollgußkronen in Abhängigkeit vom Befestigungszement. Dtsch. Zahnärztl. Z. 44, 901 (1989).
Wagner, I. V.: Periodontologische Aspekte für die Therapie mit Kronen- und Brückenprothesen. Stomatol. DDR 37, 196 (1987).
Waller, M. I.: The anatomy of the maxillary molar furcal plane crown preparation. J. Amer. dent. Ass. 99, 978 (1979).
Wallmann, I. S., Hilton, H. B.: Tooth abnormalities due to tetracycline. The Lancet 1, 927 (1962).
Wang, H. L., Burgett, F. G., Shyr, Y.: The relationship between restoration and furcation involvement on molar teeth. J. Periodont. 64, 302 (1993).
Warren, S. R., Gutmann, J. L.: Simplified method for removing intraradicular posts. J. prosth. Dent. 42, 353 (1979).
Weber, H.: Präparation und temporäre Versorgung. In: Hupfauf, L. (Hrsg.): Praxis der Zahnheilkunde, Bd. 5: Festsitzender Zahnersatz. Urban & Schwarzenberg, München 1993.
Wegmann, U.: Zur Qualität beschliffener Schmelzflächen und der Präparationsgrenzen. Dtsch. Zahnärztl. Z. 40, 472 (1985).
Wegmann, U., Grüner, M.: Die Stabilität von Wurzelstiftsystemen im Wechsellastversuch. Dtsch. Zahnärztl. Z. 42, 334 (1987).
Weiskopf, J., Gehre, G., Naumann, E.-M.: Ergeb-

nisse der Prüfung von Verbundsystemen Metall-Kunststoff und Metall-Keramik. Dent. Lab. 31, 49 (1983).
Welker, D.: Zur Infektionsprophylaxe auf der Technologiestrecke Abformung – Modell. Swiss Dent 12, Nr. 6, 7 (1991).
Wheeler, R. C.: Dental anatomy, physiology and occlusion. Saunders, Philadelphia 1974.
White, S. N., Ingles, S., Kipnis, V.: Influence of marginal opening on microleakage of cemented artificial crowns. J. prosth. Dent. 71, 257 (1994).
White, S. N., Sorensen, J. A., Kang, S. K.: Improved marginal seating of cast restorations using a silicone disclosing medium. Int. J. Prosthodont. 4, 323 (1991).
Wichmann, M.: Über die Sichtbarkeit der Front- und Seitenzähne. Zahnärztl. Welt 99, 623 (1990).
Wilson, P. R.: The effect of die spacing on crown deformation and seating time. Int. J. Prosthodont. 6, 397 (1993).
Wirz, J., Johner, M., Pohler, O.: Korrosionsverhalten verschiedener Schrauben und Stifte im Wurzelkanal. Schweiz. Monatsschr. Zahnmed. 90, 217 (1980) .
Witte, M. H.: Über die Realisierbarkeit der supragingivalen Kronenpräparation in der zahnärztlichen Praxis. Dtsch. Zahnärztl. Z. 38, 870 (1983).
Wustrow, P.: Klinik der Plattenprothetik. Thieme, Leipzig 1932.
Zena, R. B., Abbott, L. J.: Light harmony of crowns and roots: understanding and managing the black line phenomenon. Pract. Periodontics Aesthet. Dent. 3, 27 (1991).
Zumstein, Th., Strub, J. R.: Die Haftung von drei Befestigungszementen bei verschiedener Oberflächenrauheit des Dentins. Dtsch. Zahnärztl. Z. 37, 16 (1982).

Register

K

L

M

N

W

X

Z